shiwuhanliangwenre
shuxinggongxiao
suchashouce

食物寒凉温热

属性功效速查手册

南远顺 编著

中国纺织出版社

图书在版编目(CIP)数据

食物寒凉温热属性功效速查手册 / 南远顺编著. -- 北京 : 中国纺织出版社, 2016.6（2024.1重印）

ISBN 978-7-5180-2537-4

Ⅰ. ①食… Ⅱ. ①南… Ⅲ. ①食物养生－手册 Ⅳ. ①R247.1-62

中国版本图书馆CIP数据核字（2016）第077159号

责任编辑：张天佐　　责任印制：王艳丽

中国纺织出版社出版发行

地址：北京市朝阳区百子湾东里A407号楼　邮政编码：100124

销售电话：010—67004422　传真：010—87155801

http: //www.c-textilep. com

E-mail: faxing@c-textilep. com

中国纺织出版社天猫旗舰店

官方微博http://weibo.com/2119887771

金世嘉元（唐山）印务有限公司　各地新华书店经销

2016年6月第1版　2024年1月第3次印刷

开本：710×1000　1/16　印张：14

字数：226千字　定价：49.80元

CONTENTS 目录

第一章

食物与健康的隐秘关系

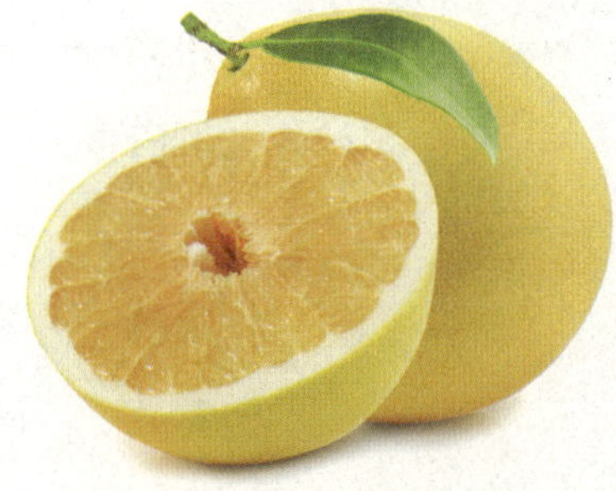

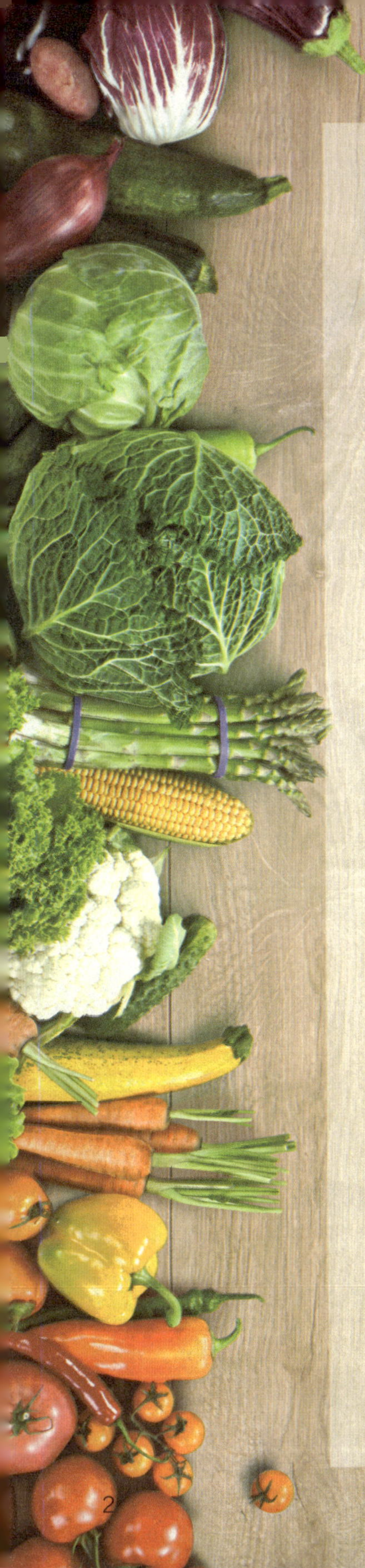

第二章
蔬菜类寒凉温热属性速查

第三章 菌菇类寒凉温热属性速查

第四章 畜肉类寒凉温热属性速查

第五章 禽蛋类寒凉温热属性速查

第六章 五谷杂粮类寒凉温热属性速查

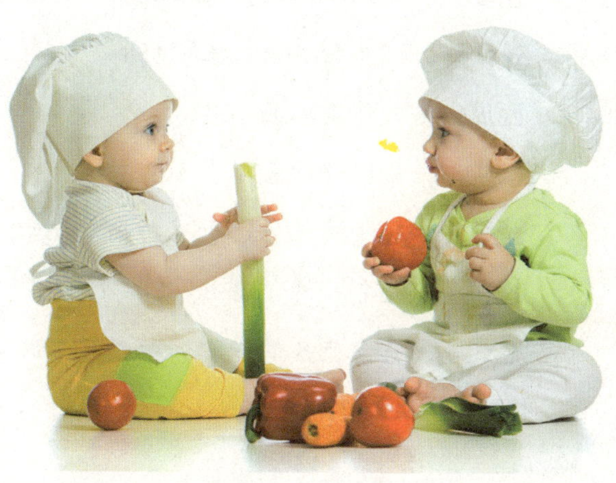

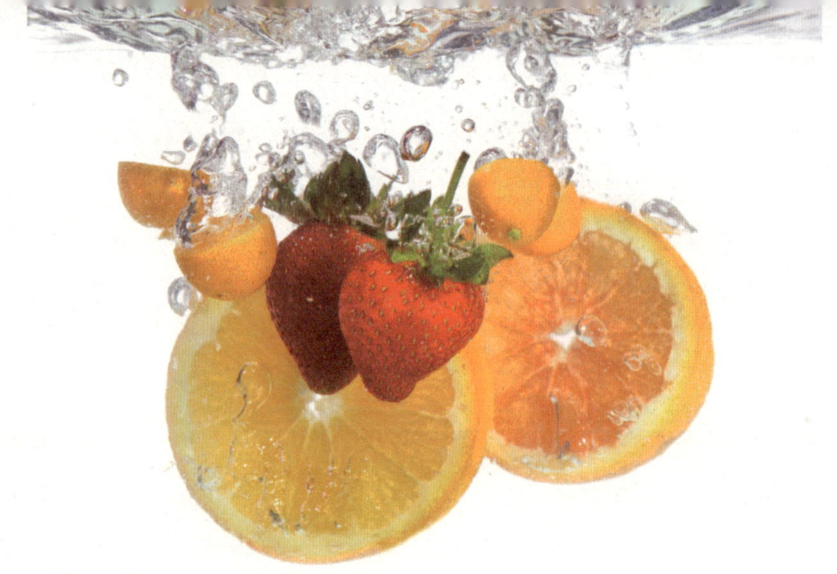

第七章
水果干果类寒凉温热属性速查

第八章
海鲜类寒凉温热属性速查

第九章
调味料寒凉温热属性速查

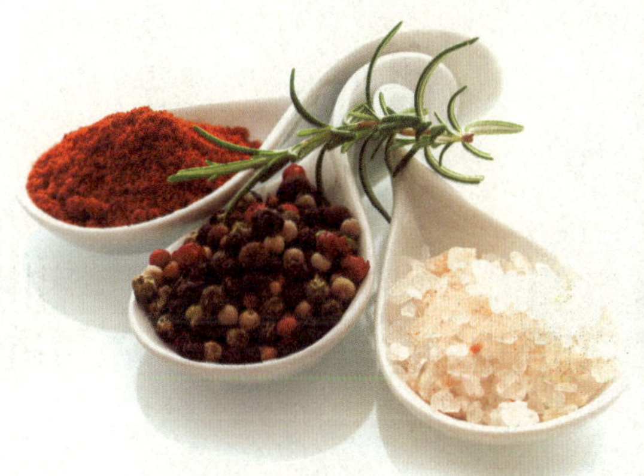

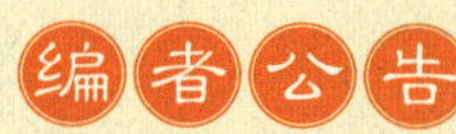

本书旨在为广大读者提供健康饮食的指导，并非医疗手册。如果您怀疑自己身患疾病，建议您及时到医院接受必要的治疗。

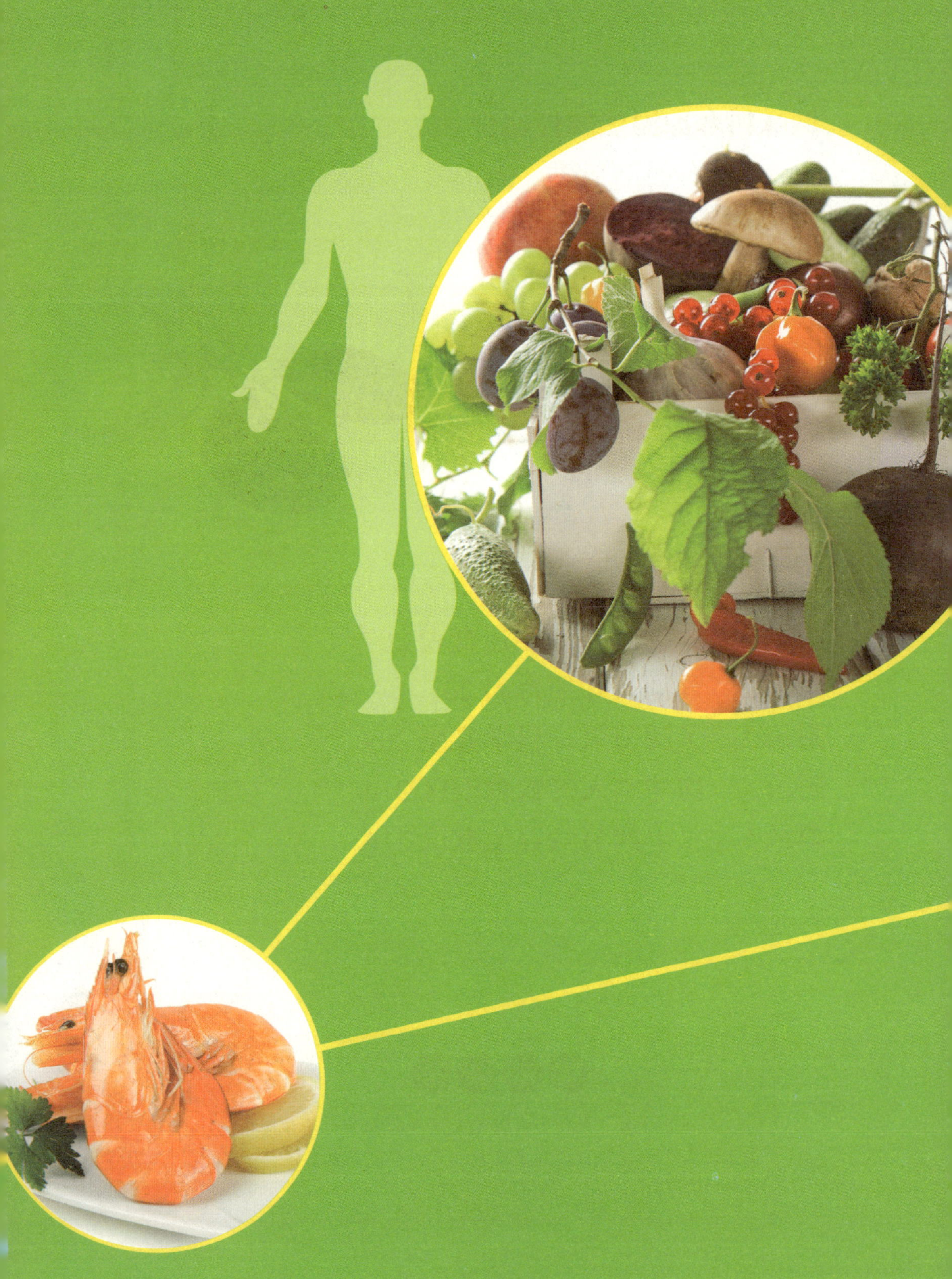

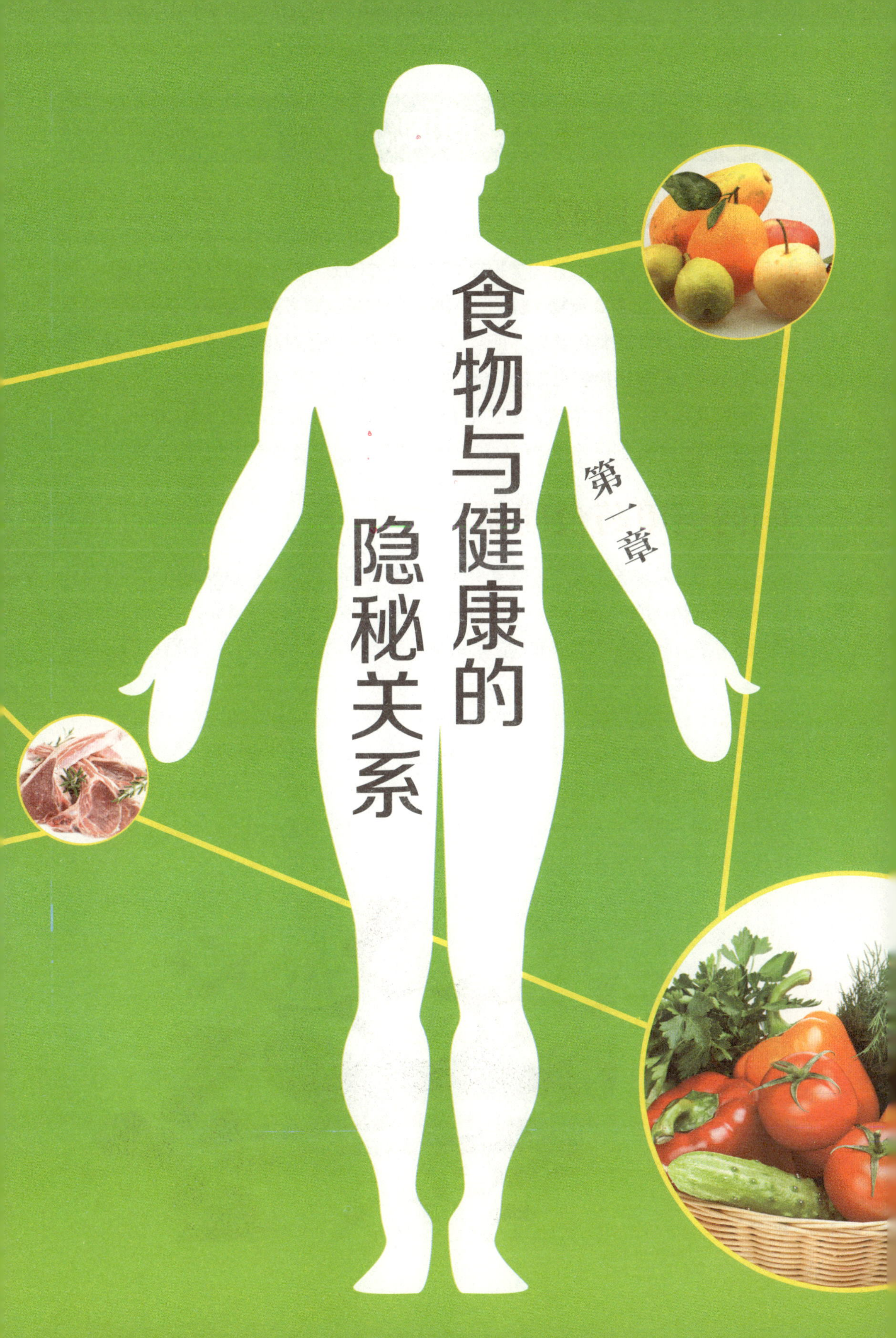
第一章
食物与健康的隐秘关系

药食同源，简单养生

了解药食同源

药食同源是指有些药物和食物之间并无绝对的分界线，他们是同一起源的，既是食物又是药物。有些食物不仅为我们提供了生长发育必需的营养成分，而且还具有调养气血、预防疾病的功效。所以，药食同源是中医对药膳的独特见解，通过食用食物来预防和改善疾病也是较安全、健康的方式。

药食虽同源，但是食物的药性要比药物小很多，所以比较适合长期食用，并且在食用过程中能起到保养身体和预防疾病的作用，这就是食疗养生的理论基础。

如何运用药食同源

要了解什么是药食同源，就要首先了解材料的“药性”，再根据自己的体质和病情来选择合适的食物，经过科学合理地烹调，做出不仅色香味俱全，而且还能起到强身健体、预防和改善疾病作用的美味佳肴。对于这一点，古代名医已经深谙其道，如名医扁鹊曰：“为医者，当洞察病源，知其所犯，以食治之，食疗不愈，然后用药。”这种食疗观念对后世的影响很大，可以说是一种很先进的医学概念。

要想更好地在日常生活中落实药食同源的概念，除了了解食材的“药性”和自身的体质特点外，还要遵循季节的变换来选择最合适的食物，只有这样才能真正做到药食同源。正如古人所说：“上医治未病”，最好的医生是在疾病发生之前就把身体调理好了，从而避免疾病的发生。

食疗（饮食疗法）是防治疾病、维持或恢复身体健康的首选方法，所以平时要按照季节多吃一些符合自身体质的食物，使身体随时处于最佳状态。

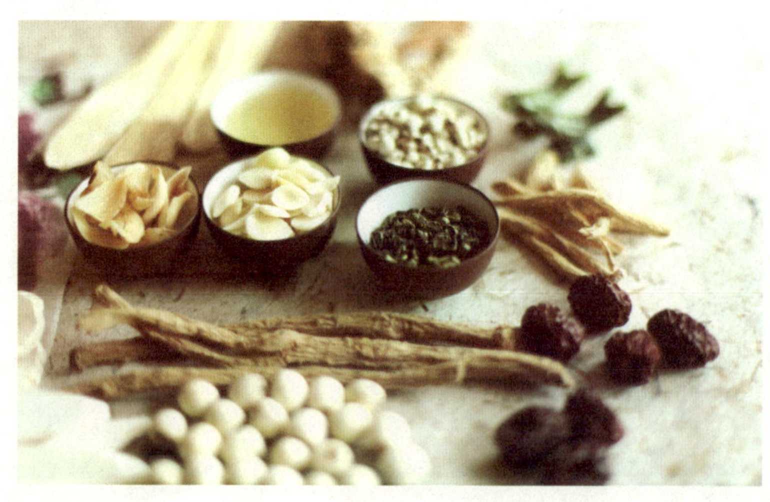

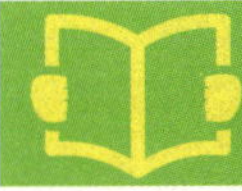

解密食物的“药性”

中医理论认为，每种食物都有其特定的性味、归经，不同的性味、归经对身体的作用和功效不同。这所谓的性味、归经即为食物的“药性”，要想“越吃越健康”，就要先了解食物的性味、归经。

食物之四性

食物的四性是指寒、凉、温、热四种属性，寒热属性不明显的食物则归于平性，但习惯上仍称为四性。食物的四性主要是根据吃完食物后对身体产生的作用来划分的。一般来说，寒性、凉性的食物能减轻体内热象，清热解渴；而食用后能减轻身体寒象的就归于温性、热性。其实，所谓寒、凉、温、热的区分都只是程度上的差别，寒性的程度比凉性深，性温、性热也是如此。

另外，中医认为食物有改善和缓解疾病的功效，所以掌握了食物的四性就可以根据自己的体质来选择合适的食物。《黄帝内经》记载：“寒者热之，热者寒之。”就是说患寒性疾病的人应该多食用性质温、热的食物；患热性疾病的人应该多食用寒、凉的食物。

食物之五味

食物的五味是指酸、苦、甘、辛、咸5种味道。即指食物因功效不同而具有酸苦甘辛咸等味，既是食物作用规律的高度概括，又是部分食物真实滋味的具体表示。

食物之归经

归，即归属，指食物作用的归属；经，即人体的脏腑经络。归经，即食物作用的定位。

虽然很多人还对归经二字不太理解，但它们已经深入到我们的日常生活中。例如，大家都知道枸杞子能够补肝，这里就有归经，因为枸杞子归肝经，所以常吃枸杞子对肝脏有益；姜具有温中止呕、温肺止咳、发汗解表的作用，其中呕吐属于脾胃病变，咳嗽和发汗属于肺经症状，因此，姜就归脾、胃、肺经；香蕉既能润肺止咳，又能通便，这是香蕉属于大肠经的缘故。

可见归经就是食物的功效属于哪一经络，作用于哪一经络。

得天时助养生，四季养生各不同

春季养生

春季养生以养肝为主

春季补五脏应以养肝为先。中医认为，肝脏像春天一样，具有启动人体五脏生机的作用。肝脏在春天功能最旺盛，所以肝气通于春，春天是补肝、养肝、治肝病的最佳时节。补肝应注意“五多五少”。

- 多主少副：多吃主食，少吃副食。大米、白面含糖量高，营养较丰富，又容易消化吸收。其他杂粮和豆类，虽然营养价值很高，但相对较难消化吸收。

- 多菜少果：多吃蔬菜，少吃水果。蔬菜含有丰富的维生素、膳食纤维和矿物质，有疏通血管和疏通肠道的特殊功能，是人们三餐离不开的宝贝。水果虽然营养丰富，能帮助消化，但因含有较多的鞣酸，若多吃，不仅伤脾胃，也伤肝肾，影响消化吸收。

- 多奶少肉禽蛋：多喝奶类，少吃肉禽蛋类。鸡鸭鱼肉蛋虽然含有丰富的蛋白质、脂肪、矿物质和部分维生素，但胆固醇、动物性脂肪含量高，多食容易使人发胖，危害健康。

- 多水少油：多饮水，少吃油。油能融化脂溶性维生素A、维生素D、维生素E、维生素K，改变食物的口味，提供人体所需的能量，然而过多食用，容易发胖，

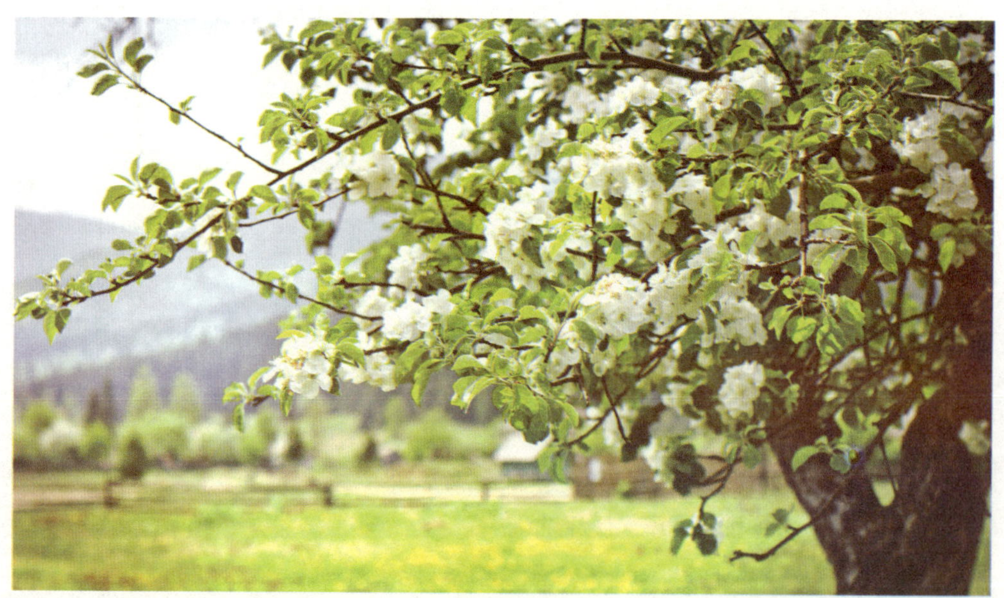

诱发高脂血症、高胆固醇、动脉粥样硬化等心脑血管疾病。

● 多彩少单：多吃五颜六色的食物，少吃口味单调的食物。人体五脏各有所爱，肝爱绿。春天肝最累，应多吃些肝脏喜欢的绿色食物。

多吃甘甜之物以养脾胃

“春日宜省酸增甘，以养脾气。”这是因为春季为肝气旺的季节，肝气旺则会影响到脾，所以春季容易出现脾胃虚弱病症。酸性食物入肝，甜性食物入脾。多吃酸味的食物，会使肝功能偏亢，还易引起胃酸分泌障碍，影响消化吸收，故应少食酸涩、油腻之物，以增强脾胃功能。另外，初春阳气初发，辛甘之品可助春阳。故春季饮食调养，宜选择辛、甘温的食品，忌酸涩生冷的食品，以养脾胃。

饮食宜清淡

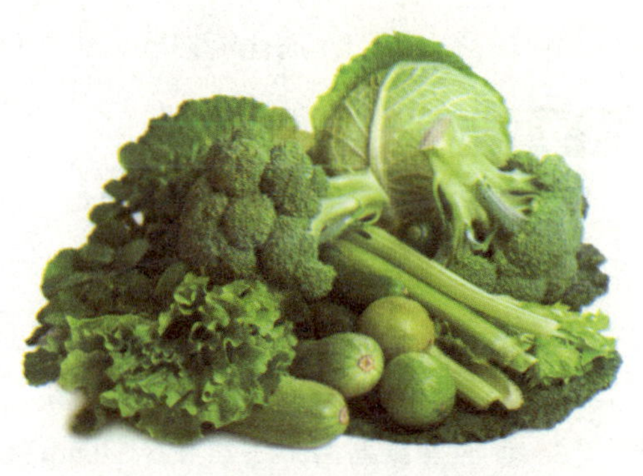

春季人易上火，出现小便赤黄、便秘、舌苔发黄等症状。因肝火上升，致使肺阴更虚，肺结核等病菌容易乘虚而入。由于春季气温变化较大，加上细菌，特别是病菌开始繁殖，活力增强，容易侵袭人体而致病，因此，春季饮食应清淡，多食绿色食品，以保证摄取足够的维生素和矿物质，增强机体免疫力，防止上火感冒。蔬菜中的维生素C具有抗病毒的功能，胡萝卜等黄绿色蔬菜含有的维生素A具有保护和增强上呼吸道黏膜和呼吸器官上皮细胞的功能，从而抵抗各种致病因素的侵袭。圆白菜、西蓝花等绿色蔬菜中的维生素E具有提高人体免疫功能、增强机体抗病能力的作用。食用菌是春天的天然保健品，其含有的钙和多糖可以增强机体抵抗病原体的能力。

巧吃食物除“春困”

春天气候转暖后，体表的毛细血管因舒展而需要增加血流量，导致脑组织的血流量相应减少，脑组织供氧不足，容易感到困倦、疲乏、昏昏欲睡、情绪不稳、多梦、思维活跃而难以集中，这就是所谓的“春困”。尤其年老体弱多病者，对不良刺激承受能力差，春季常多愁善感，烦躁不安。适当的饮食调养有助于减轻“春困”。首先要合理安排三餐热量的摄入，早餐的热量摄入宜最多，中餐次之，晚餐最少。春季里饮食宜清淡，甜食、肥腻和难消化的食物，容易使人疲惫，体温、血糖降低，情绪低落，工作效率下降。另外，要保证摄取足够的优质蛋白和水果蔬菜。蛋白质能合成各种酶，增强身体的抗氧化能力，缓解疲劳。新鲜蔬菜、菌藻类、奶类等，可以中和体内的“疲劳素”——乳酸，以缓解身体疲劳的症状。此外，维生素B_1、维生素B_6、维生素B_{12}等B族维生素是缓解压力、营养神经的天然解毒剂，是缓解疲劳必不可少的营养素，也是最容易缺乏的维生素，适量补充对慢性疲劳综合征的人尤其有益。

野菜——不可多得的保健能手

春天是各种野菜生长旺盛的季节，野菜不仅营养丰富、味道鲜美，而且药用价值也很高。

但野菜本身具有一定的药性，并非人人都适合食用。野菜多为寒凉性，脾胃虚弱者食用易引起消化不良，甚至引发腹痛、腹泻等症状。即使是正常体质的人，也不宜多食野菜。对紫外线比较敏感和过敏体质的人也应慎食。另外，因其植物纤维含量比较高，婴幼儿消化能力弱，也不宜多吃。

春季养生经

- 春季适宜食当令蔬果。如草莓、韭菜、豌豆苗、荠菜、芹菜、茼蒿等，有助于预防春季容易出现的头晕、头痛、咽干、咳嗽、失眠等疾病。
- 春季应温补阳气，补充津液。宜多饮水，多食清肝养肝、清淡爽口的食物，包括甜味食品、新鲜蔬菜及水果。
- 春季宜食富含维生素和矿物质的食物。如小白菜、油菜、辣椒、胡萝卜、菜花、圆白菜、芹菜、春笋、柑橘等。

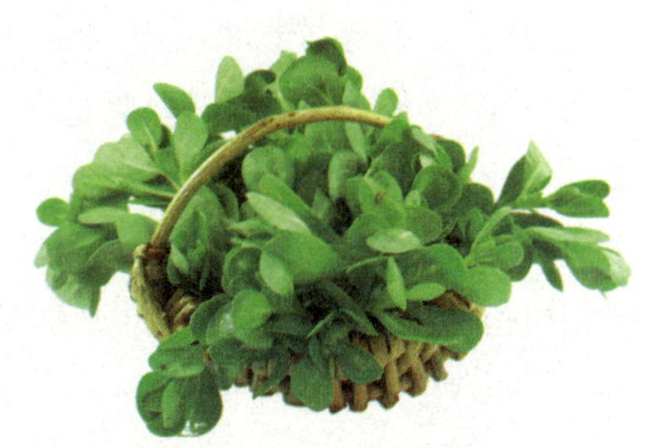

- 春季调理常用中药。如西洋参、北沙参、百合、枸杞子、女贞子、红枣等。
- 春季调理常用的药膳。猪皮红枣汤、咸菜鲤鱼汤、猪肚马蹄汤、苋菜肉片汤等。

夏季养生

注意饮食，开胃健脾

夏季气温高，出汗多，饮水多，胃酸被冲淡，消化液分泌相对减少，胃肠功能减弱致使食欲不振，再加上天热人们贪吃生冷食物，易造成胃肠功能紊乱或因食物不清洁而引起胃肠不适。因此，夏季饮食应清淡而又能促进食欲，这样才能达到养生保健的目的。三餐安排要注意细粮与粗粮适当搭配。荤食与蔬菜配置合理，应以青菜、瓜类、豆类等蔬菜为主，辅以荤食。

利水渗湿是关键

夏天湿气重，易侵入人体。外湿入内，水湿固脾，脾胃升降失调，运化功能产生障碍，就会积水为患。常吃利水渗湿的食物能健脾，脾健从而使升降运化功能恢复，便可以行其水湿。

注意补充蛋白质

夏季的营养消耗较大，而天气炎热又影响人的食欲。除注意饮食清洁和清淡为主外，还要注意补充适量的蛋白质，如鱼、瘦肉、蛋、奶和豆类等，都是较佳的优质蛋白。

不可暴饮暴食

夏季饮食要注意节制，按时进餐，不能想吃就吃、不想吃就不吃。这样会打乱脾胃功能正常活动，使脾胃生理功能紊乱，导致胃病发生。此外，不能暴饮暴食，即不能过饱，尤其晚餐更不应饱食。谚语说“晚饭少一口，活到九十九”。《黄帝内经·素问》也指出“饮食有节”“无使过之”。

注意补充水、盐、维生素

夏季人体水分和盐丢失较多，应多喝水，并适量饮些淡盐水。但切忌饮水过多，以免增加心脏和消化系统的负担，甚至引起“水中毒”，故应采取少量多次的方法。暑天出汗多，随汗液流失的钾离子也较多，由此造成的低血钾现象会引起倦怠无力、

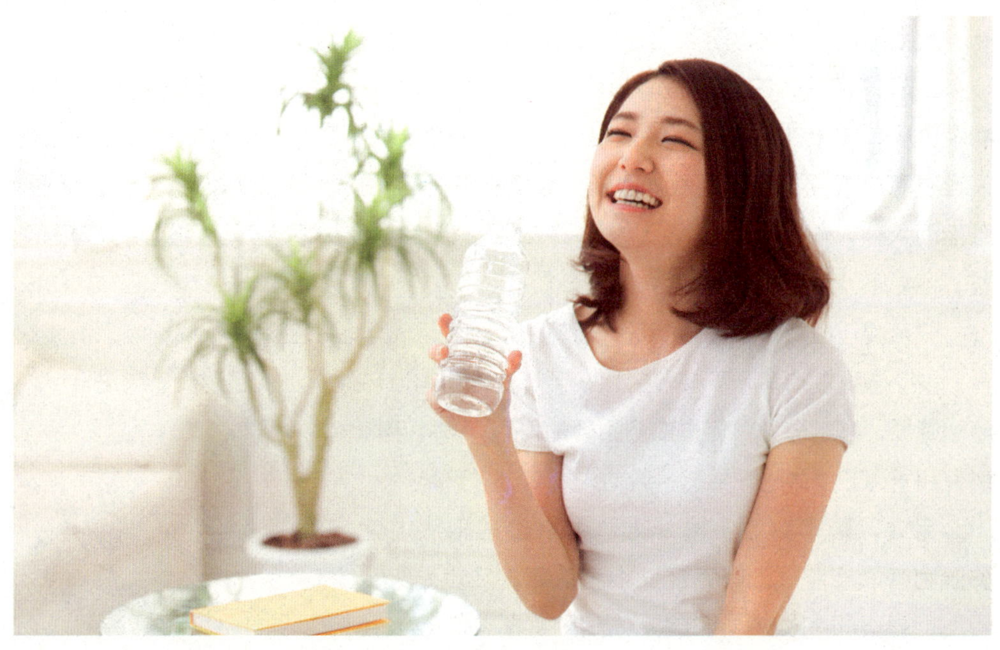

头昏头痛、食欲不振等症状。新鲜蔬菜和水果中含有较多的钾，可以适当多食。

炎热环境下汗液排出的水溶性维生素增多，尤其是维生素C，故极易造成人体维生素含量的不足。有人测定，每毫升汗液中维生素C可达10微克，如果排汗5毫升将损失50微克维生素C，因此，夏天人体维生素的需求比普通标准要高1倍以上。新鲜蔬菜和成熟水果维生素C含量较为丰富，食之有益。

忌过多吃生冷食物

炎炎夏日，适当进食一些冷饮或饮料，能起到一定的祛暑降温作用，但贪凉饮冷，易助生内寒。生冷食物属寒性，寒与湿互结于脾胃易引发胃肠疾病。饮料品种较多，大都营养价值不高，多饮会损伤脾胃，影响消化，引起恶心、呕吐等还是少饮为好。大量冷饮进入肠胃后，特别是碳酸饮料，需要体内水分稀释，这会使人体更易受暑热侵袭。同时，冷饮进入体内，体内温度骤降，暑热积聚体内某些部位无法散发，则会使中暑的概率加倍。因此，渴勿暴饮，饮勿过寒。要少进食生冷食物和冷饮，特别是冰。否则贪凉饮，虽然一时舒适，但会造成汗出不畅，引发中暑，甚至引起体内寒邪侵袭，导致腹痛、腹泻。

宜多食苦味食物

入夏后，由于气温升高，有的人身体与气候不相适应，造成自主神经紊乱，出现头昏脑涨、疲乏无力、四肢酸痛、倦怠嗜睡、胸闷气短、精神不振、体重减轻、工作效率低下、甚至低热不退（体温在37～37.4℃之间波动），并且伴有口淡无味、食欲不佳等症状。这就是人们常说的“苦夏”。中医称为“暑伤气”。

引起“苦夏”的原因基本有两种：一种是体质因素，平时胃肠道消化吸收功能较虚弱，如果饮食失节，饥饱失宜，偏嗜生冷，损坏肠胃，以致抵抗力减弱，就很容易患“苦夏”；二是气候因素，夏季天气炎热，空气中湿度较高，暑湿邪气易乘虚而入，人们白天身处炎日之下，夜晚纳凉露宿或吹风扇，开空调过度，暑因寒发，容易患“苦夏”。

“苦夏”虽然不是一种疾病，但对工作、生活和学习都会造成不良影响。清淡饮食，少吃油腻食物有利于减轻症状。苦味食物具有解热除湿、抗菌消炎、增进食欲、清心除烦、醒脑提神、促进血液循环的作用。多吃苦味食物有利于调节身体阴阳平衡，帮助人们度过“苦夏”。

另外，夏季高温多雨，人体容易出现阳热过盛、暑湿困脾、津液损伤等病证。中医认为，“夏属火，主心”，夏天天气炎热，影响人体阴阳平衡，导致人火气大，出现烦躁、激动、失眠等症状，即中医所谓的“上火”。苦味食物是“火”的天敌，宜适当进补，有助于祛火除烦。

夏季养生经

● 宜食敛汗止泻的酸味食物。如西红柿、柠檬、草莓、杏、葡萄、山楂、芒果、杨梅、菠萝、樱桃等。

● 宜食含水分多的食物。如冬瓜、黄瓜、丝瓜、佛手瓜、南瓜、甜瓜、西瓜等。

● 宜食清热祛湿的食物。如小麦、荞麦、绿豆、四季豆、茄子、莲藕、荸荠、茭白、芥菜、蕹菜、茼蒿、橙子、罗汉果、甘蔗、黑鱼、鲫鱼、河蚌、海带、海藻、鸭肉、鸭蛋等。

● 夏季调理常用中药。如藿香、佩兰、蒲公英、荷叶、西洋参、香薷、竹叶、丝瓜皮、天冬、麦冬、玄参、连翘、金银花、菊花、大青叶、乌梅、薄荷等。

● 夏季调理常用药膳。菊花粳米粥、枣仁粳米粥、山楂汤、玉竹鹌鹑汤、参草炖鳝鱼、黑豆陈皮鲤鱼汤、百合薏米炖绿豆等。

秋季养生

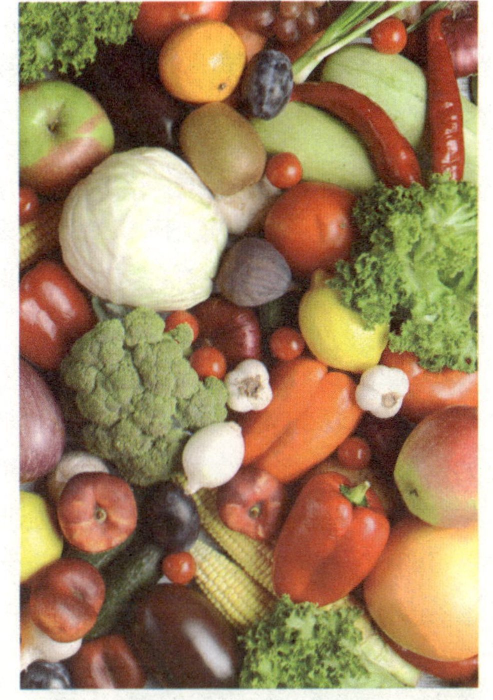

秋季养生以养肺为主

秋季饮食要遵循“少辛增酸”的原则，当以健脾、补肝、清肺为主，多吃清润甘酸的食物。所谓少辛，就是要少吃一些辛味的食物。这是因为肺属金，通气于秋，肺气盛于秋，肺主辛，肝主酸，辛能胜酸，秋季要减辛以平肺气，增酸以助肝气，以防肺气太过胜肝，使肝气郁结。多吃含酸较多的食物，可以增强肝脏功能，抵御过盛肺气的侵入。

吃当季蔬果以滋阴润燥

秋季从立秋至立冬3个月的时间，天气由热转寒、阳消阴长。中医讲“春夏养阳，秋冬养阴”。燥是秋季的主气，这个时节的人体极易受燥邪侵袭而伤肺。秋燥又可分为“温燥”和“凉燥”，前者见于初秋天气尚热或久晴无雨之时，后者则见于深秋天气转凉之时。但无论温燥还是凉燥，其结果都会导致阴津耗损，出现皮肤干燥和体液失衡等症状，并伤及人体肺部，常表现为口干、唇裂、鼻塞、咽痛、阵发性干咳，甚至流鼻血或咯出带血的痰等一系列类似上呼吸道感染的“干燥症”。肺主皮毛，肺的功能受到抑制，机体可能出现供氧不足，出现皮肤瘙痒、毛发枯萎，甚至便秘等症状。

肺主一身之气，因此要防治干燥症，关键在于养肺。饮食上要柔润温养，尽量选择水分多且容易消化吸收的食物来滋润五脏六腑。多食滋养润燥、益中补气的食品，可以起到滋阴、润肺、养胃、生津的补益作用。秋天盛产的蔬果不但新鲜，也正是秋季保养的最佳食品。

秋季是排毒的最佳时节

秋季是弥补由于夏季气候炎热造成营养不足的好季节，适当的食补能量更有助于御寒。但人们在经历夏季炎热和冷饮的“冰火两重天”后，脾胃功能往往会减弱。如果此时贸然进补，会骤然加重脾胃负担，使长期处于疲弱状态的消化系统不堪重负，导致消化功能紊乱，出现胸闷、腹胀、厌食、腹泻等症状。而且，秋季进补的饮食往往高油高脂，这些食物代谢后产生的酸性有害物质如不及时排出，滞留在体内会伤害到身体。因此，秋季进补前不妨先排排毒。胡萝卜、大蒜、葡萄、无花果等有助排肝毒；黄瓜、樱桃等有助排肾毒；魔芋、黑木耳、海带、苹果、草莓等有助排肠毒，以上都可适当多吃一些。

多吃蔬果以愉悦心情

中医认为，秋天内应于肺，悲伤最易伤肺；肺气脾气一虚，机体对外界病邪的抵抗力就下降，使秋天多变的气象诸要素（气温、气压和湿度等）更易侵袭人体而致病。

因此，秋日应多食一些有助于改善情绪的食物，帮助缓解“秋愁”。适当多吃甜食，尤其是阴雨天时，可以提高血糖水平，保障脑部的能量供应，从而增加活力，减轻忧郁。如果觉得过多吃甜食不利健康，可以多吃水果。蔬菜和水果中含有丰富的叶酸，有助于改善因叶酸缺乏使血清素降低引起的失眠、健忘、焦虑等症状。

此外，肉、鱼、蛋、奶和豆类食品中含有的色氨酸能提高身体中5－羟色胺的含量，使我们的大脑产生满足感，有助于产生愉快的心情。

“四不”“四宜”秋季养生经

● 不要暴饮暴食：到了秋季，人们刚刚经历过苦夏的煎熬，胃口大开，食欲大增。一般人往往进食过多，俗话称“长秋膘”，但是，这个时候也要注意饮食适量，不能放纵食欲，大吃大喝。

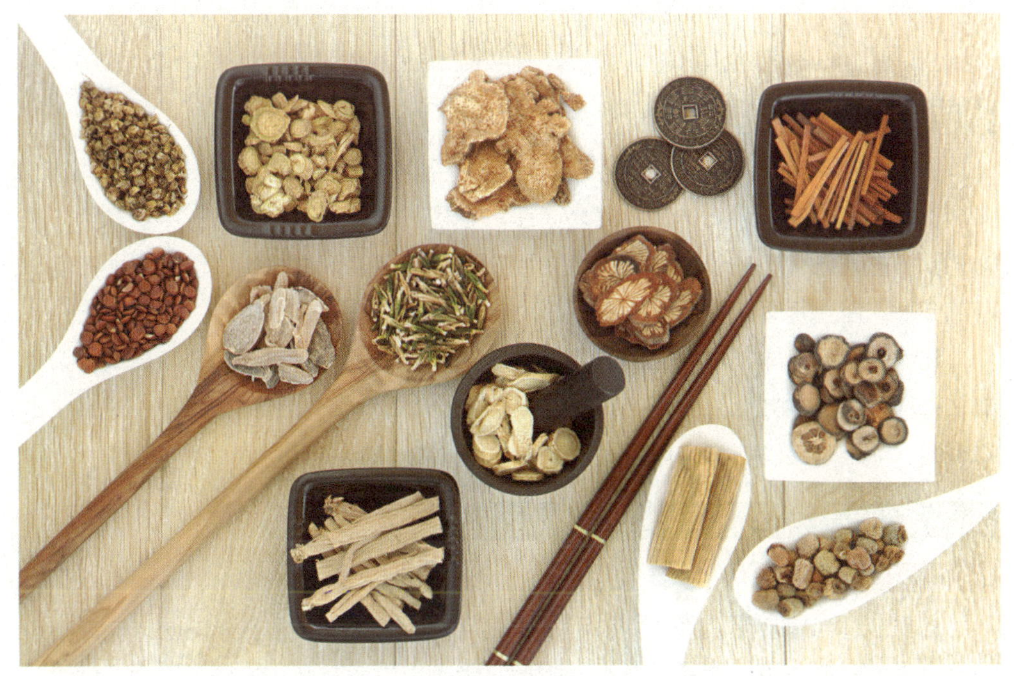

●不要多吃刺激食物：秋天应当少吃一些刺激性强、辛辣、燥热的食物，如尖辣椒、胡椒等，应当多吃蔬菜瓜果，如冬瓜、萝卜、苹果、香蕉等。另外，为避免各种湿热之气积蓄，提倡吃一些辛香气味的食物，如芹菜。

●不要过于生冷：秋季天气由热转凉，人体为了适应这种变化，生理代谢也发生变化。饮食特别注意不要过于生冷，以免造成肠胃消化不良，发生各种消化道疾患。

●不可胡乱进补：秋天是适合进补的季节，但不可乱补，应注意不要无病进补和虚实不分滥补，要注意进补适量，忌以药代食。

●宜食富含营养、生津养阴的食物。如全麦面、小麦仁、豆芽、豆浆、花生、芝麻、红薯、南瓜、萝卜、白菜、黑木耳、梨、苹果、葡萄、甜杏仁、白扁豆、莲藕、黄鳝、螃蟹、海藻、荸荠、海蜇、胡萝卜、银耳、平菇、海带等。

●宜食增强体质的食物。如鱼、肉类、豆制品、奶制品、红枣、栗子、燕窝、鸡蛋、蜂蜜等。

●适宜秋季调理的中药。如黄芪、人参、白术、北沙参、百合、莲子、淮山药、女贞子、火麻仁、干地黄、玄参、黄精、玉竹、天冬、麦冬、桑叶、桑白皮、苏叶、太子参、西洋参、瓜蒌皮、甘草、杏仁、枇杷叶、紫菀、款冬花、陈皮、浙贝母、川贝母、黄芥子、莱菔子、苏子、石斛等。

●适宜秋季调理的药膳。如泥鳅豆腐煲、鸡茸苦瓜煲、贝母秋梨、生地粥、雪梨木瓜糖水等。

冬季养生

冬季养生以养肾为主

冬季天气寒冷，人体代谢水平降低，容易受寒气侵袭，致使抵抗力下降，阴阳失衡，易出现怕冷、手脚冰凉、肾虚者腰酸腿疼或体虚力乏等症状。中医认为，寒为阴邪，易伤阳气。由于人身之阳气根源于肾，所以寒邪易中伤肾阳。数九严冬，若欲御寒，首当养肾。合理地补肾养肾，会起到事半功倍的效果。

动物肾脏含有丰富的蛋白质、脂肪、多种维生素及某些微量元素，具有补肾益精、滋补强壮的功效。海参和虾亦可补肾益精、滋阴壮阳。另外，肉类、鸡蛋、动物骨髓、黑芝麻、山药等也有不同程度的补肾功效。

适当多食高热量食物增强抗寒能力

多吃温阳益气的食物

冬季应适当增加蛋白质、脂肪和碳水化合物这三类产热营养素的摄入，如主食和含少量糖分的甜食，尤其是鱼类、奶类等优质蛋白质及脂肪的摄入。中医认为，羊肉、桂圆、韭菜、核桃、小米等食物具有温阳益气的作用，多吃可以提高御寒能力。

多吃富含维生素的食物

寒冷的气候使人体氧化功能加强，消耗维生素多，饮食中应及时补充。维生素A能增强人体耐寒能力，维生素C可提高人体对寒冷的适应能力。因此，冬季可多食动物肝脏、胡萝卜、南瓜等富含维生素A的食物，以及富含维生素C的蔬果。

多吃含碘丰富的食物

甲状腺激素是人体内的产热激素。甲状腺激素主要由碘和酪氨酸组成，酪氨酸可由体内合成，但是碘却必须依靠“外援”。因此，冬季应适当多吃点海带、紫菜、贝壳类等含碘丰富的食物。

多吃含蛋氨酸较多的食物

蛋氨酸是人体必需的八种氨基酸之一，它通过转移作用可提供一系列机体耐寒所必需的甲基。寒冷气候使得人体尿液中肌酸的排出量增多，脂肪代谢加快，而合成肌酸及脂酸、磷脂在线粒体内氧化释放热量都需要甲基。冬季应多摄取含蛋氨酸较多的食物，如芝麻、葵花子、酵母、乳制品、叶类蔬菜等。对于老人来说，不妨多吃点猪血。猪血中氨基酸比例与人体非常接近，易吸收，适合消化功能减退的老人食用。

冬季饮食宜温热、少盐

黏硬、生冷的食物多属阴，冬季吃这类食物易损伤脾胃。而食物过热易损伤食道，进入肠胃后，又容易引起体内积热而致病；食物过寒，容易刺激脾胃部血管，使血流不畅，而血量减少将严重地影响其他脏腑的血液循环，有损人体健康。因此，冬季饮食宜温热松软。

冬天肾的功能偏旺，如果再多吃一些咸味食品，会助长肾气，从而很大程度地伤害心脏，使心脏力量减弱，影响人体健康。因此，专家建议，在冬天里，要少食用咸味食品，以防肾水过旺；多吃些苦味食物，以补益心脏，增强肾脏功能。

适当吃凉有益健康

冬天外界气候虽冷，但人们穿得厚、住得暖、活动少，以致体内积热不能有效散发，再加上冬季饮食所含热量较高，很容易导致胃肺火盛。由于天冷，人们户外活动少，因此易发胖，尤其是胸、腹部和臀部。

除了注意体育锻炼外，适当多吃些凉菜，能促进身体自我取暖，多消耗一些体内蓄积的热量，有助于减肥，有利于健康。

多吃黑色食物，益肾强肾

根据中医学“五行学说”和“天人相应”观点，冬天最能发挥保健功效的莫过于“黑色食品”，如黑豆、黑芝麻、黑木耳、乌鸡、乌贼鱼、海带、紫菜等。中医学认为，肾主藏精，肾中精气为生命之源，黑色独入肾经，食用黑色食品，能够益肾强肾，增强人体免疫功能，延缓衰老。

冬季养生经

- 宜食黄色蔬菜类。如胡萝卜、黄花菜、土豆、山药、南瓜等。
- 冬季宜食具有补气填精、滋养强壮作用的食物。如羊肉、牛肉、猪肚、鸡肉、羊肚、红枣、带鱼、鲳鱼、鲈鱼、刀鱼、鲫鱼、草鱼、黄鳝、虾、海参、糯米、高粱、小米、燕麦、薏米、韭菜、辣椒、圆白菜、香菜、葱、大蒜、生姜、核桃、栗子等。

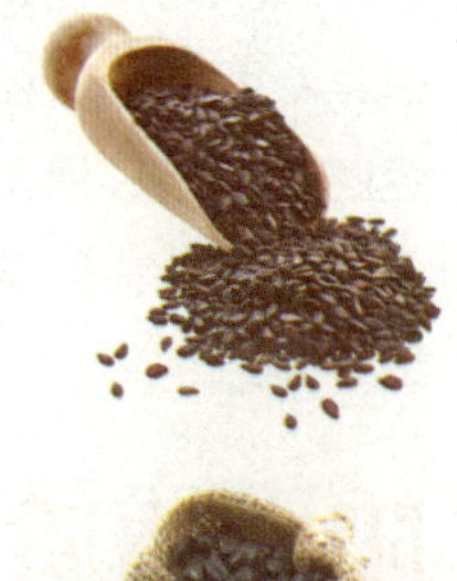

- 冬季调理常用的中药。如莲子、人参、肉桂、黄芪、当归、百合、党参、枸杞子、西洋参、地黄等。
- 冬季调理常用药膳。当归生姜羊肉汤、虫草团鱼煲、乌鸡归黄、归地烧羊肉、苓归乌鸡盅等。

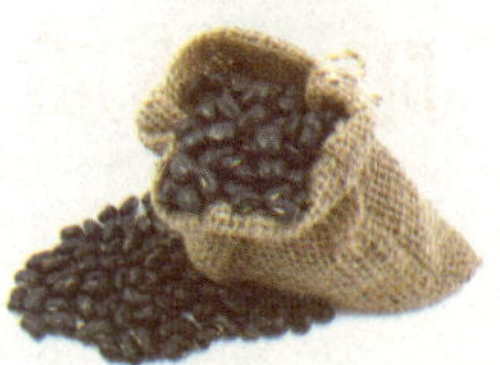

认清体质，辨证饮食才健康

阴虚体质

体质自检

阴虚体质者往往由于“阴虚生内热”，灼烧阴液，从而导致体内的阴液偏少，其肌肉因得不到阴液的滋养而发育不利，从而使阴虚体质者出现形体消瘦、五心烦热（五心是指双手心、双脚心再加上心脏）的典型表现。这是由于人体内的阴气不足，不能制约阳气，阳气偏亢而使虚热内生所致。具体表现有以下几点。

- 月经不调，色素沉着，斑点滋生。
- 提前进入更年期或更年期症状较重等。
- 体质虚衰，身体消瘦，心悸气短，头晕眼花。
- 口干喉燥，神烦气粗，大便干燥，小便短赤。
- 骨蒸盗汗、午后低热、夜热早凉，呛咳、颧红、舌红少苔或无苔。
- 不爱说话，不爱与人接触等。

饮食要点

- 滋养肝肾：阴虚体质者养生的关键在于补阴。人体五脏之中，肝藏血，居中焦，肾藏精，居下焦，对于人体阴液的恢复与维持有着重要的作用。
- 补阴清热：阴虚容易产生内热，所以，阴虚体质者要在补阴的同时注意清热，恢复人体阴阳的平衡。故阴虚体质者可以多吃一些猪肉、冬瓜、白菜、西红柿、糯米、小麦、豆腐、牛奶、黑木耳等。最好不要过多地食用羊肉、辣椒及熏、炸、爆、烤的食物。

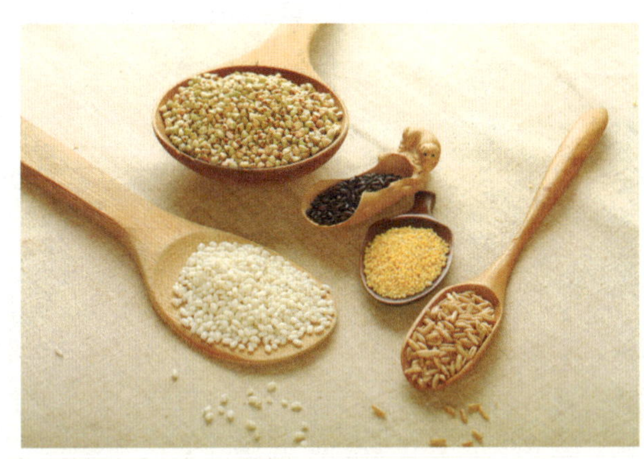

阳虚体质

体质自检

顾名思义，阳虚体质者普遍阳气不足。这类人群主要表现为特别怕冷，即使是再热的暑天，也不能在空调房里多待，并且一年四季四肢冰凉，如置冰窖。具体表现如下。

- 畏寒肢冷。
- 睡眠偏多，易出汗；喜饮热食等。
- 舌淡苔白或有齿痕；脉沉迟无力。
- 少气懒言，精神不振，情绪低落，意志消沉，有孤独感。
- 大便经常稀薄不成形，小便清长或频数，排尿后淋漓不尽。
- 体温偏低，面色苍白，手足发凉，腰背怕冷或腰部以下有冷感。
- 性欲减退，男性易阳痿、早泄，女性易白带清稀、月经减少。

饮食要点

阳虚体质者应以补阳温阳为主要原则，以帮助体内阳气的恢复。阳虚体质者在饮食养生时应注意以下几点。

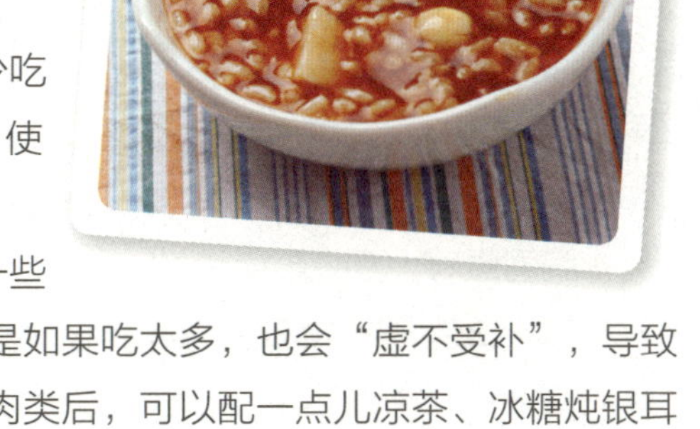

- 多吃温热性食物：阳虚体质者秋冬季要经常喝一些以山药、栗子、红枣、糯米等材料熬成的粥，不仅暖身暖胃，还能补阳气。
- 少吃寒凉食物：阳虚体质者平时应少吃寒凉性的食物，否则会消耗人体的阳气，使阳气更加不足。
- 吃滋补肉食后要适当吃凉性食物：一些肉类性烈、刚燥，虽然能够补充阳气，但是如果吃太多，也会“虚不受补”，导致“上火”。所以，阳虚体质者食用大补的肉类后，可以配一点儿凉茶、冰糖炖银耳等来缓解肉类刚燥之性。

气虚体质

体质自检

气虚体质者元气不足，以疲劳无力、气短、自汗等气虚表现为主要特征。最明显的特征是和别人同样的活动量时，这类人更容易气喘吁吁。这是由于他们本就气虚，活动后大量消耗人体之气，气虚加重，出现气不足的状况。具体表现如下。

- 多汗，自汗。
- 脉搏虚弱无力。
- 舌质淡，舌体胖大，舌边有齿印等。

- 形体消瘦或偏胖，肌肉松软，面色萎黄或苍白、目光少神，唇色发白，发无光泽，头面四肢水肿。
- 口淡，饮食不香，消化不良；便秘但不结硬及大便不成形，便后仍觉未尽，小便正常或偏多。
- 头晕，健忘，倦怠无力、语言低微、懒言少动，动则气短或气喘、呼吸少气。

饮食要点

气虚体质者的饮食补养佳品主要有：糯米、小米、大麦、山药、栗子、红枣、南瓜、丝瓜、苹果、荔枝、牛肉、猪肉、猪脑、鲫鱼、带鱼、鲳鱼、鲤鱼、莲子、百合等。

气虚体质者忌食理气、破气的食物，如槟榔、大蒜、白萝卜、紫苏叶、荞麦、柚子、山楂、香菜等。

湿热体质

体质自检

湿热体质者形体偏胖或偏瘦；平素面垢油光，面部特别是鼻尖总是油光发亮，同时脸上易生粉刺，皮肤易瘙痒，常感到口苦、口臭或嘴里有异味。其他表现还有。

- 牙齿较黄，牙龈较红。
- 脘闷腹满，恶心厌食。
- 口干口苦，眼睛红赤，心烦。
- 易倦怠，性情急躁，易发怒等。
- 舌苔偏红或黄腻，脉象多见滑数。
- 形体偏胖或消瘦，肢体沉重，体味较大。
- 面色发黄、发暗且油腻，多有痤疮、粉刺。
- 大便燥结或黏腻不爽，异味大，小便短赤。
- 男性多有阴囊潮湿，女性常有带下色黄、量多，外阴异味较大、瘙痒。

饮食要点

湿热体质人可多吃些益气养阴的食品，如胡萝卜、豆腐、莲藕、荸荠、百合、银耳、口蘑、鸭蛋等。另外，也应多食具有清理胃肠湿热功效的低脂肪、高纤维、高矿物质的食物，比如新鲜的荠菜、韭菜、芹菜、菠菜、香椿等气味香醇之物。

痰湿体质

体质自检

痰湿体质是由于水液内停而痰湿凝聚，黏滞重浊导致气机不利、脾胃升降失调所致。所以，痰湿体质者多体形肥胖，尤其是腹部肥满松软。其他表现如下。

- 眼袋微浮。
- 脉濡而滑。
- 肠胃不适，多汗且黏。
- 口中黏腻，痰多，口唇色淡。
- 性格偏温和、稳重，善于忍耐。
- 大便次数多，不成形，小便不多或微浑。
- 舌体胖大，舌苔白腻或甜，舌边常有齿印。
- 体形肥胖、沉重，腹部肥满而松软，四肢水肿。
- 懒动，嗜睡，身重如裹，喜食肥甘甜黏，食量大。
- 面部皮肤油脂较多，面色淡黄而暗或白中常发青，且少光泽。
- 困倦，伴有胸闷、关节酸痛、肌肤麻木。

饮食要点

痰湿体质者可以多吃扁豆、冬瓜、白萝卜、辣椒、大蒜、大葱、生姜、洋葱、玉米、粳米、小米、豇豆、荔枝、柠檬、樱桃等温补肠胃、燥湿化痰的食物来进行调理。同时应该忌食鸭肉、蚌肉、石榴、李子、柿子、柚子等甜、黏、油腻的食物。

血瘀体质

体质自检

血瘀体质者大多肤色晦暗，色素沉着，容易出现瘀斑，口唇黯淡，并且以瘦人居多。特别是血瘀体质的女性经血中常有较多凝结的黑色血块，常发痛经、闭经。其他表现还有。

- 易脱发。
- 眼眶暗黑，上下眼睑呈紫黑色。
- 易烦躁，健忘，失眠多梦，神经衰弱。
- 口唇色紫，舌质紫黯，或有瘀斑，牙龈易出血。
- 肌肤粗糙干燥、灰暗无光泽，有皮屑，肤色晦暗，色素沉着，易出现瘀斑。
- 不耐受寒邪，女性生理期容易痛经；身体疼痛如针刺等。

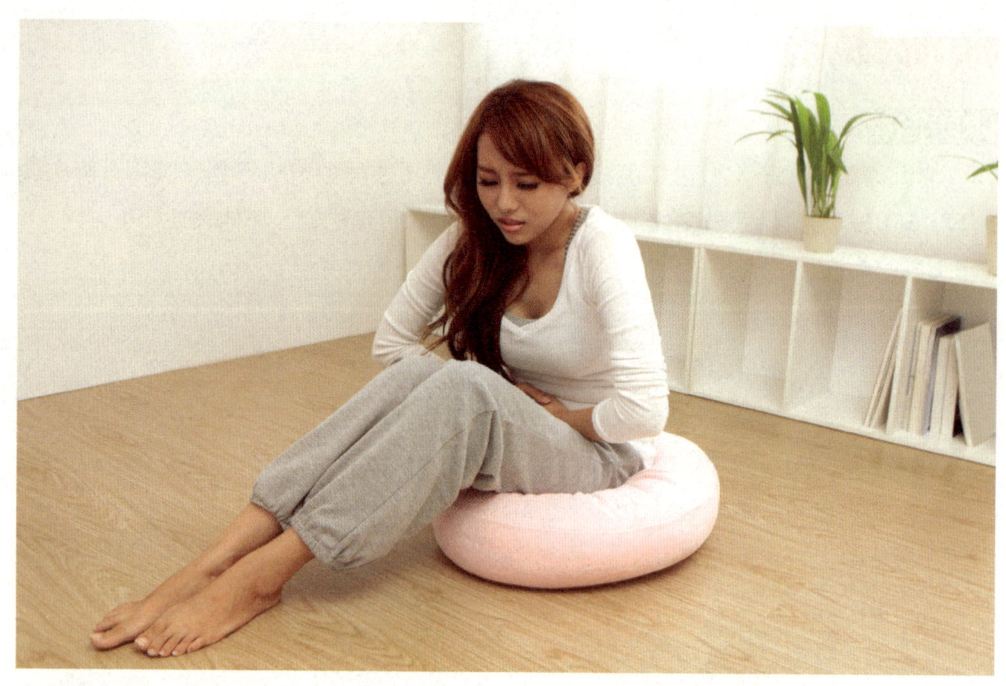

血瘀体质的女性生理期容易出现痛经症状，所以在饮食上应多加注意调养。

饮食要点

血瘀体质者多见于生活在南方的人群，并且以女性多见。该体质的形成主要是因为血液运行不畅，故血瘀体质者宜用行气、活血的食物来疏通气血，从而达到“以通为补”的目的。如可以适当多吃一些白萝卜、大蒜、生姜、醋、桂皮、黄酒、银杏、玫瑰花茶、红糖、茉莉花茶、柠檬、柚子等行气活血的食物。尽量少吃肥肉、蚕豆、栗子、奶油、巧克力等食物。

气郁体质

体质自检

气郁体质，顾名思义就是长期气机郁滞而形成的性格内向不稳定，忧郁脆弱，敏感多疑的状态。一般来说，除了先天遗传，长期压力过大、思虑过度是造成这种体质的普遍原因。而突发的精神刺激，比如亲人去世、受到惊吓等也会诱发，而且这种体质者往往在受到刺激之后记忆力会明显减退，变得健忘。其他具体表现还有。

- 舌淡红，苔白，脉弦。
- 体内气机郁滞，善太息（主要是肝胆疾病，长呼吸。）
- 腹痛肠鸣，大便泄痢不爽。

- 生病时易胸肋胀痛或窜痛。
- 形体通常消瘦或偏胖，以瘦者为多。
- 咽中梗阻如有异物，颈项瘿瘤。
- 胃脘胀痛，泛吐酸水，呃逆嗳气。
- 有时乳房及小腹胀痛，月经不调，痛经。
- 性格内向，急躁易怒，或忧郁寡欢，胸闷不舒，敏感多虑等。

饮食要点

“气郁在先、郁滞为本”是气郁体质的实质，故疏通气机为气郁体质者的进补原则。这种体质的人在饮食上应多吃具有行气、解郁、消食、醒神作用的食物。

特禀体质

体质自检

特禀体质是九种体质中最“敏感”、最“娇宠”的体质。特禀体质者多是遗传所致。具体表现有如下。

- 适应能力差，如过敏体质者对过敏原适应能力较差，易引发旧病发作。
- 即使不感冒也经常鼻塞、打喷嚏、流鼻涕等。
- 皮肤常因过敏出现紫红色瘀点、瘀斑，皮肤常一抓就红，并有抓痕。

饮食要点

特禀体质者在饮食上宜清淡、均衡，粗细搭配适当，荤素配伍合理，多食益气固表的食物。如可以多吃一些冬瓜、黄瓜、丝瓜、白菜、油菜、西红柿、茄子、香菇、金针菇、莲藕、西瓜、柿子、樱桃、葡萄等食物来进行调养。同时要注意避免食用下面两类食物：

- 易致过敏加重的食物：鱼、虾、蟹、牛肉、鸡肉、羊肉等。
- 能引起瘙痒或耗阴助阳的食物：浓茶、烟、生姜、葱、蒜、花椒等。

平和体质

平和体质也就是一般健康人的体质状态。用中医的观点来说就是阴阳平衡，脏腑气血功能正常，属于先天禀赋良好并且后天调养得当的人。

平和体质者日常养生应采取中庸之道，也就是适合饮食调理而不适合药物补养，因为药物的偏性毕竟强于食物。此外，吃饭不要过饱，也不能过饥，不能太冷也不能过热。多吃五谷杂粮、蔬菜瓜果，少吃油甘厚味和辛辣刺激的食物。

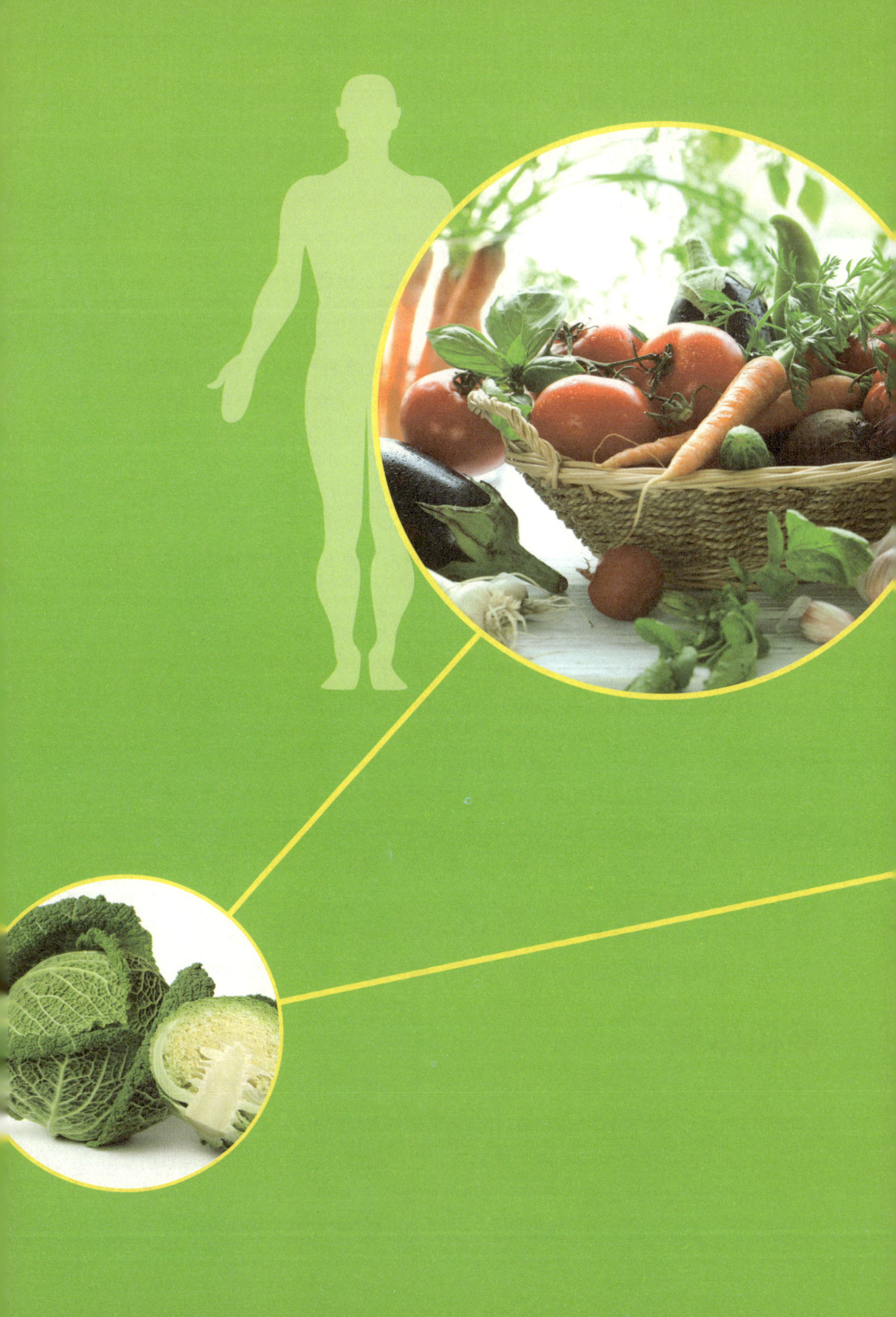

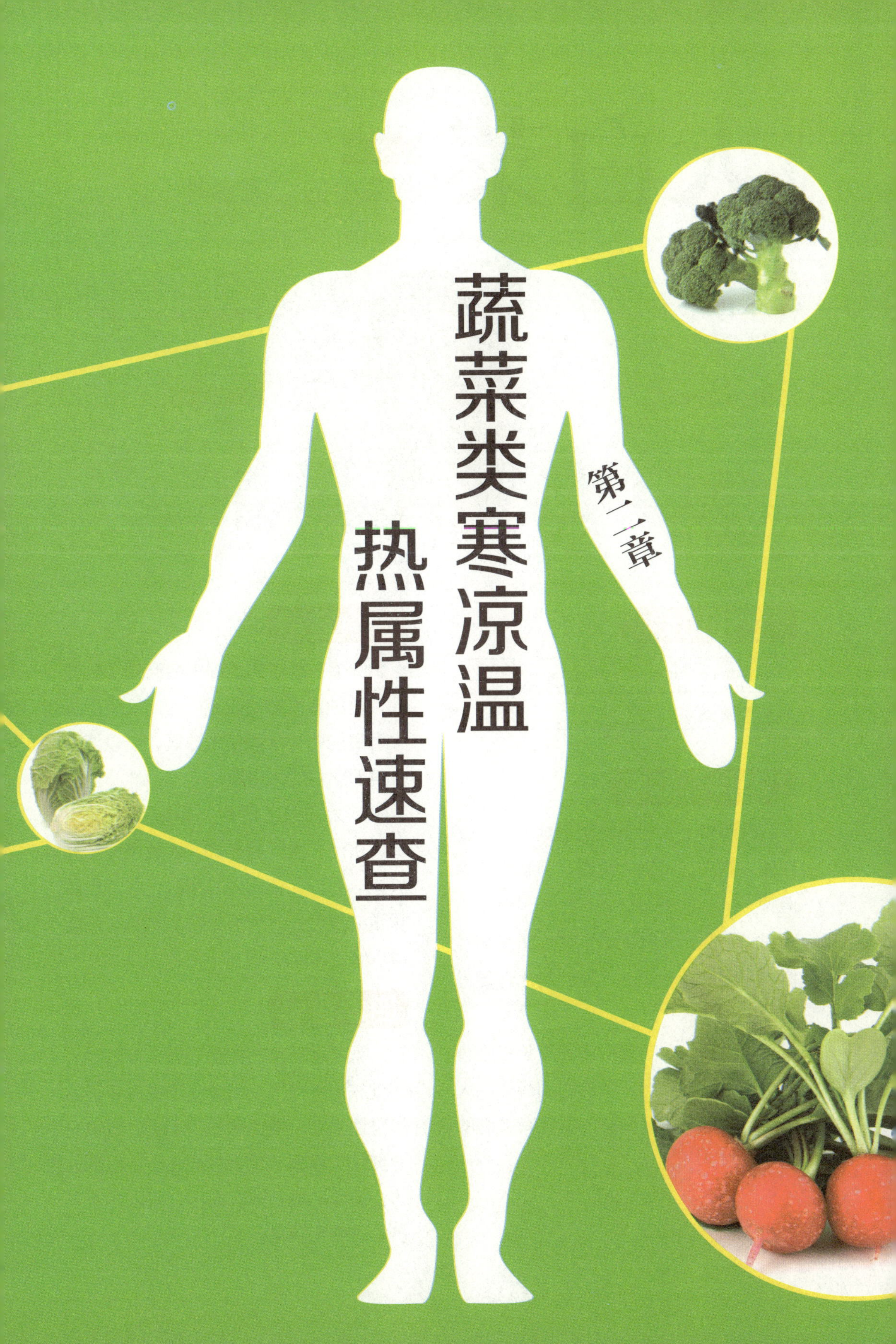

第二章 蔬菜类寒凉温热属性速查

大白菜

性微寒

蔬菜中的“美容师”

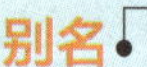

别名

胶菜、绍菜

养生关键字

健胃补中，通便利尿

性味归经

味甘，性微寒。归胃、大肠经。

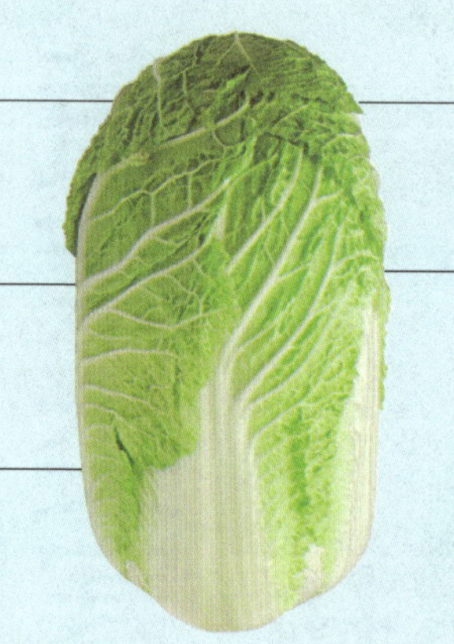

最佳食用时令期

10 月～次年 3 月

营养成分

热量	18 千卡
膳食纤维	0.8 克
蛋白质	1.5 克
脂肪	0.1 克
碳水化合物	3.2 克

（以每 100 克可食部计，后同）

古籍记载

“通利胃肠，除胸中烦，解酒毒。”——《名医别录》

“药性”解密

◆健胃消食。大白菜味美清爽，含有蛋白质、脂肪、碳水化合物，有利于开胃健脾。

◆利肠通便。大白菜中含有大量膳食纤维，可促进肠壁蠕动，帮助消化，促进排便。

◆减肥瘦身。大白菜所含的果胶和膳食纤维，有助于排出多余的胆固醇，且大白菜热量极低，对肥胖的女性有减肥的功效。

饮食宜忌

◆大白菜在腐烂的过程中会产生亚硝酸盐，这种毒素能使血液中的血红蛋白丧失携氧能力，从而使人缺氧，所以要避免食用腐烂的大白菜。

◆烹制大白菜的时候，最好不要用煮焯、挤汁、浸烫等方式，以免造成营养流失。另外，在切大白菜时，最好也要顺着纹理切，这样不仅容易煮熟，还能减少维生素流失。

四季宜忌

秋冬季节空气特别干燥，寒风对人的皮肤伤害极大，而大白菜中含有丰富的维生素C、维生素E，可以起到较好的护肤和养颜效果，并能在一定程度上防止血栓形成、降低血压，所以冬季要多吃时令大白菜。

体质宜忌

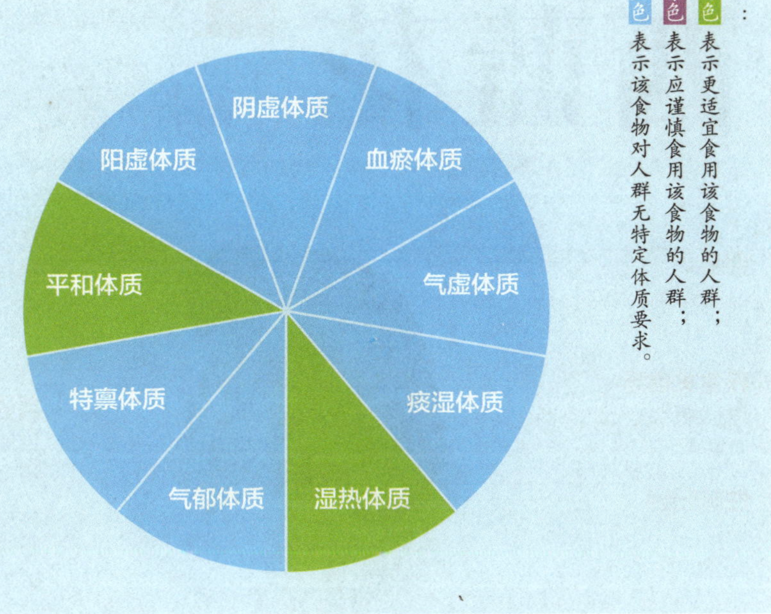

搭配宜忌

大白菜＋牛肉

大白菜与牛肉搭配食用，营养更加丰富，能健脾胃、益精血。

大白菜＋豆腐

二者同食，可为人体提供丰富的营养，并能补中消食、清肺热。

大白菜＋兔肉

兔肉性凉，易致腹泻；大白菜可通便。故二者搭配同食易引起腹泻或呕吐。

大白菜＋动物肝脏

大白菜中所富含的维生素C易被动物肝脏中的铜离子破坏，故二者不可搭配同食。

挑选・储藏

◆选购大白菜时要注意从质感和色泽两方面判断：一是要结实、紧密，具有重量感；二是尽量挑选叶片完整洁白、叶梗没有黑色斑点的大白菜。

◆在常温下，大白菜适宜在通风的环境下保存，但最好不要超过5天。

同源延伸

娃娃菜

娃娃菜是一种袖珍型小株白菜，属于十字花科芸苔属白菜亚种。中医认为其性微寒无毒，经常食用具有养胃生津、除烦解渴、利尿通便、清热解毒之功效。娃娃菜是一种“超小白菜”，但它的钾含量却比大白菜高很多。

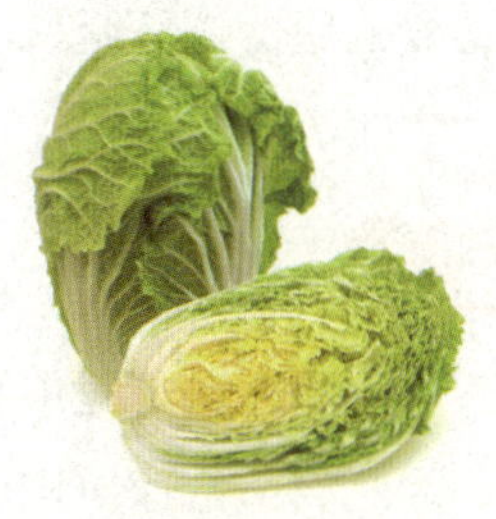

西蓝花

性平

平民的“医生”，天赐的“良药”

别名

绿花椰菜、绿花菜

养生关键字

增强免疫力，护养肌肤

性味归经

味甘，性平。归心、脾经。

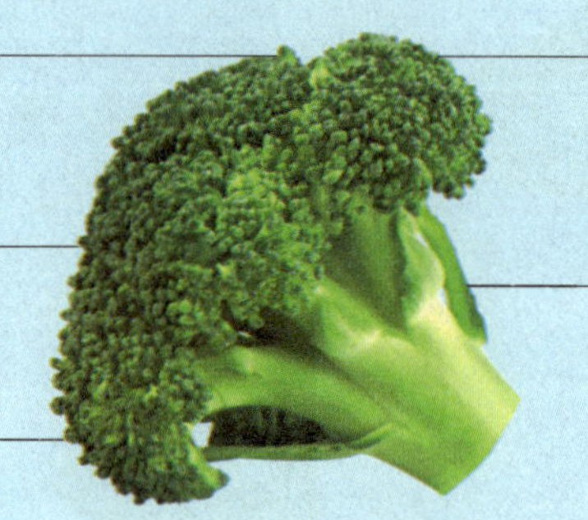

最佳食用时令期

5月

营养成分

营养成分	含量
热量	36千卡
膳食纤维	1.6克
蛋白质	4.1克
脂肪	0.6克
碳水化合物	4.3克

“药性”解密

◆西蓝花具有宁心安神、补脾健胃、清热明目的功效。

◆西蓝花所含的维生素A能使皮肤保持弹性，并增强皮肤抗损伤能力，可延缓皮肤衰老，有较强的美容作用。

◆西蓝花含有大量的膳食纤维，能有效降低肠胃对葡萄糖的吸收，进而延缓餐后血糖上升，是糖尿病患者的理想食物。

◆西蓝花不仅含有丰富的维生素C，比西红柿还要高，还含有丰富的叶酸，营养价值高于一般蔬菜。有利于人的生长发育，更重要的是促进肝脏解毒，增强人的体质，增加抗病能力。

饮食宜忌

◆西蓝花在长时间烹煮过程中会丧失大量的营养，因此更适合凉拌食用。只要将西蓝花放在开水中稍微汆烫，再放入凉水中过凉即可调味食用。

◆动物肝脏中的铜会破坏西蓝花中的维生素C，从而失去营养价值，故二者不宜同食。

四季宜忌

西蓝花有补脾和胃、健脑壮骨、增强抵抗力等功效，可辅助治疗久病体虚、耳鸣健忘、脾胃虚弱、发育迟缓等，春季食用效果尤甚。

搭配宜忌

☑西蓝花＋平菇

平菇含有多种营养成分及菌糖、甘露醇糖、激素等，具有改善人体新陈代谢、增强体质、调节植物神经功能等作用。平菇与西蓝花搭配食用，可作为体弱者的营养食品。

☑西蓝花＋金针菇

常吃西蓝花能增强肝脏解毒能力，并能提高机体免疫力，可预防感冒和维生素C缺乏症的发生。同金针菇搭配食用，效果更明显。

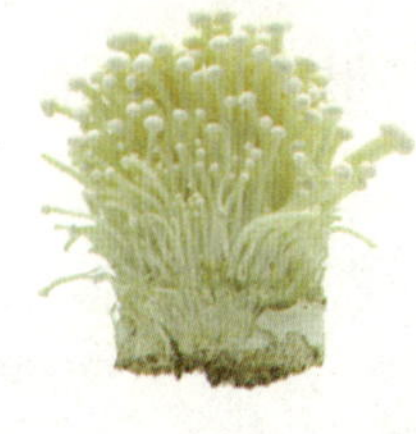

☑西蓝花＋豆浆

豆浆能维持正常的营养平衡，调节内分泌，有助于降血压、血脂；并有平补肝肾、增强免疫力等功效。搭配西蓝花食用还可提供丰富的维生素。

挑选·储藏

挑选西蓝花时，一般以手感重者为佳。但需要注意的是，如果花球过硬则不要购买，这样的西蓝花一般过分成熟，不适合食用。

健康膳食

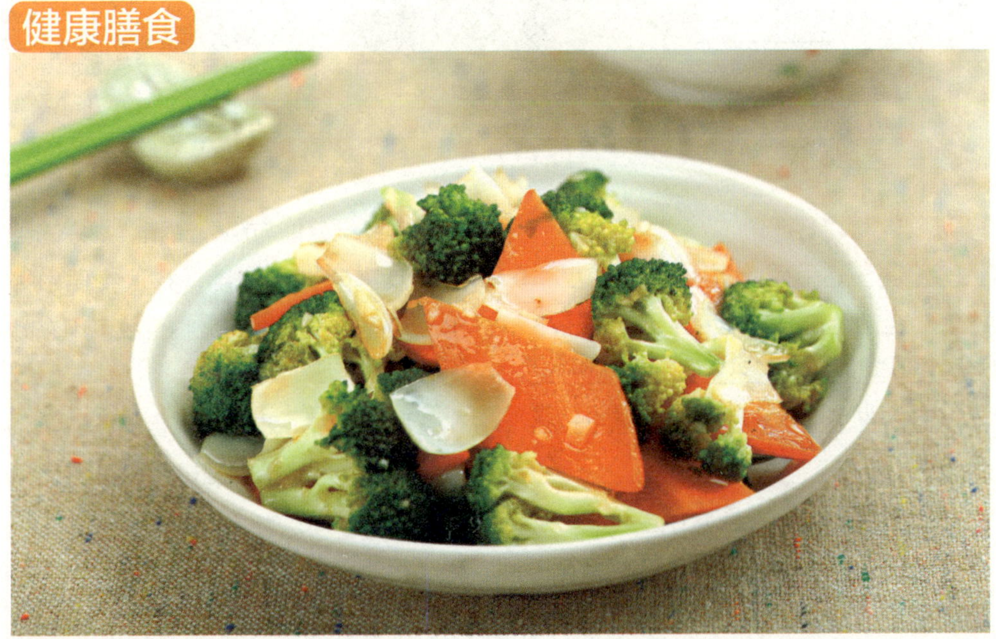

西蓝花炒百合

材料： 西蓝花 300 克，百合、胡萝卜、蒜泥各少许，盐、白糖、味精各适量。

做法：

1. 百合洗净；胡萝卜去皮，洗净切片；西蓝花洗净，切朵。
2. 锅中加水烧沸，加少许白糖，将西蓝花朵、胡萝卜片、百合分别放入沸水中汆烫，捞出沥干水分。
3. 油锅烧热，放入蒜泥爆香，倒入西蓝花朵、胡萝卜片、百合快速翻炒至西蓝花八成熟时，加盐、味精炒匀即可。

油　菜

性凉

健体降脂宽肠道

别名

芸薹、寒菜、胡菜

养生关键字

活血化瘀，解毒消肿

性味归经

味甘，性凉。归肝、脾、肺经。

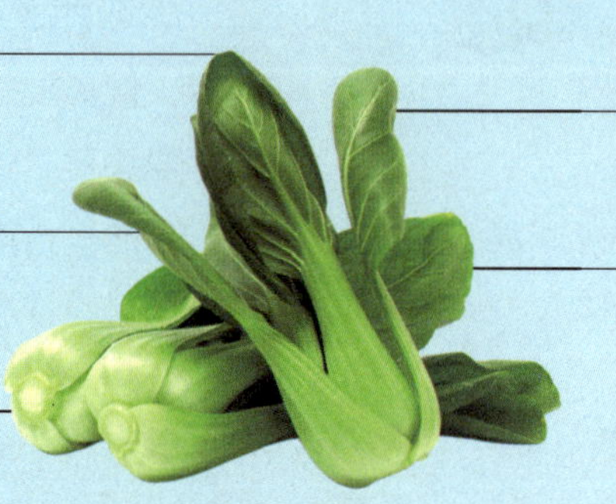

最佳食用时令期

10 月～12 月

营养成分

热量	25 千卡
膳食纤维	1.1 克
蛋白质	1.8 克
脂肪	0.5 克
碳水化合物	3.8 克

古籍记载

《食疗本草》记载：“芸薹，若先患腰膝，不可多食，必加极。又，极损阳气，发口疮，齿痛。又，能生腹中诸虫。道家特忌。”

《本草纲目》记载：“芸薹，寒菜，胡菜，薹菜，油菜。此菜易起薹，须采薹食，则分枝必多，故名全薹；而淮人谓之薹芥，即少油菜，为其子可榨油也。”

“药性”解密

◆宽肠通便。油菜中含有大量的膳食纤维，能促进肠道蠕动，促进粪便的排出，缩短粪便在肠腔停留的时间，从而起到缓解和改善便秘、预防肠道疾病的作用。

◆降低血脂。油菜为低脂肪蔬菜，且含有膳食纤维，能与胆酸盐和食物中的胆固醇及三酰甘油结合，并从粪便中排出，从而减少脂类的吸收，故可用来降血脂。

◆增强免疫力。油菜中富含胡萝卜素和维生素C，有助于增强机体免疫力，预防疾病。

饮食宜忌

◆油菜宜现做现切，大火爆炒，这样做既可保持菜品的鲜脆，又可使其营养成分尽量少被破坏。

◆烹炒后的熟油菜不宜过夜后再食用，因为隔夜熟油菜中亚硝酸盐含量较高，食用后易引发疾病。

四季宜忌

油菜性凉、味甘，具有散血消肿、凉血解毒、破结通肠的作用，很适合秋

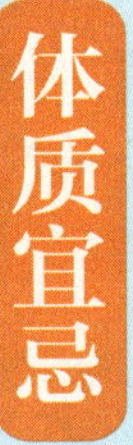

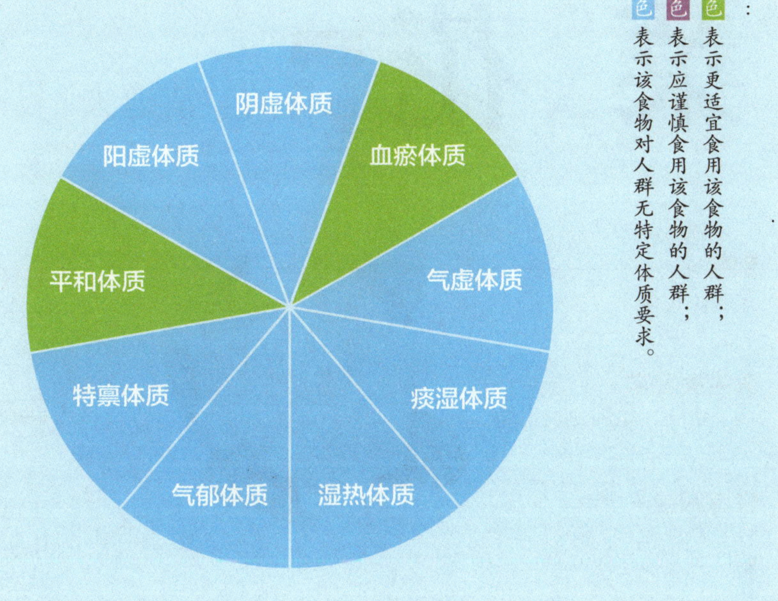

末冬初食用。因为秋冬季节天气寒冷，人们在大量食用性热食物之后，容易上火，可以吃性凉的油菜来缓解。

搭配宜忌

☑ 油菜＋香菇

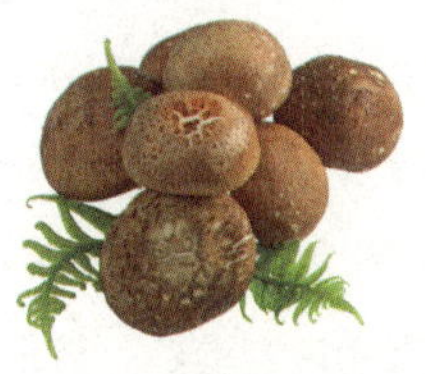

油菜与香菇均含有丰富的纤维素，二者搭配食用，不仅可调理机体，达到润肤养颜的效果，还能减少脂肪的吸收。

☑ 油菜＋虾仁

油菜中含有丰富的维生素，如果与含钙丰富的虾仁搭配食用，不但能补肾壮阳，还有利于人体对钙的吸收和利用，二者很适宜搭配食用。

☒ 油菜＋胡萝卜

油菜中富含维生素C，如果与胡萝卜一起食用，易被胡萝卜中的维生素C分解酶所破坏，从而使营养价值降低，故不宜同食。

☒ 油菜＋动物肝脏

油菜中富含维生素C，若与动物肝脏一起食用，维生素C会被动物肝脏中的铜、铁离子氧化而失去功效，应避免二者同食。

挑选·储藏

◆购买时要挑选新鲜、油亮、无虫、无黄叶的嫩油菜，用两指轻轻一掐即断者为佳。

◆油菜不宜用水喷洒后存放。被水喷洒后，会导致细胞加速溃烂，营养素受到破坏而不宜食用。

◆油菜不宜长期保存，放在冰箱中可保存24小时左右。不适合放在冰箱冷藏太久，以免造成亚硝酸盐沉积，从而引发疾病。

菜 花

性平

血管的“清道夫”

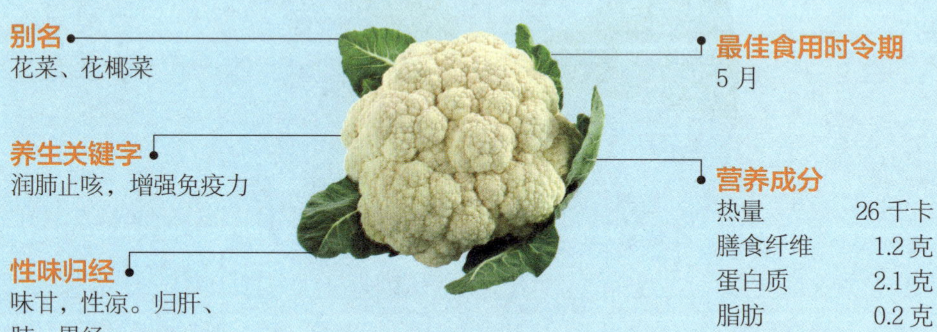

别名
花菜、花椰菜

养生关键字
润肺止咳，增强免疫力

性味归经
味甘，性凉。归肝、肺、胃经。

最佳食用时令期
5 月

营养成分

热量	26 千卡
膳食纤维	1.2 克
蛋白质	2.1 克
脂肪	0.2 克
碳水化合物	4.6 克

“药性”解密

◆预防心脏病和脑卒中。菜花是含有类黄酮最多的食物之一，类黄酮除了可以防止感染以外，还是良好的血管清理剂，能够阻止胆固醇氧化，防止血小板凝结成块。

◆增强人体免疫力。菜花的维生素C含量较高，不但有利于人体的生长发育，更重要的是有助于提高人体免疫功能，预防感冒和维生素C缺乏症的发生。

◆助消化、防便秘。菜花味道鲜美，有助于提高食欲。另外，菜花中含有的膳食纤维，有助于排尿、通便、清肠健胃，便秘者常食可改善症状。

◆帮助肝脏排毒。菜花中丰富的维生素C使其可帮助肝脏解毒，有效清理体内毒素。

饮食宜忌

◆菜花虽然营养丰富，但容易有农药残留，还容易生菜虫，所以在吃之前可将菜花放在盐水里浸泡几分钟，可以驱赶菜虫以及去除残留的农药。

◆最好不与生黄瓜一起食用，因为生黄瓜中含有的维生素C分解酶会分解菜花中的维生素C，降低其营养价值。

◆菜花烧煮和加盐的时间不宜过长，否则易破坏和丧失营养成分。

四季宜忌

菜花能补脾和胃，健脑壮骨，增强抵抗力。可辅助治疗久病体虚、耳鸣健忘、脾胃虚弱、发育迟缓等病症。春季食用效果尤佳。

体质宜忌

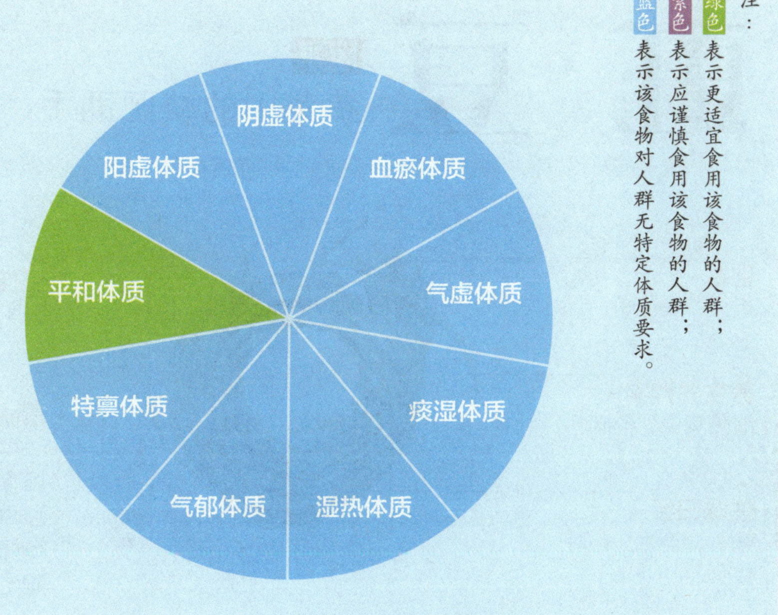

搭配宜忌

☑ 菜花＋猪肉

菜花配以猪肉，可为人体提供丰富的营养，从而起到强身健体、滋阴润燥的作用，对体虚乏力、阴虚干咳等病症有一定的辅助食疗效果。

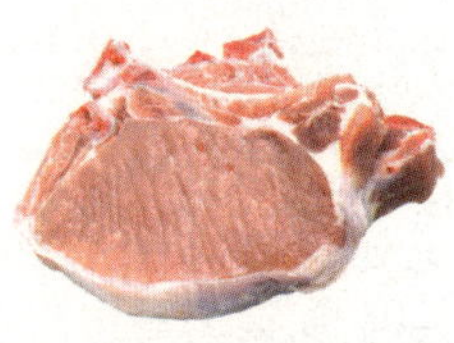

☑ 菜花＋鸡肉

菜花与鸡肉搭配食用，不但可以益气壮骨、延缓衰老，而且还能增强肝脏的解毒功能，提高免疫力，可有效改善消化道溃疡、感冒和维生素C缺乏症等疾病症状。

☒ 菜花＋动物肝脏

菜花中含有丰富的纤维素，与动物肝脏同食会影响机体对营养的吸收利用率。

☒ 菜花＋胡萝卜

菜花若与胡萝卜一同食用，胡萝卜中的维生素C分解酶会破坏菜花中的维生素C，故二者不宜同食。

挑选·储藏

◆优质菜花坚实、紧密，菜花上的叶子新鲜、呈现嫩绿色。

◆菜花最好现买现吃，但如果一时吃不完可以放在蔬菜盒中，然后置于冰箱中存放，但越早吃味道越好。

同源延伸

有机菜花同是甘蓝的变种，是一种对种植环境要求很高的新生蔬菜。有机菜花营养价值很高，适宜在冬季食用。有机菜花是按照有机农业生产标准进行生产的，在生产过程中不使用农药化肥，是健康安全的有机蔬菜。

豇豆

性平

蔬菜中的减肥助手

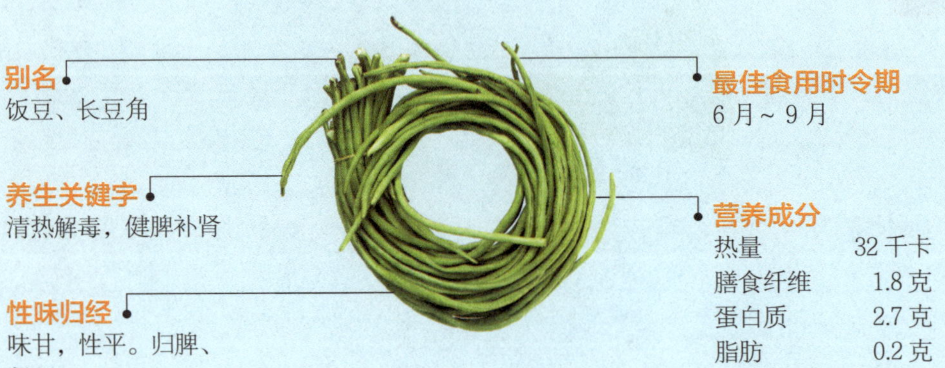

别名

饭豆、长豆角

养生关键字

清热解毒，健脾补肾

性味归经

味甘，性平。归脾、肾经。

最佳食用时令期

6 月 ~ 9 月

营养成分

热量	32 千卡
膳食纤维	1.8 克
蛋白质	2.7 克
脂肪	0.2 克
碳水化合物	5.8 克

古籍记载

明李时珍《本草纲目·谷三·豇豆》:“豇豆处处三四月种之，一种蔓长丈馀，一种蔓短。”“豇豆开花结荚，必两两相垂，有习坎之义。”

《纲目》:“甘咸，平，无毒。”

《本草从新》:“甘涩，平。归经入脾、肾经。”

《得配本草》:“入足太阴经气分。”

“药性”解密

◆豇豆具有清热解毒、理中益气、健胃补肾等功效。

◆豇豆的一个重要功能是补肾，因此对尿频、遗精及一些妇科功能性疾病有辅助食疗功效。历代医家把豇豆视为辅助治疗肾虚梦遗、滑精的妙药。

◆豇豆可以健脾、和胃。食积、气胀、打嗝的时候，取豇豆适量，细嚼后咽下，具有一定的缓解作用。

◆增强免疫功能。豇豆中所含维生素C能促进抗体合成，提高机体抗病毒的能力，增强人体的免疫功能。

◆降血糖。豇豆中的磷脂有促进胰岛素分泌、参与糖代谢的作用，是糖尿病患者的理想食品。

饮食宜忌

◆豇豆不宜长时间烹调，否则会损失营养。豇豆多食则性滞，故气滞便结者应慎食豇豆，此外，豇豆是高嘌呤食物，痛风患者也不宜食用。

◆豇豆以食其嫩荚为主，可炒食、煮食、凉拌或加工成泡菜、干豇豆。老熟的豆粒可供粮用，也可制作糕点及豆沙馅心。

◆把豇豆加入少量的面粉，和匀后上屉蒸，熟后蘸醋、蒜汁、辣椒油，既可以当饭，又可以当菜。

四季宜忌

豇豆是夏季常见菜，其中钾、钙、铁、锌、锰等矿物质含量很高，而且还富含维生素C、优质蛋白质及膳食纤维，可以调节体内酸碱值、抗疲劳、清肠排毒，及时清除体内的“垃圾”，适用于常吃宴席者、高脂血症患者、喜欢吃肉不爱吃蔬菜者。

挑选·储藏

◆购买豇豆时，应以质地脆嫩、无锈斑、无虫蛀者为佳，且豆粒数量越多、排列越稠密者品质越好。尾部细长的豇豆品质低劣，不宜购买。

◆新鲜的豇豆用保鲜袋装好，不要封口，放在通风处，可保鲜3天。

健康膳食

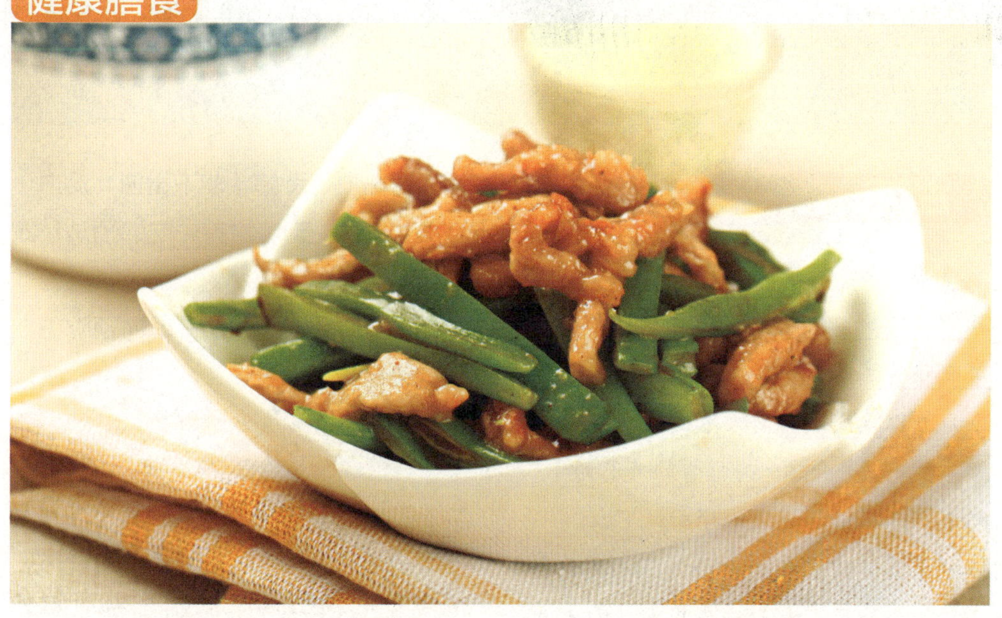

豇豆肉丝

材料： 五花肉丝200克，豇豆100克，蒜2瓣，A.盐、鸡精各适量；B.盐、淀粉各适量。

做法：

1. 五花肉丝入大碗中，入调料A拌匀，腌渍15分钟，备用。
2. 豇豆洗净，去头、尾，切段；蒜洗净，去皮，切末。
3. 油锅烧热，入蒜末用小火爆香，再入五花肉丝与豇豆段，用中火炒匀，加入调料B拌匀，盖上盖子，煮5分钟即可。

茄子

性微寒

养胃抗衰，防出血

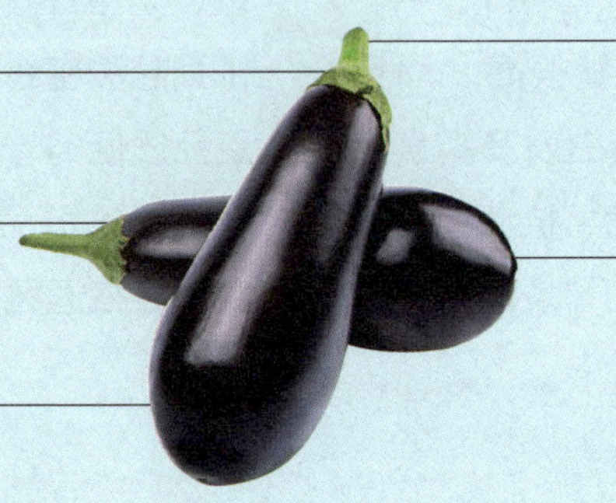

别名
茄瓜、矮瓜

养生关键字
降血压，预防心血管疾病

性味归经
味甘，性微寒。归胃、脾、大肠经。

最佳食用时令期
6月、7月

营养成分

热量	23千卡
膳食纤维	1.3克
蛋白质	1.1克
脂肪	0.2克
碳水化合物	4.9克

古籍记载

《滇南本草》记载，茄子能散血、消肿、宽肠。所以，大便干结、痔疮出血以及患湿热黄疸的人，多吃些茄子，会有帮助，可以选用紫茄同大米煮粥吃。

《本草纲目》介绍，将带蒂的茄子焙干，研成细末，用酒调服治疗肠风下血。

《滇南本草》主张用米汤调服，更为妥当，因为肠风下血和痔疮出血，都不宜用酒。

“药性”解密

◆茄子富含维生素P，含量最多的部位是紫色表皮和果肉的接合处，维生素P能使血管保持弹性和生理功能，防止硬化和破裂。

◆紫茄子富含芦丁，可改善微细血管脆性，对咯血、紫癜（皮下出血、瘀血）及维生素C缺乏症均有一定的预防和改善作用。

◆茄子含有维生素E，有辅助预防出血和抗衰老功能。

饮食宜忌

◆茄子切开后，容易氧化，变成褐色。如果将切好的茄子立即放入水中浸泡，待烹炒时再捞起、沥干，就可避免变色。

◆不宜长时间用水浸泡茄子。如果在水中浸泡过久，茄子表皮变脆，很容易被微生物入侵，使茄肉腐烂变质。另外，有异位性皮肤炎患者应该少吃茄子，结核病患者在治疗期间也不宜食用。

四季宜忌

茄子具有活血化瘀的功效。现代

体质宜忌

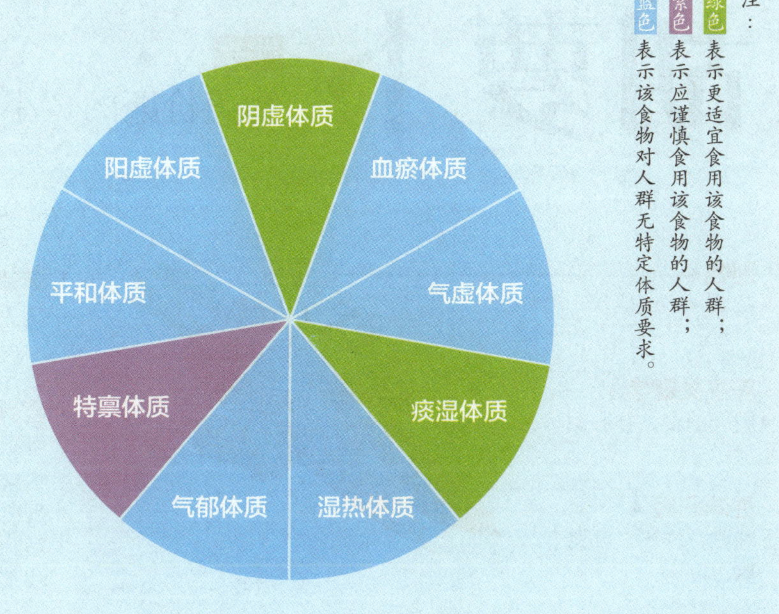

医学研究认为，茄子含有维生素、蛋白质、脂肪及钙、磷、铁等多种营养成分。茄子所含的皂苷有助于降低血液胆固醇。

另外，茄子含有龙葵碱，能一定程度抑制消化系统肿瘤细胞的繁殖，故夏天可多吃茄子。

搭配宜忌

☑ 猪肉＋茄子

猪肉中含有丰富的蛋白质和脂肪，与茄子一同食用可增强人体抗病毒能力。日常生活中可常将猪肉与茄子搭配食用。

☑ 茄子＋羊肉

从中医角度讲，羊肉性热、无毒，入脾、肾两经，为益气补虚、温中暖下之品；茄子富含维生素E和维生素P。二者同时食用有助于预防心血管疾病。

☒ 茄子＋蟹

茄子和蟹均属于寒性食物，若二者同时食用会使食物难以消化而郁积于腹中，从而伤害肠胃，对人体健康产生较大的影响，故二者不宜一同食用。

☒ 茄子＋墨鱼

墨鱼性极寒，一两只吃下肚便可能会引起消化不良；茄子性寒凉，脾虚、消化不良者不宜过多食用。

同源延伸

茄子有三个变种：圆茄子、长茄子、矮茄。三种茄子形态分明，很好分辨，烹饪方式也有些许不同，长茄子水分多，易熟，小炒、蒸等都很适合；圆茄子比较硬，红烧是很适合的烹饪方式。

胡萝卜

性平

物美价廉的“小人参”

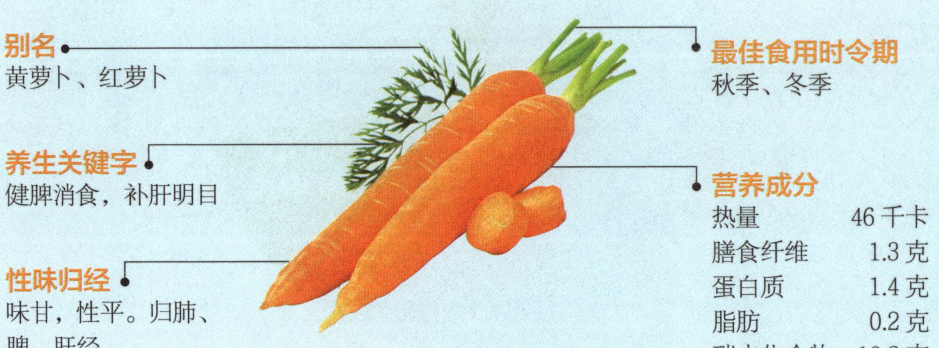

别名

黄萝卜、红萝卜

养生关键字

健脾消食，补肝明目

性味归经

味甘，性平。归肺、脾、肝经。

最佳食用时令期

秋季、冬季

营养成分

热量	46千卡
膳食纤维	1.3克
蛋白质	1.4克
脂肪	0.2克
碳水化合物	10.2克

古籍记载

金幼孜《北征录》云：“交河北有沙萝卜，根长二尺许，大者径寸，下支生小者如箸。其色黄白，气味辛而微苦，亦似萝卜气。此皆胡萝卜之类也。”

“下气补中，利胸膈肠胃，安五脏，令人健食，有益无损。”——《本草纲目》

“药性”解密

◆胡萝卜具有健脾消食、补肝明目、润肠通便、清热解毒的功效。另外，胡萝卜含有降糖物质，是糖尿病患者的良好食品；还有降血压、强心的作用，是高血压、冠心病患者的食疗佳品。

◆胡萝卜含有丰富的膳食纤维，吸水性强，在肠道中体积容易膨胀，是肠道中的“充盈物质”，可加强肠道的蠕动，从而利膈宽肠通便。

◆增强免疫力。胡萝卜素进入体内可转变成维生素A，有助于增强机体的免疫功能。胡萝卜中的木质素也能提高机体免疫力。

饮食宜忌

◆胡萝卜不宜生吃，因为胡萝卜中的胡萝卜素是维生素A的前体，它在体内会转变为维生素A，但它不溶于水。生吃胡萝卜不利于胡萝卜素的吸收，其吸收率只有10%~15%。如果用油炒或煮后再食用，其消化吸收率可上升至30%~40%。

◆吃胡萝卜不要去皮，因为皮中含有丰富的营养，洗胡萝卜时轻轻擦拭即可。

四季宜忌

胡萝卜中有一种β-胡萝卜素，可加

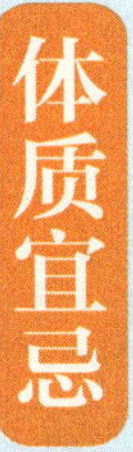

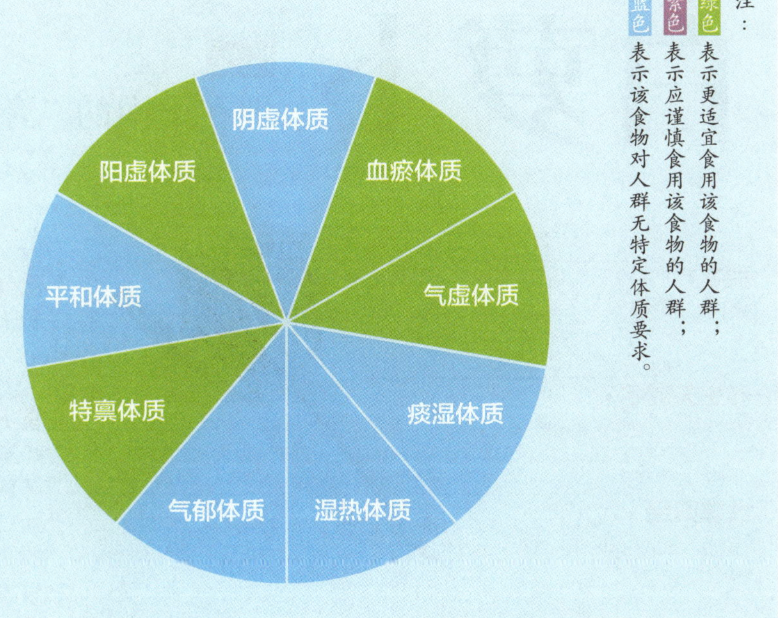

速体内毒素排出，并对人体有滋补作用，与人参的功效相似，所以有“小人参”的美誉，适宜秋季、冬季进补食用。

搭配宜忌

☑ 胡萝卜＋羊肉

胡萝卜与羊肉搭配同食，可为人体提供丰富的营养，既能补血益气，又能固肾壮阳，对身体虚弱、阳气不足、阳痿及性冷淡患者的辅助食疗效果显著。

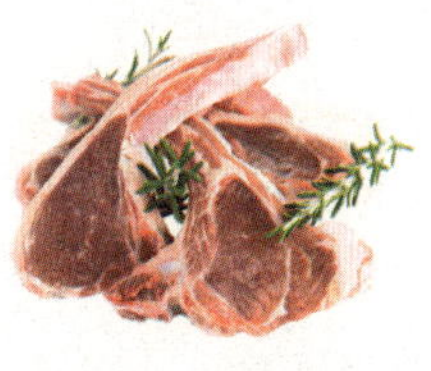

☑ 胡萝卜＋猪肝

胡萝卜与猪肝搭配食用，不仅能补血养血，而且能养肝明目，对由于维生素A缺乏导致的夜盲症有较好的辅助食疗作用。

☒ 胡萝卜＋山楂

胡萝卜与山楂同食，胡萝卜中所含的维生素C分解酶会加速山楂中维生素C的氧化，降低营养价值。

☒ 胡萝卜＋醋

胡萝卜含有大量β－胡萝卜素，能在体内转化为有利于人体的维生素A，而醋会破坏胡萝卜中的胡萝卜素，不利于人体健康。

挑选·储藏

◆选购时，宜选形状坚实、呈现浓橙色、表面光滑的胡萝卜。

◆先把胡萝卜残留的绿茎、叶除净，然后用纸巾包裹，再放进冰箱冷藏，可保存约1个月。但不可将胡萝卜和苹果存放在一起，否则苹果散发出的乙烯会使其变味。

白萝卜

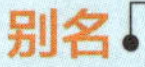
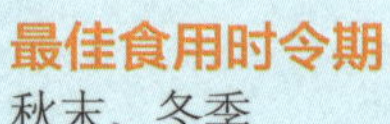

性凉

埋在土中的“清热健胃药”

别名

莱菔、罗服

养生关键字

散气补中，生津止渴

性味归经

味甘，性凉。归脾、胃、肺经。

最佳食用时令期

秋末、冬季

营养成分

热量	23千卡
膳食纤维	1克
蛋白质	0.9克
脂肪	0.1克
碳水化合物	5克

古籍记载

中医理论认为该品味辛甘，性凉，入肺胃经，为食疗佳品，可以治疗或辅助治疗多种疾病，《本草纲目》称之为“蔬中最有利者”。

“药性”解密

◆清热化痰，生津止渴。白萝卜中含有的芥子油可帮助消化，减少人体内热，具有清热化痰的作用。白萝卜还可以增加口腔中唾液的分泌量，有生津止渴的作用。

◆嫩肤抗衰。白萝卜中含有丰富的维生素A、维生素C等多种维生素，其有助于防止皮肤老化，保持皮肤白嫩。

饮食宜忌

◆白萝卜不宜剥皮食用。白萝卜所含的钙90%集中在皮内，如果去皮食用，会降低其营养价值。

◆白萝卜的根部、叶都可以吃，通常叶可以作为炒菜、煮汤的材料，日本人还将晒干的白萝卜叶当泡澡的材料，在一缸热水中放入干白萝卜叶，可以缓解神经痛等症状。

四季宜忌

俗话说：“冬吃萝卜夏吃姜，不请医生开药方。”中医认为，白萝卜有下气补中、利胸膈等功效。现代研究表明，白萝卜中的芥子油和纤维素可促进胃肠蠕动，有助于体内废物的排出，适合秋冬季节食用。

搭配宜忌

白萝卜＋鸡肉

鸡肉有温中益气、补精填髓、益

体质宜忌

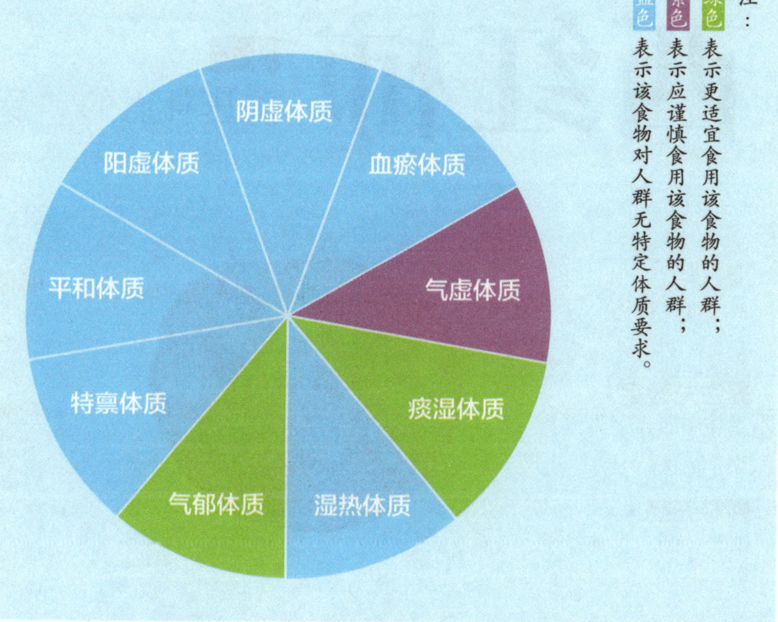

注：
绿色 表示更适宜食用该食物的人群；
紫色 表示应谨慎食用该食物的人群；
蓝色 表示该食物对人群无特定体质要求。

五脏、补虚损之功效；白萝卜味辛甘、性凉，可缓解食积胀满、痰嗽失音、吐血、消渴、痢疾等症。二者同食有利于营养物质的消化吸收。

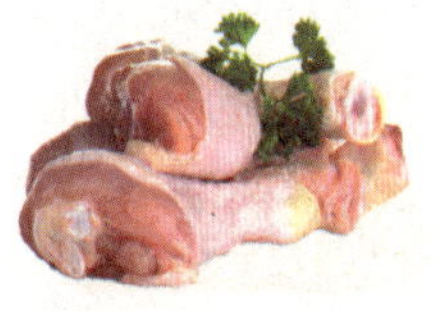

☑ 白萝卜＋羊肉

白萝卜和羊肉营养都非常丰富，若二者搭配食用，不仅有助于减少心脑血管疾病的发生，还可以助阳补精、顺气消食，尤其适用于肾虚体弱者。

☒ 白萝卜＋梨

人体在摄入白萝卜后会产生硫氰酸盐，并代谢成抗甲状腺物质。若同时食用梨，梨中的类黄酮在肠道被分解，转化成羟苯甲酸及阿魏酸，会加强硫氰酸盐抑制甲状腺的作用，从而诱发甲状腺肿大。

☒ 白萝卜＋柑橘

白萝卜被人体摄入后会生成一种抗甲状腺物质。而柑橘被人体吸收分解后，也可转化为抑制甲状腺的物质。故二者若经常同食，容易诱发或导致甲状腺肿大。

同源延伸

心里美萝卜

心里美萝卜能诱导人体自身产生干扰素，增加机体免疫力。此外，心里美萝卜所含热量少、膳食纤维多，吃后易产生饱胀感，是减肥减脂的佳品。

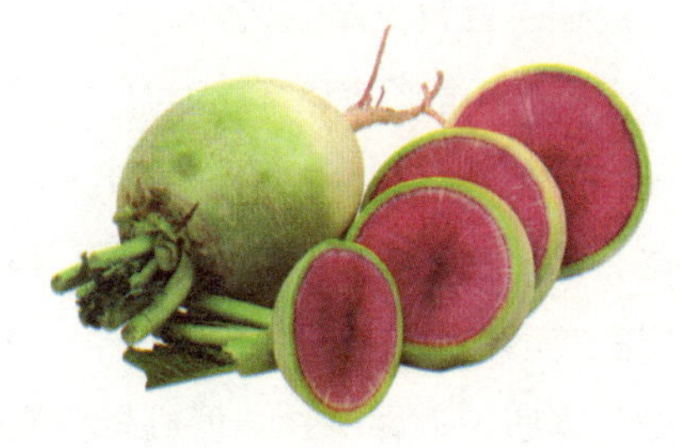

西红柿

性凉

降压补血的“爱情果”

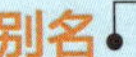

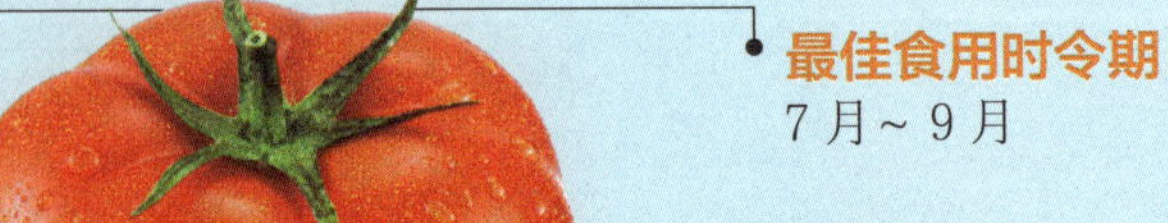

别名

番茄、洋柿子

养生关键字

润肺生津，健胃消食

性味归经

味甘、酸，性凉。归胃、肝经。

最佳食用时令期

7月～9月

营养成分

热量	20千卡
膳食纤维	0.5克
蛋白质	0.9克
脂肪	0.2克
碳水化合物	4克

古籍记载

“生津止渴，健胃消食。”——《本草纲目》

“药性”解密

◆帮助消化，润肠通便。西红柿富含苹果酸、柠檬酸等有机酸，能促进胃液分泌，增加胃酸浓度，有帮助消化、润肠通便的作用。

◆延缓衰老。西红柿所含的谷胱甘肽可减少体内有毒物质，对恢复机体正常功能、延缓衰老有很好的功效。

◆美容抗皱。西红柿含有的番茄红素具有独特的抗氧化作用，可减少体内的自由基，防止自由基对皮肤的破坏，具有一定的美容抗皱的效果。

◆降脂降压，利尿排钠。西红柿含有钾及碱性无机盐，能促进血液中钠盐的排出，有降压、利尿、消肿的作用。

饮食宜忌

◆忌餐前吃西红柿。餐前吃西红柿，容易使胃酸增多，导致食用者产生胃灼热、腹痛等不适症状。而餐后吃西红柿，由于胃酸已经与食物混合，胃内酸度会降低，能避免出现这些症状。

◆番茄红素遇光、热和氧气容易分解，失去保健作用。因此，烹调西红柿时应避免长时间高温加热。

◆如果只是为了补充维生素C或盛夏清暑解热，那么把西红柿当成水果生吃为佳。但西红柿性凉，对于脾胃虚寒及经期女性来说，不宜生吃。

四季宜忌

西红柿具有生津止渴、健胃消食、

体质宜忌

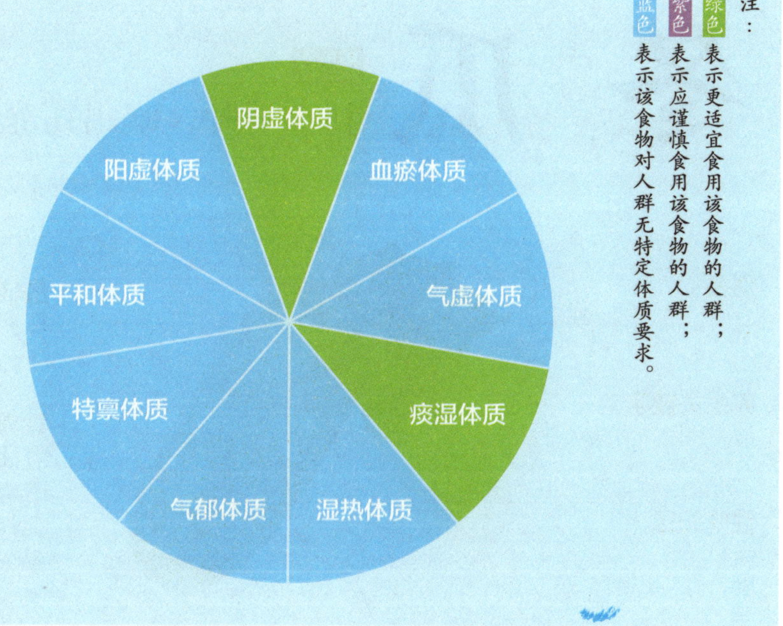

清热解毒、补血养血、降脂降压的作用。对于肝脏功能不是很好的人来说，由于经常会出现食欲缺乏、挑食、厌食等症状，这时，多吃西红柿便可增进食欲、改善缺乏食欲的症状。

搭配宜忌

☑ 西红柿 + 菜花

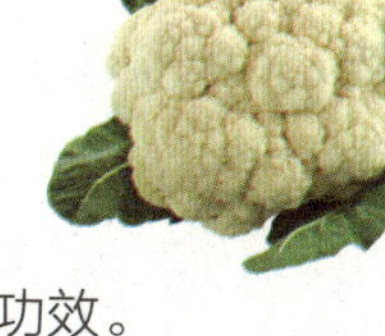

二者均有清理体内血液代谢产物的作用，同食可以增强预防血管疾病的功效。

☑ 西红柿 + 鸡蛋

二者同食，可健美、抗衰老，并有助于营养物质的吸收。

☒ 西红柿 + 虾

西红柿中含有丰富的维生素C，而维生素C容易与虾体内的砷化合物发生反应，从而改变砷的状态，引发中毒症状，故二者不宜一起食用。

☒ 西红柿 + 蟹

蟹性寒，容易伤及肠胃，与西红柿同食易引起腹泻，所以二者不宜同食。如果因此而导致腹泻，可以尝试用藕节止泻，效果比较显著。

挑选 · 储藏

西红柿易被碰坏，应装进保鲜袋中放入冰箱内保存。

同源延伸

圣女果

圣女果并不是转基因西红柿，反而它才是最原始的西红柿品种，甚至可以说是没有完全驯化的品种。圣女果，性甘、酸、微寒，归肝、胃、肺经；具有生津止渴、健胃消食、清热解毒、凉血平肝、补血养血和增进食欲的功效。

冬瓜

性凉

利水消肿，吃出窈窕身材

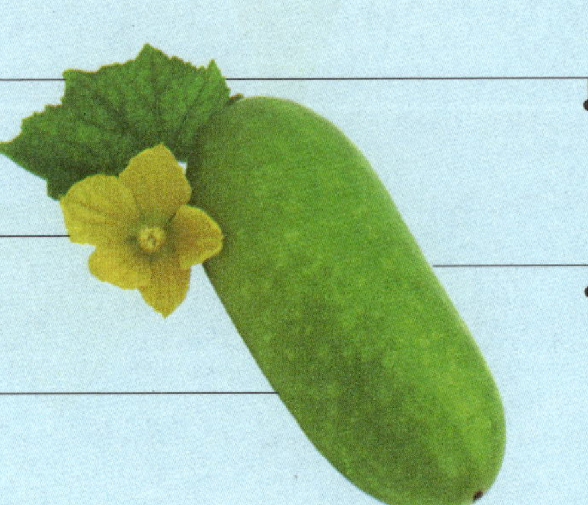

别名

白瓜、白冬瓜、枕瓜

养生关键字

消肿利尿，清热瘦身

性味归经

味甘、淡，性凉。归肺、胃、膀胱经。

最佳食用时令期

冬季、春季

营养成分

热量	12 千卡
膳食纤维	0.7 克
蛋白质	0.4 克
脂肪	0.2 克
碳水化合物	2.6 克

古籍记载

“消渴不止：冬瓜一枚削皮，埋湿地中，一月取出，破开取清水日饮之。或烧熟绞汁饮之。”——《圣济总录》

“小儿病，寒热如疳：用冬瓜、萹各四两，水二升，煎汤浴之。”——《千金方》

“药性”解密

◆预防肥胖。冬瓜中所含的丙醇二酸能抑制糖类转化为脂肪，加之冬瓜脂肪含量低、热量不高，对预防人体发胖具有重要意义，多食有助于体形健美。

◆冬瓜中富含鸟氨酸、γ－氨基丁酸、天冬氨酸、谷氨酸和精氨酸，这些物质是冬瓜利尿消肿的基础物质。

◆冬瓜含有多种维生素和微量元素，对防止老年性黄斑变性等眼病有一定帮助。

◆冬瓜富含钾，含钠低，对慢性肾炎水肿、营养不良性水肿、孕妇水肿有很好的改善作用。

◆冬瓜性凉，脾胃气虚、腹泻、胃寒者不宜食用；经期女性也不宜食用。

饮食宜忌

◆冬瓜既可以素炒食用，也可以用于煲汤，口味以清淡爽口为宜。

◆不宜多食、偏食。多食、偏食冬瓜后易耗伤阳气；服用滋补药品时也要忌食冬瓜。

四季宜忌

冬、春季节要防湿邪，水湿在体内聚集，容易导致尿少水肿。而冬瓜可以利尿消肿、清热祛湿，且冬瓜含钾高、含钠低，对多种水肿有一定疗效。

体质宜忌

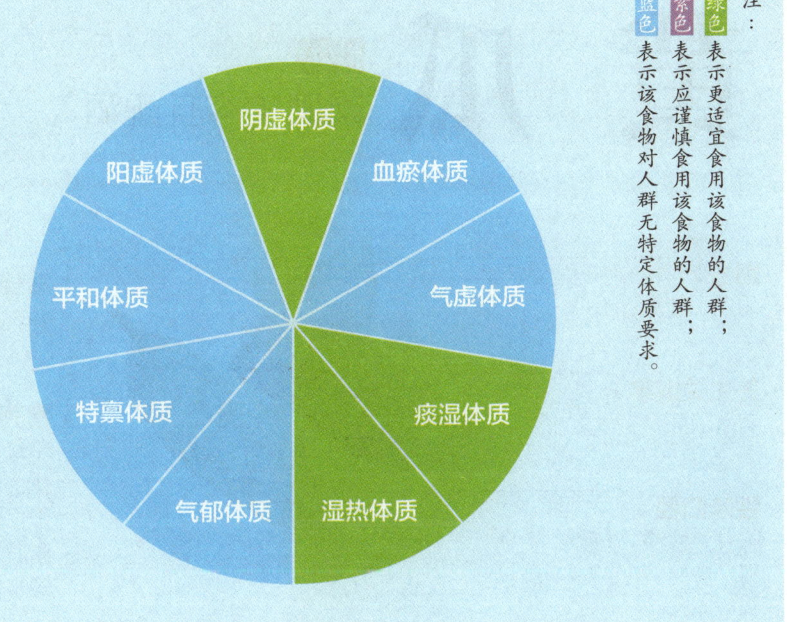

搭配宜忌

☑ 冬瓜＋香菇

冬瓜若与香菇搭配同食，不仅能利尿消肿、清热解毒，还可补脾益气、养胃强身，从而增强人体机能，并改善人体体质。

☑ 冬瓜＋海带

冬瓜与海带二者搭配同食，既能延年益寿、减肥美容，又可祛脂降压、清热利尿，适用于高血压、冠心病、糖尿病、高脂血症、水肿以及肥胖症等患者。

☒ 冬瓜＋鲫鱼

鲫鱼，性温味甘，可和胃补虚、消肿解毒、利水通乳，但若与冬瓜同食可能会使身体脱水，因为冬瓜也有利水的功效。

☒ 冬瓜＋红豆

红豆含有蛋白质、维生素B_1、维生素B_2、烟酸、钙、铁等营养成分，有消脂减肥的功效，冬瓜性凉利水。二者同食会使尿量增多，食用过多甚至可能会出现脱水现象。

挑选·储藏

在选购时，宜选择皮薄细嫩、外形完整、表皮有一层粉末的冬瓜。

同源延伸

节瓜

节瓜又名毛瓜、北瓜，属葫芦科一年生攀援草本植物，是冬瓜的一个变种。它具有清热、解暑、解毒、利尿、消肿等功效，是炎热夏季的理想蔬菜。此外，它还对肾脏病、水肿病、糖尿病等疾病有一定的辅助治疗效果。因此，节瓜在人们的日常生活中，无论是炒食，还是煲汤，都很受欢迎。

黄 瓜

性凉

减肥美容且醒酒

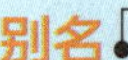

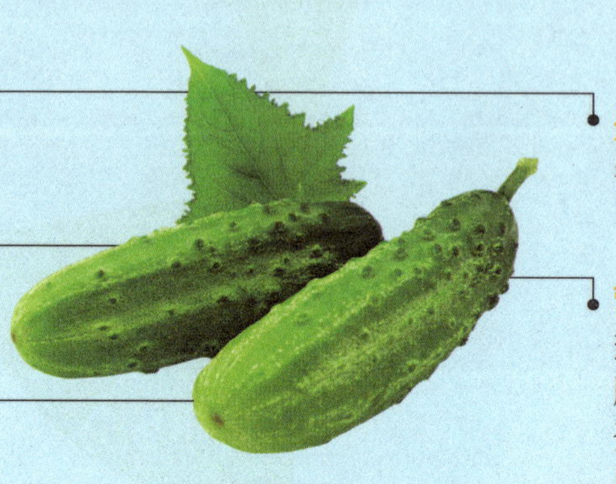

别名

胡瓜、刺瓜、王瓜

养生关键字

利水消肿，生津止咳

性味归经

味甘，性凉。归肺、胃、脾经。

最佳食用时令期

春末夏初

营养成分

营养成分	含量
热量	16 千卡
膳食纤维	0.5 克
蛋白质	0.8 克
脂肪	0.2 克
碳水化合物	2.9 克

古籍记载

“除胸中热，解烦渴，利水道。”——《日用本草》

“药性”解密

- 黄瓜具有清热解毒、利水消肿、生津止渴的功效，还可起到延年益寿、抗衰老的作用。
- 黄瓜中的黄瓜酶有较强的生物活性，有助于润肤除皱。
- 黄瓜含有的葫芦素C具有提高人体免疫力的功效。
- 黄瓜中所含的葡萄糖苷、果糖等不参与通常的糖代谢，故患糖尿病的女性可以食用黄瓜来代替淀粉类食物，对降低血糖有一定效果。

饮食宜忌

- 不宜多食黄瓜腌制品。黄瓜腌制品中含盐量高，且含一定量的亚硝酸盐，对高血压、心衰患者不利。
- 体质虚弱，易腹痛、腹泻及处于经期的女性应少吃，因为黄瓜性凉，吃得过多容易加重不适感。

四季宜忌

黄瓜具有清热解毒、利水消肿、生津止渴的功效。春末夏初人们室外活动量大，全身阳气易生发外越，特别是阴虚患者，易出现口干舌燥、鼻干目涩、眼睛肿痛等症状。这时就可以多食用滋阴的寒凉性食物，如黄瓜以润肝明目。另外，黄瓜中含有的丙氨酸、精氨酸等氨基酸对肝病患者的康复很有益处。

体质宜忌

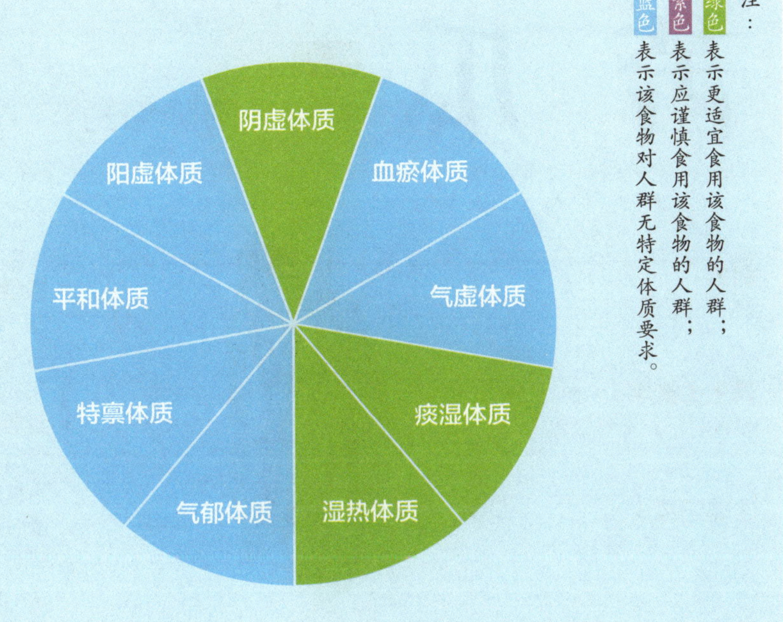

搭配宜忌

☑ 黄瓜＋豆腐

黄瓜与豆腐均含有丰富的营养，两种食物搭配食用，既可清热解毒、消肿利尿，又可止泻镇痛，适用于高血压、肥胖症、水肿、咽喉肿痛、烦渴燥热者。

☑ 黄瓜＋虾

虾营养丰富，二者搭配食用，可清热、利尿，还具有补肾功效，对消渴烦热、咽喉肿痛、腰膝酸痛等病症有一定的缓解作用。

☒ 黄瓜＋西红柿

西红柿富含维生素C，易被黄瓜中含有的维生素C分解酶所破坏。故二者同食会降低营养价值，不利于身体健康。

☒ 黄瓜＋花生

黄瓜性凉，花生多油脂。一般来讲，如果凉性食物与油脂相遇，就会增加该食物的滑利之性，抑制消化系统功能正常发挥，从而可能会导致腹泻发生，所以黄瓜与花生不宜同食。

挑选·储藏

◆选购黄瓜时，宜选嫩的、硬的，最好是带花的（花冠残存于脐部）。

◆将黄瓜放入保鲜袋中，再放入冰箱的冷藏室保存，但温度不能太低。

同源延伸

荷兰小黄瓜

荷兰小黄瓜含有胡萝卜素、抗坏血酸、维生素B_1、维生素B_2及其他对人体有益的有机盐营养成分。小黄瓜的丙醇和乙醇含量居瓜菜类的首位，主要作用是抑制糖类转变为脂肪，所以有减肥消脂的作用。

苦瓜

性寒

餐桌上的降糖药

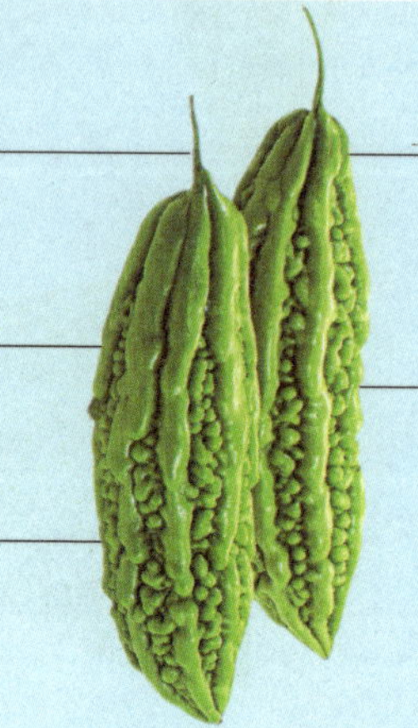

别名

癞瓜、凉瓜

养生关键字

解毒明目，补气益精

性味归经

味苦，性寒。归胃、心、肝经。

最佳食用时令期

春季、夏季

营养成分

热量	22 千卡
膳食纤维	1.4 克
蛋白质	1 克
脂肪	0.1 克
碳水化合物	4.9 克

古籍记载

“除邪热，解劳乏，清心明目。”——《本草纲目》

“药性”解密

◆苦瓜具有清热降火、解毒明目、补气益精、止渴消暑、中和乳酸的功效，并有助于人体维持血液的酸碱平衡。

◆苦瓜含有苦瓜苷和类似胰岛素的物质，具有良好的降血糖作用。

◆苦瓜中的维生素C含量很高，具有预防维生素C缺乏症、保护细胞膜、预防动脉粥样硬化、提高机体应激能力、保护心脏等作用。

◆苦瓜中的苦瓜苷和苦味素能增进食欲、健脾开胃。

饮食宜忌

◆不宜一次吃得过多；孕妇不宜吃苦瓜，苦瓜含奎宁，会刺激子宫收缩，易引起流产；苦瓜性凉，脾胃虚寒者不宜食用。

◆苦瓜表面呈凹凸状，特别容易残留农药，烹调前要清洗干净，可先泡水再清洗。

◆苦瓜烹调时忌过久加热，以免营养流失。

◆苦瓜有青、白两种，青色的味道较苦，适合凉拌或做蔬菜沙拉；白色的苦味较淡，适合小炒或者煮汤。

四季宜忌

苦瓜生则性寒，熟则性温，熟食可以养血滋肝、润脾补肾、解劳乏、除邪热、益气壮阳、清心明目。同时，苦瓜

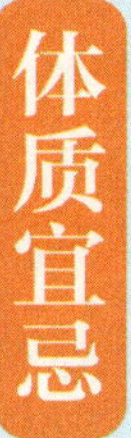

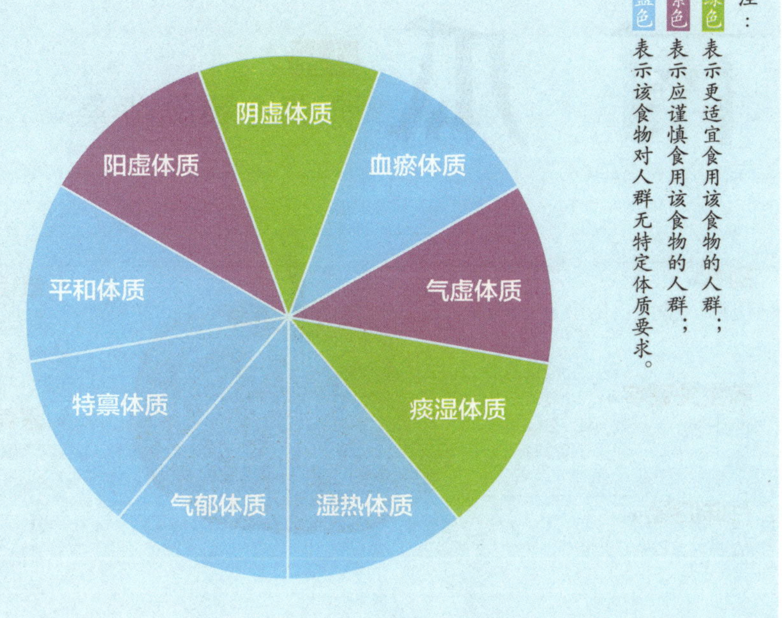

富含膳食纤维和维生素C，有助于通便和增强人体免疫力，进而预防春季上火而致的便秘和流行性感冒等病症。

搭配宜忌

鸡蛋＋苦瓜

鸡蛋营养丰富，与苦瓜同时食用可以给人体提供全面的营养。可见，苦瓜、鸡蛋是很好的饮食搭配组合。

苦瓜＋鹌鹑蛋

苦瓜被称为“植物胰岛素”，能够促进糖类物质的代谢；而中医认为，鹌鹑蛋有强身健脑、降脂降压、丰肌泽肤等功效。二者搭配食用，特别适合糖尿病患者。

苦瓜＋动物肝脏

苦瓜含有丰富的维生素C，若与动物肝脏一起食用，维生素C易被动物肝脏中的铜、铁等离子破坏而丧失效用。

苦瓜＋豆腐

苦瓜含有较多的草酸，易与豆腐中的钙结合形成草酸钙，不仅会降低营养价值，还易患结石症，不利于人体健康。

挑选·储藏

- 苦瓜以表面颗粒大者为佳，颗粒越大，表示瓜肉越厚，反之则越薄。
- 苦瓜不耐久存，在常温下的通风处一般只可存放1～2天。

同源延伸

小苦瓜

小苦瓜呈橘红色，味甜，略酸。茎有柔毛，卷须不分裂。果实呈椭圆形，长度小于15cm，两端渐细，有不整齐的瘤状突起。幼果淡绿色，成熟时桔红色，顶部三瓣裂。它除了具有观赏价值，其他价值与原变种苦瓜相同。

南 瓜

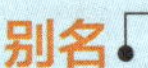

性温

亦菜亦粮的蔬菜

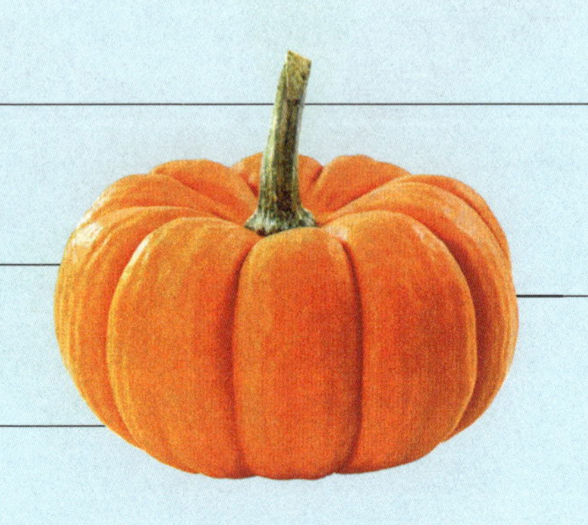

别名

倭瓜、番瓜、麦瓜

养生关键字

补中益气，利尿通便

性味归经

味甘，性温。归脾、胃经。

最佳食用时令期

7 月 ~ 9 月

营养成分

热量	23 千卡
膳食纤维	0.8 克
蛋白质	0.7 克
脂肪	0.1 克
碳水化合物	5.3 克

古籍记载

“甘温，无毒，补中益气。”“多食发脚气，黄疸。”——《本草纲目》

“药性”解密

◆南瓜具有补中益气、解毒杀虫的功效。

◆南瓜中含有丰富的锌，锌能参与人体内核酸、蛋白质的合成，是肾上腺皮质激素的固有成分和促进人体生长发育的重要物质。

◆南瓜所含的甘露醇有利尿通便的作用，能促使体内的毒素随尿液、粪便排出体外。

◆保护胃黏膜。南瓜含有的果胶具有吸附性，能保护胃肠道黏膜免受刺激，对促进胆汁分泌、加强肠胃蠕动、帮助消化也有一定作用。

◆降低血糖。南瓜含有丰富的钴，钴能促进新陈代谢和加强造血功能，并参与人体内维生素B_{12}的合成，是人体胰岛细胞所必需的微量元素，对缓解糖尿病症状、降低血糖有特殊的疗效。

饮食宜忌

◆如发现南瓜表皮有溃烂或切开后有酒精味，则不可食用。也不宜切碎弃汁做馅用，否则会损失大量水溶性维生素，降低其营养价值。

◆煮南瓜时，因外皮含有大量营养，不宜削皮，这样做同时还可避免煮得过烂，影响口感。

◆煮南瓜前，如局部表皮有溃烂或切开后有酒精味，则应处理掉，而后再进行烹调。

体质宜忌

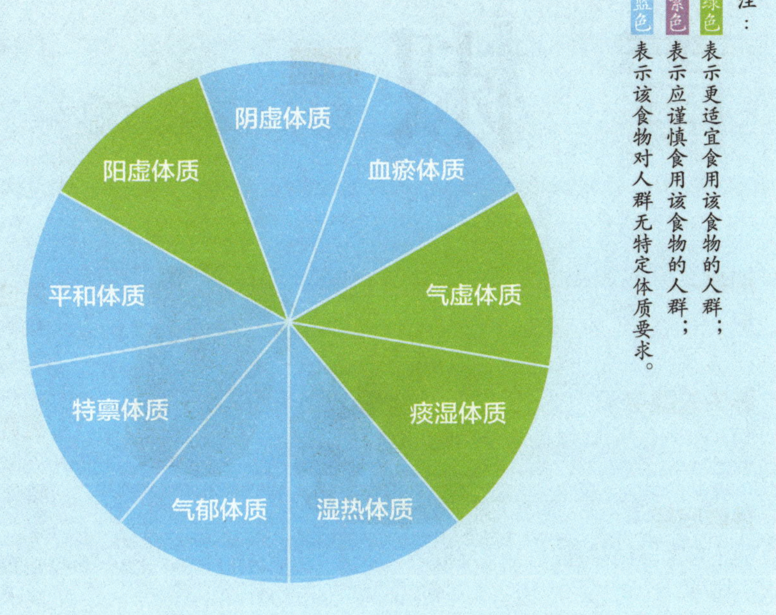

四季宜忌

《滇南本草》记载：“南瓜性温、味甘，入脾、胃二经，能润肺益气、化痰排脓、驱虫解毒。”同时，南瓜内含有维生素和果胶，果胶有很好的吸附性，能黏结和减少体内细菌毒素和其他有害物质，从而起到解毒作用，对于秋燥引起的季节性便秘有很好的改善作用。

搭配宜忌

☑ 南瓜＋芦荟

南瓜如果与芦荟搭配食用，可为人体提供丰富的营养，还能美白、抗衰老、减肥，有效地促进身体健康。

☑ 南瓜＋莲子

南瓜如果与莲子搭配同食，可增强人体机能，对糖尿病、冠心病、高血压、高脂血症、肥胖症及便秘患者均有一定辅助食疗功效。

☒ 南瓜＋红薯

南瓜和红薯均属于易滞气食物，如果不煮熟便食用，会引起腹胀。若二者同食，这种不良作用相互助长，会引起肠胃气胀、腹痛、吐酸水等不适症状。

☒ 南瓜＋带鱼

带鱼富含优质蛋白质、不饱和脂肪酸和丰富的DHA（二十二碳六烯酸）和维生素A、维生素D，是很好的补虚、养肝及促进乳汁生成的食物，但与南瓜同食对身体不利。

同源延伸

奶油南瓜

奶油南瓜，葫芦科南瓜属一年生蔓性植物，品质甜面，口感好，观赏期长，是既可观赏又能食用的南瓜品种。

青椒

性温

碧绿青翠散寒湿

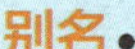

别名

柿子椒、甜椒

养生关键字

散寒除湿，防止便秘

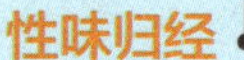

性味归经

味辛，性温。归胃、大肠经

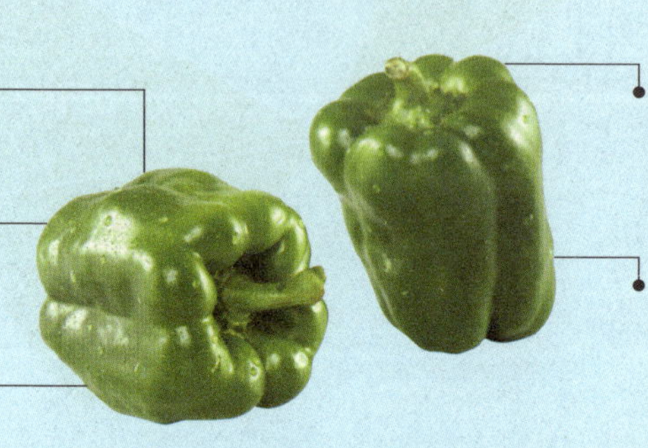

最佳食用时令期

春季、夏季

营养成分

营养成分	含量
热量	27 千卡
膳食纤维	2.1 克
蛋白质	1.4 克
脂肪	0.3 克
碳水化合物	5.8 克

“药性”解密

◆刺激食欲，预防便秘。青椒特有的清香味道和所含的辣椒素有刺激唾液分泌的作用，不仅能增进食欲，还能帮助消化，促进肠蠕动，防止便秘。

◆青椒富含维生素A和维生素C，可以保护眼睛、美化皮肤、预防感冒、增强机体抵抗力。

饮食宜忌

◆炒青椒时宜大火猛炒，以减少营养成分的流失，也可保持其原有的色香味。

◆青椒不宜一次吃得过多，因为青椒有一定的刺激性，多吃对胃肠道刺激会过强，进而引起腹痛及其他不适。尤其是辣味重的青椒容易引发痔疮等炎症，故要少吃。

四季宜忌

青椒是维生素C含量非常高的蔬菜之一，维生素C的含量比茄子、西红柿都要高，而维生素C有助于缓解春困。这时多吃青椒，对恢复精力、缓解春困大有帮助。

同源延伸

尖椒

尖椒含有丰富的维生素C，有助于控制心脏病及冠状动脉硬化症状，降低胆固醇；含有较多抗氧化物质，可预防一些慢性疾病。

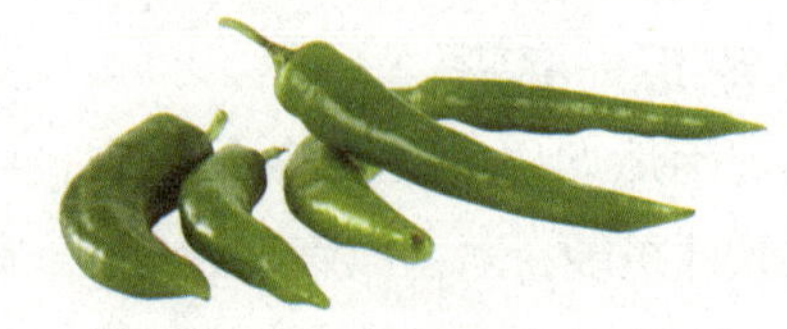

丝瓜

性凉

全能营养高手

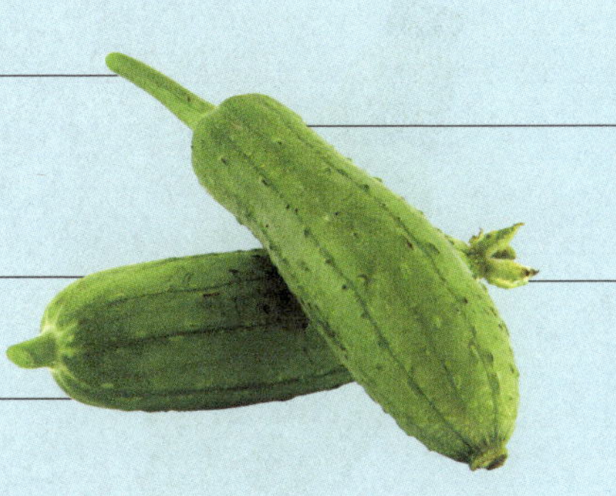

别名

天罗、绵瓜、布瓜、天络瓜

养生关键字

清热化痰，凉血解毒

性味归经

味甘，性凉。归肺、胃、肝经。

最佳食用时令期

6 月 ~ 8 月

营养成分

热量	21 千卡
膳食纤维	0.6 克
蛋白质	1 克
脂肪	0.2 克
碳水化合物	4.2 克

古籍记载

“祛风解毒，消肿化痰，祛痛杀虫，及治诸血病也。”——《本草纲目》

“治妇人白带，血淋膨胀积聚，一切筋骨疼痛。”——《采药书》

“治男妇一切恶疮，小儿痘疹余毒，并乳疽、疔疮。”——《医学入门》

“药性”解密

◆丝瓜具有清热化痰、凉血解毒、解暑除烦、通经活络的功效。

◆丝瓜中B族维生素含量较高，有利于小儿大脑发育及中老年人大脑健康。

◆预防维生素C缺乏症。丝瓜中维生素C含量较高，可用于预防维生素C缺乏症。

饮食宜忌

◆丝瓜宜现切现煮，避免营养随水分流失过多。

◆烹制丝瓜时应尽量注意保持口味清淡，油宜少用，可勾薄芡，用味精或胡椒粉提味，这样才能保留丝瓜香嫩爽口的特点。

◆丝瓜宜煮宜炒，但天气炎热之时煮汤更加鲜美，既能补充营养，又有清热解暑的功效。

四季宜忌

中医认为，丝瓜具有润肤、解毒、消炎等功效。现代营养学认为，丝瓜富含维生素C，有祛斑、预防青春痘、预防老年斑、延缓皮肤衰老等作用；丝瓜含有皂苷类物质，具有一定的强心作用。因此，夏季很适合吃丝瓜。

西葫芦

性寒

减肥清热降血糖

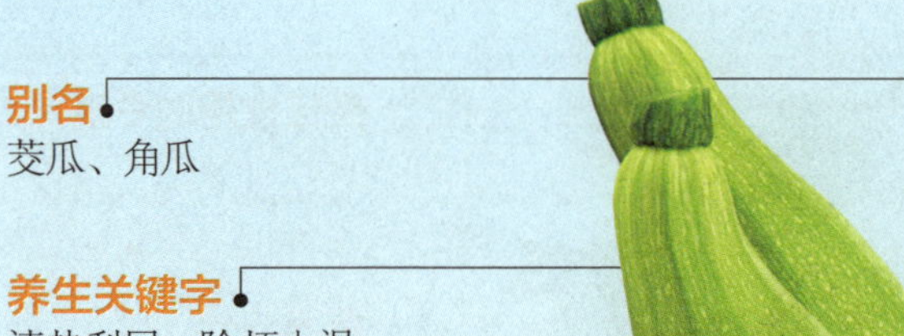

别名

茭瓜、角瓜

养生关键字

清热利尿，除烦止渴

性味归经

味甘，性寒。归脾、胃、肾经。

最佳食用时令期

夏季、秋季

营养成分

热量	19 千卡
膳食纤维	0.6 克
蛋白质	0.8 克
脂肪	0.2 克
碳水化合物	3.8 克

“药性”解密

◆减肥。西葫芦可调节人体代谢，具有减肥功效。此外，西葫芦还含有一种干扰素的诱生剂，可刺激机体产生干扰素，提高免疫力，发挥抗病毒作用。

◆西葫芦具有清热利尿、除烦止渴、润肺止咳、消肿散结的功效。

◆西葫芦所含的葫芦巴碱具有促进人体胰岛素分泌的作用，因此可改善糖尿病症状。

饮食宜忌

◆西葫芦不宜生吃，烹调时不宜煮得太烂，以免破坏营养成分。种子变硬的西葫芦不宜食用。

◆西葫芦性寒，故脾胃虚寒者忌多食。

◆西葫芦不宜与芦笋同食，二者同食会加重脾胃虚寒。

搭配宜忌

✔ 西葫芦 + 豆腐

西葫芦有提高人体免疫力的作用，与植物蛋白含量丰富的豆腐同食，可预防病毒性感冒。

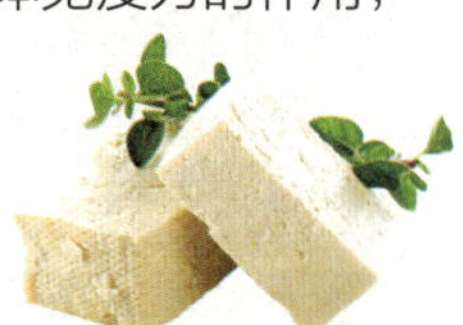

✔ 西葫芦 + 鸡蛋

西葫芦富含水分，有润泽肌肤的作用；鸡蛋富含丰富的蛋白质，二者搭配，能为人体提供丰富的营养。

✔ 西葫芦 + 韭菜

韭菜含有挥发油和大量纤维素，并含有多种矿物质和维生素。与西葫芦同食，具有清热解毒、利水消肿等功效。

挑选·储藏

◆选购时以色鲜质嫩，瓜体周正，表面光滑无疙瘩，不伤不烂，脆嫩者为佳。

◆西葫芦适宜在冰箱存放，完整的嫩西葫芦可保存3～7天；用保鲜膜包好可延长1～2天。

同源延伸

金瓜

金瓜为本属植物西葫芦的园艺变种，鲜嫩清香，松脆爽口，享有“植物海蜇”之美誉。金瓜不仅味美可口，而且营养丰富，除了含有人体所需要的多种维生素外，还含有易被人体吸收的磷、铁、钙等多种营养成分，又有补中益气、消炎止痛、解毒杀虫的作用，对老年人高血压、冠心病、肥胖症等，亦有一定的疗效。

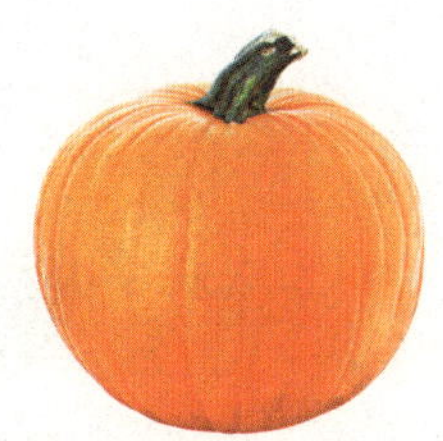

健康膳食

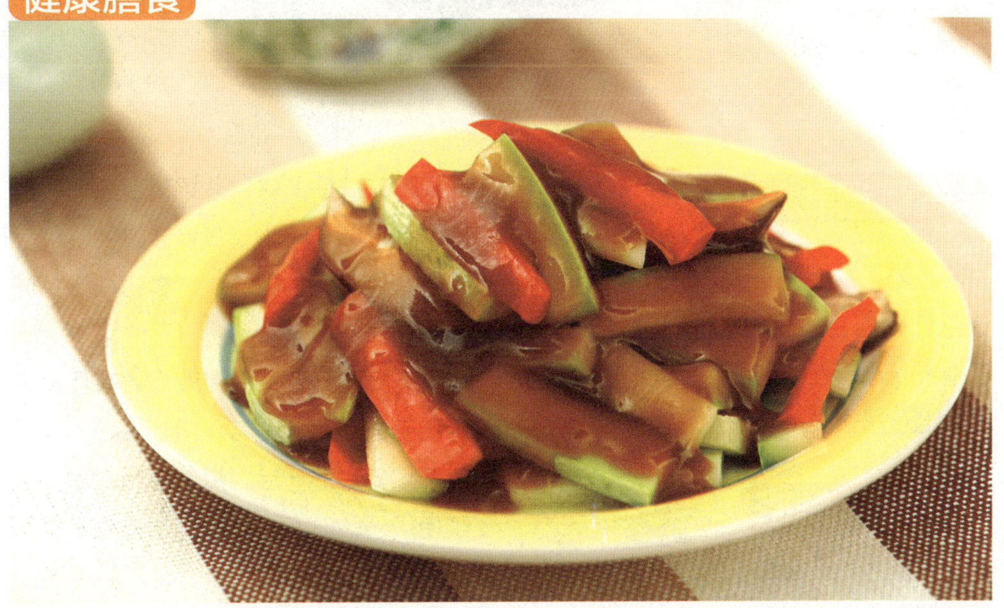

烧汁西葫芦

材料： 西葫芦300克，香菇、青椒条、红椒条、葱段、姜末、蒜蓉、番茄沙司、味精、白糖、盐、老抽各适量。

做法：

❶ 香菇洗净，切丝；西葫芦洗净，切斜条，加少许盐拌匀，腌渍片刻；取小碗，放入番茄沙司、白糖、盐、味精、老抽、蒜蓉和少许水搅拌均匀，制成烧汁。

❷ 油锅烧热，放入香菇丝煸炒，加葱段和姜末翻炒，下入西葫芦条炒熟，倒入青椒条、红椒条，淋上烧汁翻炒均匀即可。

菠 菜

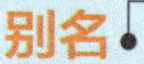

性凉

"红嘴绿鹦"好营养

别名

菠棱、赤根菜

养生关键字

滋阴补血，养肝明目

性味归经

味甘，性凉。归胃、肝、大肠经

最佳食用时令期

秋季、春季

营养成分

热量	28 千卡
膳食纤维	1.7 克
蛋白质	2.6 克
脂肪	0.3 克
碳水化合物	4.5 克

古籍记载

"通血脉，开胸膈，下气调中，止渴润燥。根尤良。"——《本草纲目》

"入血分。生血，活血，止血，祛瘀。"——《陆川本草》

"药性"解密

◆保护视力，促进生长发育。菠菜中所含的胡萝卜素可以在人体内转变成维生素A，其可以维护正常视力和上皮细胞的健康，提高机体预防传染病的能力，促进儿童生长发育。

◆抗衰老，预防阿尔茨海默病。菠菜中所含有的核酸可起到延缓皱纹产生和皮肤松弛的作用，并且有助于防止大脑的老化，对阿尔茨海默病的发生有一定预防作用。

◆预防缺铁性贫血。菠菜富含人体所需的造血原料——铁，其含量是西红柿、韭菜、苦瓜等的数倍，常食有助于预防缺铁性贫血。

◆清洁皮肤。菠菜的提取物具有促进细胞增殖的作用，美容作用非常好。女性以菠菜捣烂取汁后，每周洗脸数次，连续使用一段时间，可以清洁皮肤毛孔，有助于减少皱纹及色素、色斑，保持皮肤光洁。

饮食宜忌

◆吃菠菜前宜先汆烫。菠菜中含有草酸，会产生涩味并影响人体对钙、铁等元素的吸收。所以在烹调前最好先汆烫一下，但要注意控制时间，不要汆烫太久，以免造成营养流失。

◆菠菜不宜食用过多。菠菜性凉，且含

体质宜忌

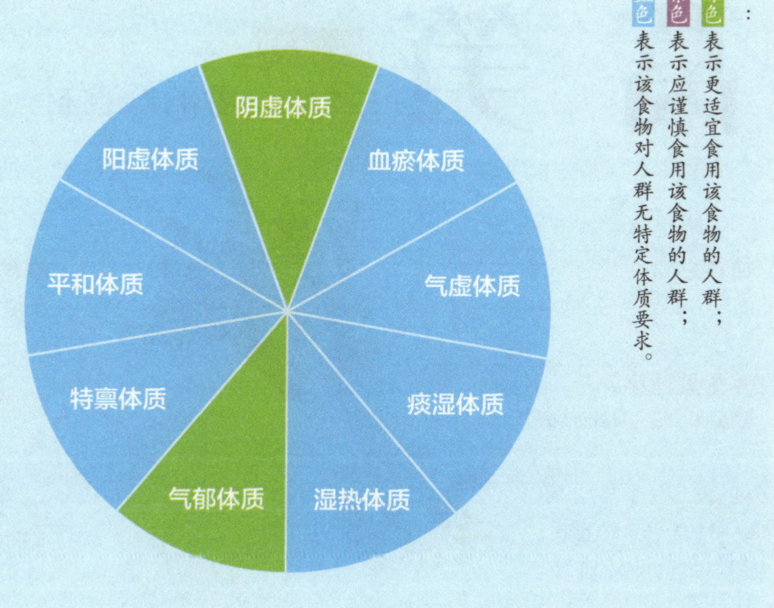

草酸较多，食用过多容易出现腹泻等不适症状，摄入的草酸过多还易引起结石。脾胃虚寒、结石患者尤其要慎食。

四季宜忌

菠菜味甘、涩，性凉，具有润燥滑肠、清热除烦、生津止渴、养血止血、养肝明目、降血压等功效。春季、秋季早晚较冷，风邪渐增，常见口舌干燥、嘴唇干裂等现象，而且在此时，人体血液循环系统处于旺盛状态，易发高血压和痔疮等疾病，故应适当多吃点菠菜，以清热滑肠。

搭配宜忌

☑ 菠菜＋鸡蛋

菠菜与鸡蛋搭配食用，可为人体提供丰富的营养，可帮助贫血、久病体虚、营养不良等患者增强体质。

☑ 菠菜＋猪血

菠菜与猪血搭配食用，不仅能养血止血，还能敛阴润燥。对于改善血虚肠燥、贫血及出血等疾病有一定功效。

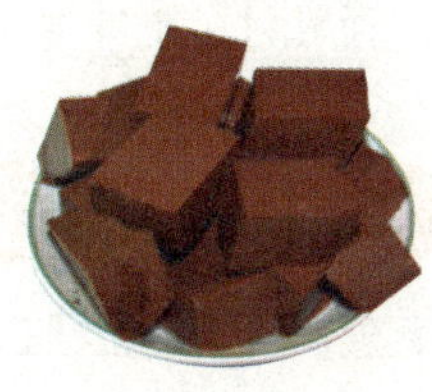

☒ 菠菜＋豆腐

菠菜中含有大量草酸，而豆腐因为是用卤水或石膏制成，所以含有大量的钙。当菠菜与豆腐一同搭配食用时，豆腐中的钙易与菠菜中的草酸结合生成草酸钙，形成不溶于水的结石。

☒ 菠菜＋黄瓜

菠菜中含有丰富的维生素C，若与黄瓜同食，极易破坏人体对维生素C的正常吸收，对人体健康不利。故二者不宜搭配食用，生活中要特别注意。

莴笋

性微寒

贫血患者的好食材

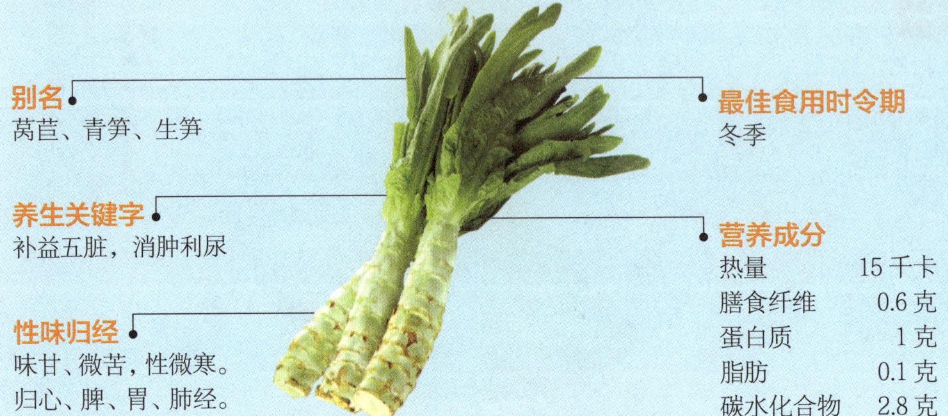

别名

莴苣、青笋、生笋

养生关键字

补益五脏，消肿利尿

性味归经

味甘、微苦，性微寒。归心、脾、胃、肺经。

最佳食用时令期

冬季

营养成分

热量	15 千卡
膳食纤维	0.6 克
蛋白质	1 克
脂肪	0.1 克
碳水化合物	2.8 克

古籍记载

“通乳汁，利小便。”——《本草纲目》

“药性”解密

◆莴笋具有利五脏、通经脉、清胃热、利尿的功效。

◆莴笋味道清新且略带苦味，可刺激消化酶分泌，增进食欲。

◆莴笋茎叶中含有的莴笋素，有促进胃液分泌，改善消化系统的功效，能增进食欲。

饮食宜忌

◆莴笋清爽脆嫩，盐宜少放些才好吃。

◆不宜用铜制器皿烹饪及存放莴笋。因为会使莴笋中的维生素C被破坏，使其营养价值降低。

四季宜忌

冬季适当地食用苦味食物，可补肾固精。莴笋中含有氨基酸、维生素、生物碱、微量元素等，具有抗菌消炎、提神醒脑、缓解疲劳等多种保健功效，适合冬季食用。

搭配宜忌

☑ 莴笋＋蒜薹

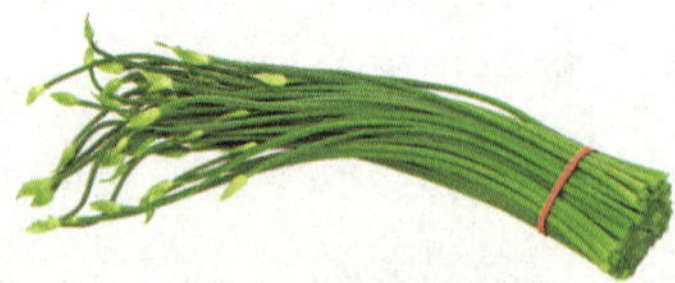

莴笋有利五脏、顺气血、通经脉、健筋骨、洁齿、明目、清热解毒等功效；蒜薹有解毒杀菌的作用。二者配炒可改善高血压症状。

☑ 莴笋＋沙拉酱

莴笋对儿童长牙、换牙和骨骼的发育均有促进作用，其嫩茎中的白色汁液

体质宜忌

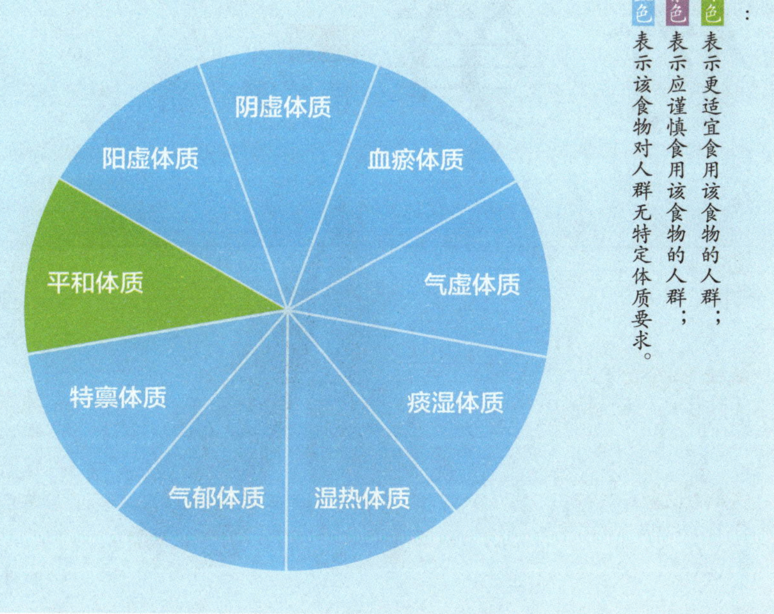

有催眠、通乳作用。用沙拉酱拌食，可减少营养流失。

☒ 莴笋 + 蜂蜜

蜂蜜性质寒凉，富含蜡质，具有润肠通便作用；莴笋也是性冷之物。二者同食，对肠胃有损害，易致腹泻。

☒ 莴笋 + 乳酪

莴笋性寒，乳酪为高脂食物。二者同食，易导致消化不良，易引起腹痛、腹泻等，所以二者不宜同食。

同源延伸

油麦菜

油麦菜是叶用莴苣的一个变种，含有大量维生素和钙、铁、蛋白质、脂肪等营养成分，是生食蔬菜中的上品，有“凤尾”之称。油麦菜具有降低胆固醇、辅助治疗神经衰弱、清燥润肺、化痰止咳等功效，是一种低热量、高营养的蔬菜。

健康膳食

干锅莴笋

材料： 白萝卜、去叶莴笋、胡萝卜各1根，蒜、香菜叶、盐、料酒、白糖、味精、干辣椒各适量。

做法：

1. 胡萝卜、白萝卜和去叶莴笋分别洗净后去皮，切菱形片；蒜去皮洗净，切末；干辣椒切段。
2. 油锅烧热，下入蒜末、干辣椒段炒香。
3. 再向锅中加入白萝卜片和胡萝卜片翻炒均匀。
4. 然后加入莴笋片稍炒，炒好后倒入干锅中，最后加盐、料酒、白糖、味精调均，撒上香菜叶，边加热边食用。

竹笋

性寒

素菜第一品

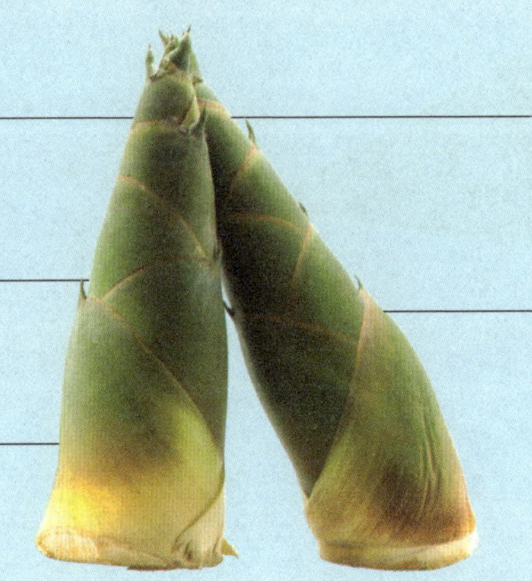

别名

竹萌、竹芽

养生关键字

清肺化痰，利膈爽胃

性味归经

味甘、微苦，性寒。
归肺、胃、大肠经。

最佳食用时令期

春季、秋季

营养成分

热量	23千卡
膳食纤维	1.8克
蛋白质	2.6克
脂肪	0.2克
碳水化合物	3.6克

古籍记载

“消渴、利水道、益气、化痰、消痰、爽胃。”——《本草纲目》

“药性”解密

◆增强食欲，促进消化。竹笋含有一种白色的含氮物质，形成了其独有的清香，具有开胃、促进消化、增强食欲的作用，可用于改善消化不良。

◆预防便秘。竹笋清脆爽口，含有蛋白质、多种氨基酸、维生素、丰富的膳食纤维以及钙、磷、铁等矿物质，能促进肠道蠕动，既有助于消化，又能预防便秘。

◆竹笋具有利水道、解酒毒、益气力、清肺化痰、利膈爽胃的功效。

饮食宜忌

◆靠近笋尖部的地方宜顺切，下部宜横切，这样烹制时不但易熟烂，而且更易入味，口感会非常好。

◆新鲜竹笋如果处理不当，容易使人接触到有毒物质氰化氢，会对健康造成损害。正确的处理方法应该是把竹笋切成薄片，放入淡盐水中煮8~10分钟后再烹饪。

四季宜忌

中医认为，竹笋具有清热化痰、宽胸利膈、益气和胃、治消渴、利水道、通便的功效。现代医学认为，竹笋高蛋白、低脂肪、低糖、低淀粉、多纤维，经常食用有利于身体健康，尤其适合春季、秋季食用。

体质宜忌

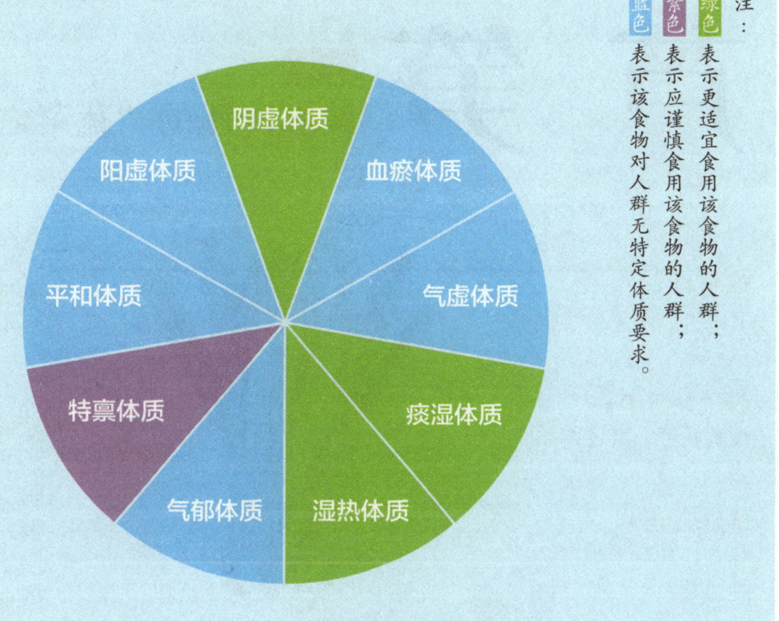

注：
绿色 表示更适宜食用该食物的人群；
紫色 表示应谨慎食用该食物的人群；
蓝色 表示该食物对人群无特定体质要求。

搭配宜忌

☑ 竹笋＋鸡肉

竹笋配鸡肉有利于暖胃、益气、补精、填髓，还具有低脂肪、低糖、高纤维的特点，适合体态较胖者食用。

☑ 竹笋＋猪肉

猪肉和竹笋均适合糖尿病患者食用，有助于降低血糖。故高血糖患者可以经常将猪肉和竹笋搭配食用。

☒ 竹笋＋红糖

竹笋中含有多种氨基酸，其中的赖氨酸与红糖在加热的过程中易形成赖氨酸糖基，这种物质对人体的伤害较大，故不可将二者搭配同食。

☒ 竹笋＋山楂

竹笋中含有大量的维生素C分解酶，易破坏山楂中的维生素C，降低营养价值，故二者不宜同食。

挑选·储藏

◆笋呈红枣核形、皮黄，肉呈淡白色、新鲜水嫩，无外伤者为佳品，宜选购。

◆鲜笋宜带壳存放，否则会失去清香味，肉质也比较容易变硬。

健康膳食

酸菜炒小笋

材料： 嫩竹笋250克，酸菜100克，红椒30克，葱适量，生抽2小匙，盐1小匙。

做法：

1. 嫩竹笋、酸菜洗净，切丁；葱洗净，切成葱花；红椒洗净，切片，备用。
2. 油锅烧热，放入酸菜、红椒炒匀。
3. 下入嫩竹笋、生抽、盐一起煸炒至熟。
4. 大火收汁，撒入葱花，起锅装盘即可。

芦笋

性寒

清肺降压的“蔬菜之王”

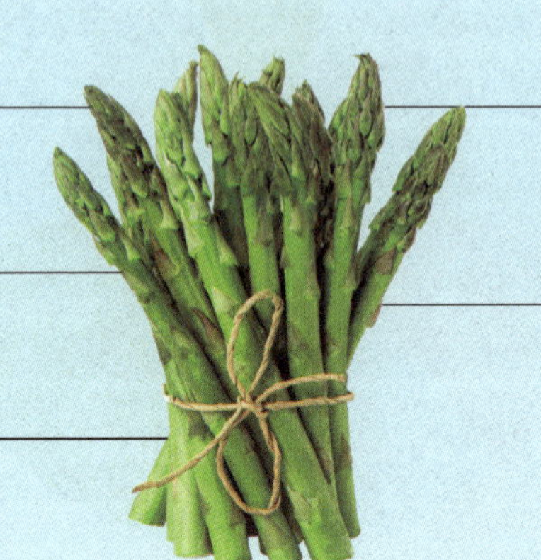

别名

文山竹、笋尖马

养生关键字

缓解疲劳，美容养颜

性味归经

味甘，性寒。归胃、肺经。

最佳食用时令期

4月、5月

营养成分

热量	22千卡
膳食纤维	1.9克
蛋白质	1.4克
脂肪	0.1克
碳水化合物	4.9克

“药性”解密

◆芦笋具有提升免疫力、缓解疲劳、美容养颜的功效，对水肿、膀胱炎、排尿困难等病症也有一定的缓解作用。

◆研究发现，芦笋中富含微量元素硒，可刺激机体免疫功能，促进抗体的形成，提高抗体抵抗力。

饮食宜忌

◆芦笋虽好，但不宜生吃，也不宜存放1周以上才吃。

◆芦笋可炒食、凉拌。烹调前，应在清水中浸泡30分钟左右，以除去苦味。

◆芦笋中含有叶酸，但很容易被破坏，所以如果想通过芦笋补充叶酸，应避免将其高温烹煮。

搭配宜忌

☑冬瓜+芦笋

冬瓜与芦笋的营养价值都很高，二者若搭配食用，不仅清凉爽口，还具有良好的“药性”，如清热利尿、解毒生津、降压降脂。

☑海参+芦笋

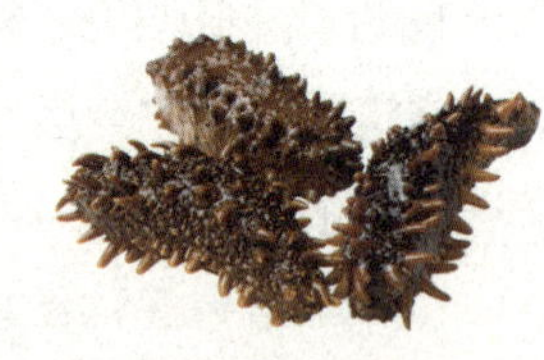

海参补肾益精，而芦笋也有一定的提升免疫力功效。二者搭配食用，可增强人体机能，促进人体健康，对一些疾病具有较好的辅助食疗效果。

☑黄芪+芦笋+猪肉

黄芪有很好的补气效果，与鲜芦笋、猪瘦肉搭配同食，可益气和中、除烦止呕，有利于身体健康。

圆白菜

性平

减肥佳蔬

别名

包心菜、卷心菜

养生关键字

健脾益胃，抗菌消炎

性味归经

味甘，性平。归脾、胃经。

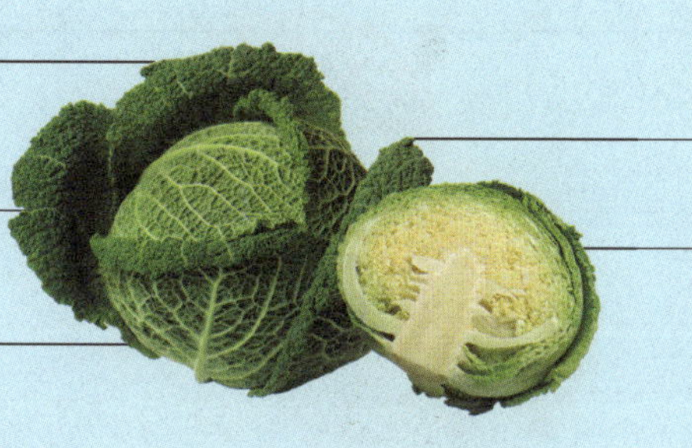

最佳食用时令期

夏季、秋季

营养成分

热量	24 千卡
膳食纤维	1 克
蛋白质	1.5 克
脂肪	0.2 克
碳水化合物	4.6 克

“药性”解密

◆圆白菜具有利五脏、壮筋骨、抑菌消炎的功效，能够促进结缔组织的形成。

◆圆白菜可降低胆固醇，预防心血管疾病，还能消食下气，对口干舌燥、口臭便秘等上火症状有一定的改善作用。

饮食宜忌

◆不宜烹炒过久。圆白菜过久烹炒会破坏多种维生素，使其营养价值降低。

◆由于圆白菜中的纤维含量十分丰富且粗糙，所以消化不佳、脾胃虚寒或腹泻的人应尽量少食。

四季宜忌

圆白菜有健脾养胃、行气止痛的功效，而且圆白菜中还含有一种“溃疡愈合因子”的物质，有加速溃疡愈合的作用，因此被誉为天然“胃菜”。夏季、秋季易发生消化系统疾病，常食圆白菜，对患有慢性消化系统疾病的患者尤为适宜。

搭配宜忌

☑圆白菜＋黑木耳

圆白菜与黑木耳搭配食用，可增强机体免疫力，不仅能补肾壮骨、填精健脑，还能健脾通络，可改善消化道溃疡、久病体虚、痿软乏力、耳鸣健忘等症。

☑圆白菜＋西红柿

圆白菜与西红柿同食，具有益气生津的功效，对于身体疲乏、不欲饮食等病症有一定的辅助食疗功效。

☒圆白菜＋动物肝脏

圆白菜含有丰富的维生素C，与动物肝脏一起食用，维生素C易被肝脏中的铁、铜等离子氧化，使营养成分流失。

洋葱

性温

抗寒杀菌的“菜中皇后”

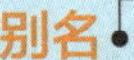

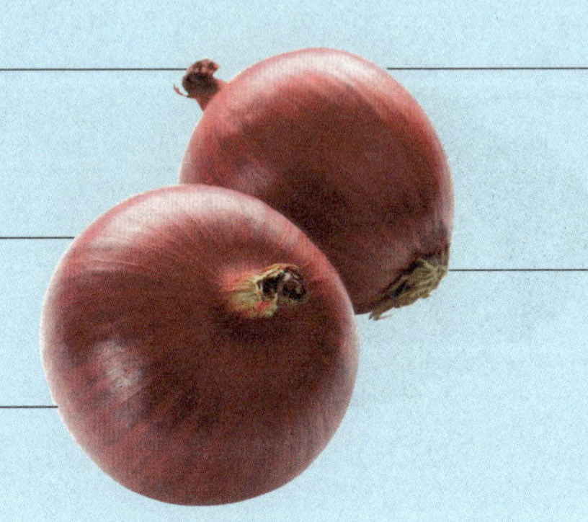

别名

葱头、玉葱、圆葱

养生关键字

抵抗病毒，增强免疫力

性味归经

味辛、甘，性温。归肺经。

最佳食用时令期

秋季、冬季

营养成分

热量	40千卡
膳食纤维	0.9克
蛋白质	1.1克
脂肪	0.2克
碳水化合物	9克

古籍记载

“润肠，理气和胃，健脾进食，发散风寒。”——《本草纲目》

“药性”解密

◆抗寒杀菌。洋葱具有发散风寒的作用，是因为洋葱鳞茎和叶子中含有一种被称为硫化丙烯的油脂性挥发物，具有辛辣味，这种物质能抗寒，抵御流感病毒侵袭，具有较强的杀菌作用。

◆降血压。洋葱中含有的前列腺素A，能扩张血管、降低血液黏度，起到降血压、减少外周血管阻力和增加冠状动脉的血流量、预防血栓形成的作用。

◆刺激食欲，帮助消化。洋葱含有葱蒜辣素，有浓郁的香气，可刺激胃酸分泌，促进胃肠蠕动，增进食欲，促进消化。

饮食宜忌

◆洋葱不能与蜂蜜同食，易损伤眼睛。

◆眼部疾病患者及眼部充血者、瘙痒性皮肤病患者、发热及热病患者忌食。

◆炒洋葱时不宜加热过久。洋葱中含有丰富的B族维生素和维生素C，它们不耐高温，加热过久会导致这些营养素流失，影响洋葱的营养价值。

◆不宜食用过多。洋葱味甘、微辛，性温，多食易生内火。

四季宜忌

洋葱含有在蔬菜中少见的前列腺素A。更加适合在秋季食用洋葱。

莲藕

性寒

老幼皆宜的御膳贡品

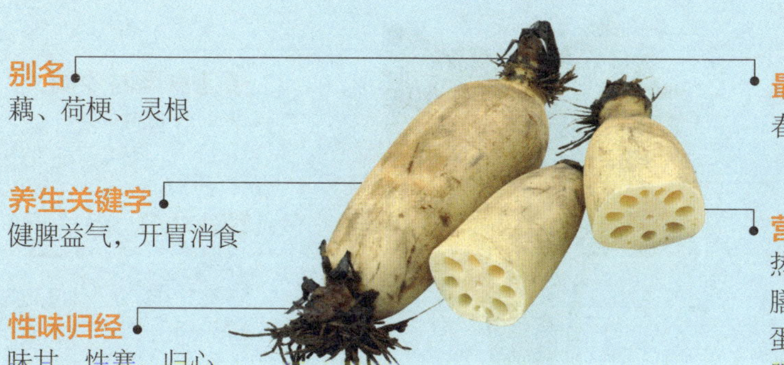

别名

藕、荷梗、灵根

养生关键字

健脾益气，开胃消食

性味归经

味甘，性寒。归心、脾、胃经。

最佳食用时令期

春季、冬季

营养成分

营养成分	含量
热量	73 千卡
膳食纤维	1.2 克
蛋白质	1.9 克
脂肪	0.2 克
碳水化合物	16.4 克

古籍记载

“交心肾，厚肠胃，固精气，强筋骨，补虚损，利耳目，除寒湿，止脾泄久痢，赤白浊，女人带下崩中诸血病。”——《本草纲目》

“药性”解密

◆辅助治疗热性病症。莲藕生食性寒，有清热凉血的作用，可用来辅助治疗各种热性病症。

◆止血补血。莲藕中富含维生素K，具有止血的作用，对于吐血、流鼻血、尿血、便血以及产妇较为有益。莲藕汤有一定的补血效果，且营养丰富、易吸收，有贫血现象或体质虚弱的孩童，应常喝莲藕汤。

◆减肥。莲藕中的膳食纤维很容易使人产生饱腹感。同时，莲藕的脂肪含量少，不容易使人发胖，是非常好的减肥食物。

饮食宜忌

忌多吃生藕。因为水生作物的生长水域污染严重，会使莲藕表面带有姜片虫的幼虫，而且稍作洗涤很难把表面寄生虫全部除尽。如大量生吃易使人患上姜片虫病。

四季宜忌

中医认为，脾胃为“后天之本”“气血生化之源”。春季调养脾胃是非常重要的。熟莲藕味甘，性温，能健脾补胃，有益血、止泻的功效，是春季较好的补品。

另外，用莲藕加工制成的藕粉，既营养，又易于消化，有养血止血、调中开胃的功效，很适合老幼体虚者食用。

芹 菜

性凉

降压安神好帮手

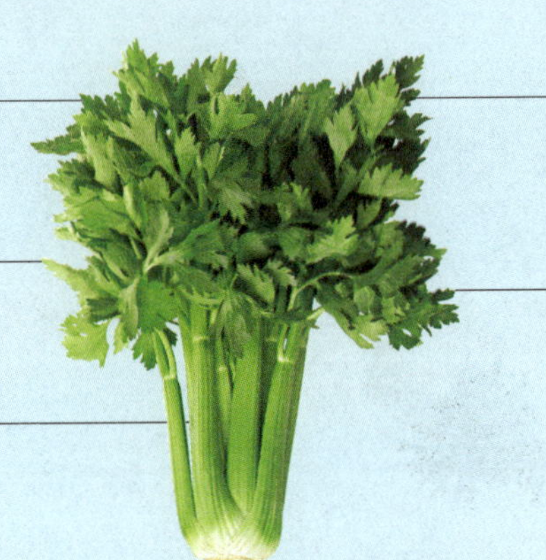

别名

胡芹、旱芹、水芹

养生关键字

清热解毒，平衡血压

性味归经

味辛、甘，性凉。归肝、胃、膀胱经。

最佳食用时令期

11 月 ~ 次年 3 月

营养成分

热量	22 千卡
膳食纤维	1.2 克
蛋白质	1.2 克
脂肪	0.2 克
碳水化合物	4.5 克

古籍记载

“旱芹，其性滑利。”——《本草纲目》

“药性”解密

◆降血压。芹菜含酸性的降压成分，可使血管扩张，能对抗尼古丁、山梗茶碱引起的升压反应，从而降低血压。对于原发性、妊娠期及更年期高血压均有很好的辅助治疗作用。

◆利尿消肿。芹菜味甘、性凉，且含有利尿成分，因此具有清热解毒、利尿消肿的作用。秋冬季节天气干燥，食用芹菜可除烦去燥。

◆镇惊安神。芹菜中含有一种碱性成分，对人体有安定作用，有助于缓解烦躁。

饮食宜忌

◆芹菜是高纤维食物，在食用时适宜充分咀嚼，这样可促进热能的消耗，加快芹菜内富含的营养吸收速率。

◆芹菜不宜先切后洗。先切后洗，会造成芹菜中大量水溶性维生素及矿物质流失，使营养价值降低。烹饪时间也不宜过长，以免维生素C流失，并失去脆嫩口感。

◆在日常饮食中，人们习惯于吃芹菜茎，而将芹菜叶丢弃。其实芹菜叶含有的胡萝卜素和维生素C比芹菜茎更多、营养更丰富，所以吃芹菜时宜连叶一同食用。

四季宜忌

春天肝气旺盛，肝阳易上亢，是“百病发作”的季节；“春气者，诸病

体质宜忌

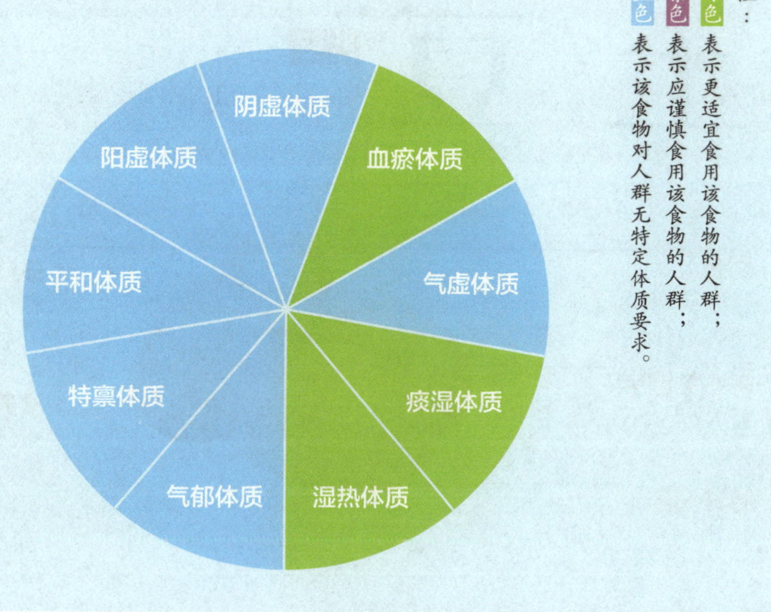

在头。”到了春天，凡肝阳上亢者，血压易波动而升高，特别容易出现头痛、眩晕，而芹菜的平肝、降压、镇痛、镇静功效正好可以派上用场。

搭配宜忌

☑ 芹菜 + 西红柿

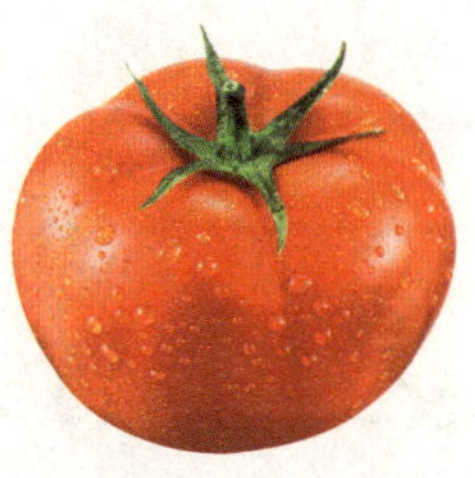

芹菜与西红柿搭配食用，不仅能为人体提供更为丰富且均衡的营养，还具有一定的健胃消食作用，对高血压、高脂血症及冠心病等患者有很好的辅助食疗功效。

☑ 芹菜 + 牛肉

芹菜含有大量的膳食纤维，如果与牛肉搭配食用，就会增加营养价值，从而在不增加体重的前提下，起到良好的滋补、健身、壮骨的作用。

☒ 芹菜 + 鸡肉

芹菜鲜香爽脆，富含维生素C，而鸡肉中则含有大量的蛋白质，二者同时食用会降低其中的营养价值，不利于人体健康，所以二者不宜同食。

同源延伸

香芹

香芹含有大量的铁、维生素A和维生素C，是一种香辛叶菜类，西餐中应用较多，多作为冷盘或菜肴上的装饰，也可作香辛调料，还可供生食。鲜根、茎汁还可供药用。

土豆

性平

十全十美的明星菜

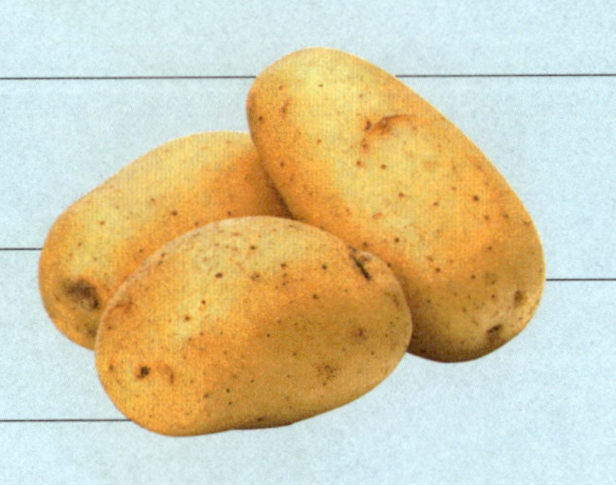

别名

马铃薯、洋芋

养生关键字

健脾和胃，益气和中

性味归经

味甘，性平。归肺、脾、胃、肾经。

最佳食用时令期

春季、冬季

营养成分

热量	77 千卡
膳食纤维	0.7 克
蛋白质	2 克
脂肪	0.2 克
碳水化合物	17.2 克

“药性”解密

- 土豆具有健脾养胃、利水消肿、益气和中的功效。
- 土豆含有丰富的维生素及钙、钾等矿物质，且易于消化吸收，有利于肾炎水肿患者的康复。
- 土豆中含有大量淀粉以及蛋白质、B族维生素、维生素C等，能够促进脾胃的消化功能。

饮食宜忌

- 由于土豆含有天然毒性（龙葵素），在烹调土豆时加入适量醋，能起到解毒的作用。
- 不能食用变质、发芽或变绿的土豆。如果吃土豆时感到口麻、发涩，则表明含龙葵素较多，应立即停止食用，以防中毒。

四季宜忌

春季、冬季吃土豆可以预防心脑血管疾病，这是因为土豆富含膳食纤维和钾，心脑血管病患者常吃，可以补钾利尿，促进胆固醇的排出，从而有利于改善心肌功能、防止动脉粥样硬化；而且土豆还含有降血压的成分，有助血压下降。春季吃土豆，还有助于缓解春困。

搭配宜忌

☑ 土豆＋牛肉

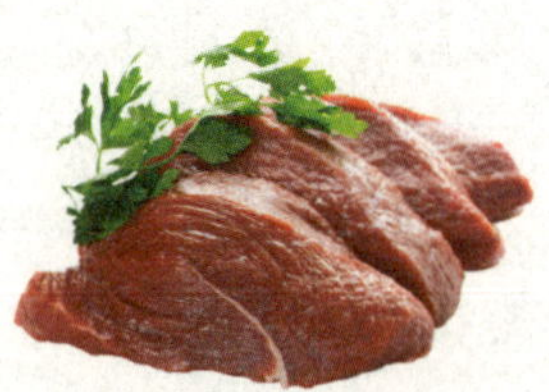

土豆和牛肉同食对人体有益。因为土豆含有的叶酸可弥补因牛肉纤维较粗对胃黏膜的影响。

☑ 土豆＋豆角

豆角的营养成分可调理消化系统、

体质宜忌

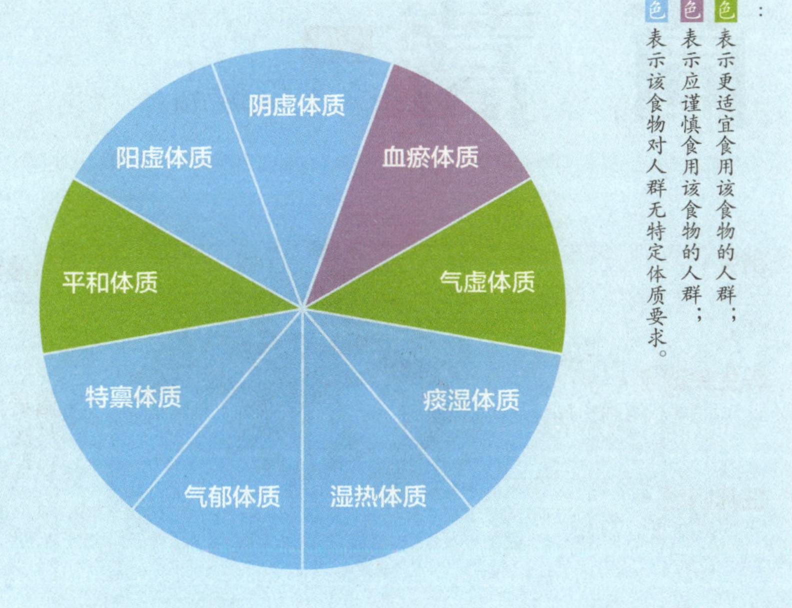

缓解胸膈胀满。豆角配土豆有助于防治急性肠胃炎、腹泻等。

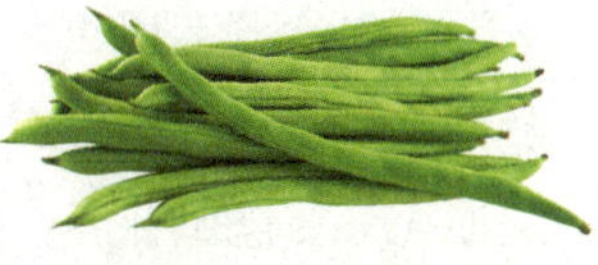

☒ 土豆＋柿子

土豆易使人的胃产生大量胃酸，如果同时吃柿子，柿子在胃酸的作用下会产生沉淀，难以消化。

☒ 土豆＋香蕉

土豆有降低胆固醇的功效，适宜糖尿病和心血管病患者食用，但与香蕉同食易导致面部生斑。

挑选·储藏

◆土豆以形状丰满、表面无伤痕或皱纹者为佳，不可挑选外皮呈现绿色或发芽的土豆。

◆土豆常温保存即可，存放时间过长，则容易发芽。可把它与苹果摆放在一起，苹果会释放乙烯气体，这种气体虽然会使许多蔬果老化，但可以抑制土豆发芽。

健康膳食

凉拌土豆丝

材料： 土豆1个，姜20克，青蒜1根，白醋3大匙，香油、白糖各1小匙，盐、白胡椒粉各少许。

做法：

❶ 姜洗净，去皮，切丝；青蒜洗净，切丝；土豆去皮，洗净，切丝。

❷ 锅中加适量水，将水煮沸后加入土豆丝汆烫片刻，捞起，放入冷水中漂凉，备用。

❸ 将白醋、香油、白糖、盐、胡椒粉放在小碗中，搅拌均匀，做成酱汁备用。

❹ 土豆丝、姜丝及青蒜丝放入碗中，淋上酱汁，搅拌均匀后盛盘即可。

茼蒿

性平

天然保健品

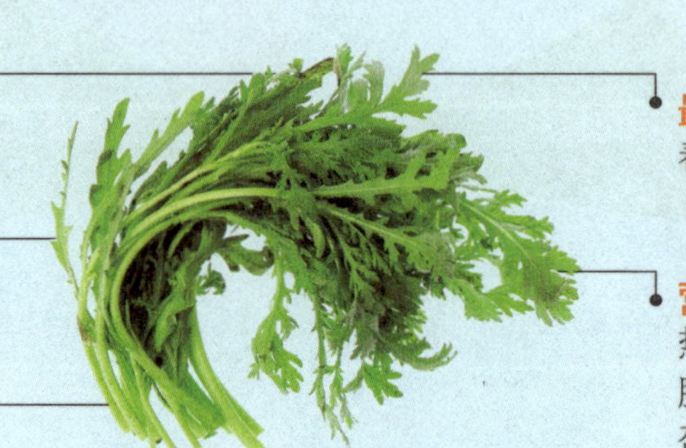

别名

蓬蒿、蒿子秆、“皇帝菜”

养生关键字

补血活血，调经止痛

性味归经

味甘，性平。归肝、脾、胃经。

最佳食用时令期

春季、秋季

营养成分

热量	24 千卡
膳食纤维	1.2 克
蛋白质	1.9 克
脂肪	0.3 克
碳水化合物	3.9 克

古籍记载

“行肝气，治偏坠气疼，利小便。”——《滇南本草》

“安心气，养脾胃，消痰饮。”——《备急千金要方》

“消水谷。”——《日用本草》

“利肠胃，通血脉，除膈中臭气。”——《得配本草》

同蒿气浊，能助相火，禹锡言多食动风气，熏人心，令人气满。——《本经逢原》

安心气，养脾胃，消痰饮，利肠胃者，是指素禀火衰而言，若肾气本旺，不无助火之患。——《千金方》

“药性”解密

◆茼蒿具有补血活血、调经止痛、润肠通便、清热凉血、利水消肿等功效。

◆茼蒿中含有丰富的维生素、胡萝卜素及钾，可以起到养心安神、降压补脑、清血化痰、润肺补肝、防止记忆力减退的作用。

饮食宜忌

◆因为茼蒿的根部容易附着泥沙，所以清洗的时候应逐叶剥下并用水仔细搓洗，不宜随便用水冲后就食用。

◆由于茼蒿性滑利，故脾胃虚寒者、大便溏稀者、腹泻者均不宜食用。

四季宜忌

茼蒿富含维生素、胡萝卜素及多种氨基酸，并且气味芳香，可以养心安神、提神醒脑、缓解头胀、稳定情绪；茼蒿中还富含钾，可以达到稳定血压的良好效果。可见，茼蒿比较适合春季食用，以防春困。

空心菜

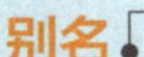

通便解毒，胜似清泻剂

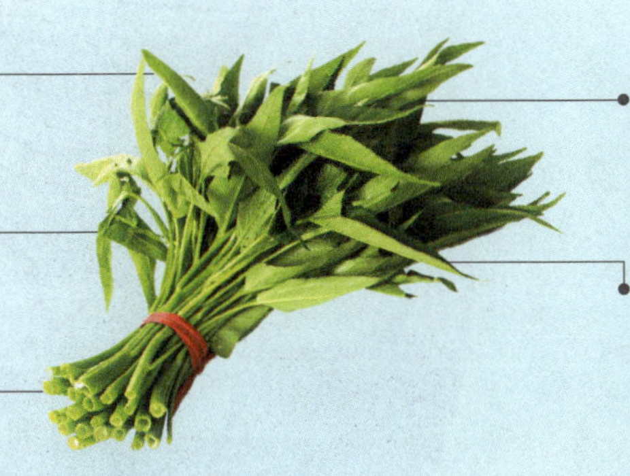

别名

蕹菜、通心菜

养生关键字

降脂减肥，通便排毒

性味归经

味甘，性寒。归肝、大肠经。

最佳食用时令期

5月~9月

营养成分

热量	23千卡
膳食纤维	1.4克
蛋白质	2.2克
脂肪	0.3克
碳水化合物	3.6克

“药性”解密

◆空心菜所含的胡萝卜素、维生素C等成分，能降低胆固醇，具有降脂减肥的功效。所含的钾、钠等元素，有调节体液平衡的作用。

◆空心菜富含膳食纤维，具有促进肠蠕动、预防血管硬化的作用。

饮食宜忌

空心菜烹制时宜大火快炒，以避免营养流失；做成汤品味道也十分鲜美。

四季宜忌

酷暑天，赤日炎炎，空心菜长得更加茂盛。空心菜学名蕹菜，其味甘、性寒、无毒，有清热凉血、解毒、利尿的功效。空心菜可药食两用，其汁还可降低血压、清热凉血。

搭配宜忌

☑空心菜＋白萝卜

二者同食能促进胃肠蠕动，有助于大便通畅。对久坐一族非常有好处。

☑空心菜＋大蒜

空心菜性寒、滑利，吃空心菜时，最好放点蒜，因蒜能佐治寒凉。

☑空心菜＋蛋类

空心菜富含胡萝卜素，与富含维生素A的蛋类搭配同食，具有保护眼睛的功效。

挑选·储藏

选购空心菜时，要以色正、鲜嫩、茎条均匀、无枯黄叶、无病斑、无须根者为优。失水萎蔫、软烂、长出根的为次品，不宜购买。

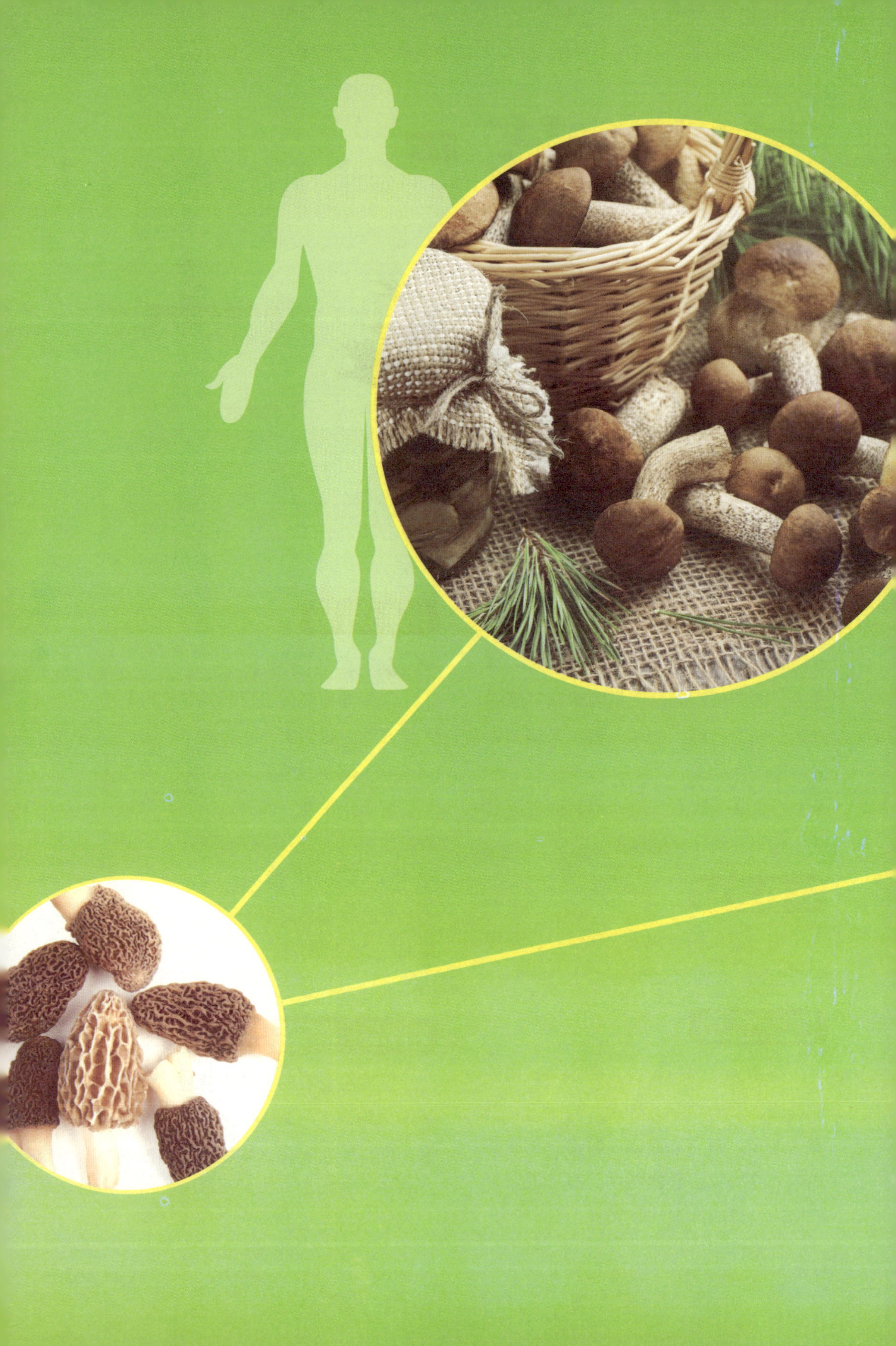

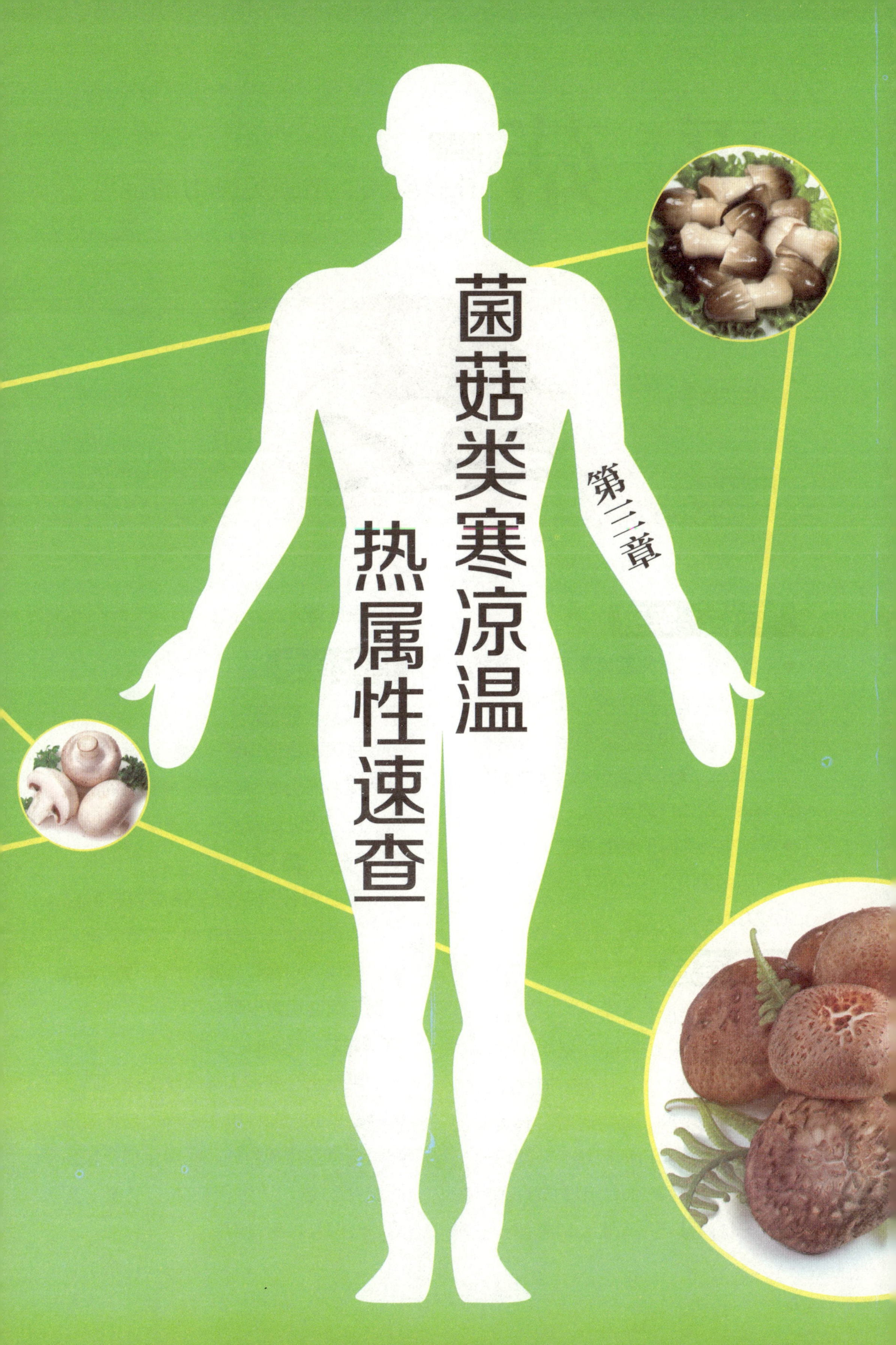
第三章
菌菇类寒凉温
热属性速查

平菇 性平

补虚益气、增强免疫力的宝贝

别名

耳菇、侧耳

养生关键字

益气消滞，舒筋活络

性味归经

味甘，性平。归肝、胃经。

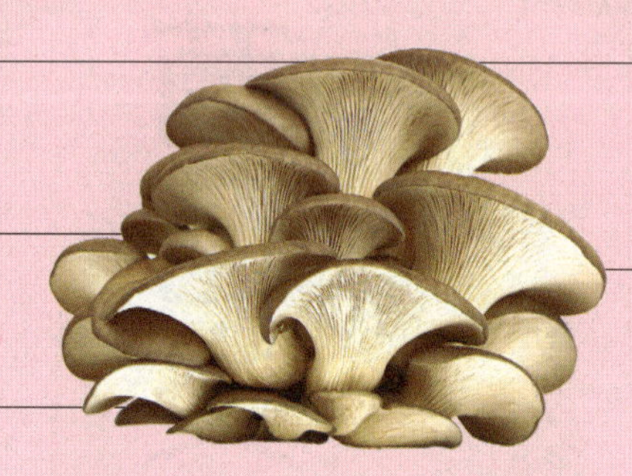

最佳食用时令期

秋季、冬季

营养成分

热量	24 千卡
膳食纤维	2.3 克
蛋白质	1.9 克
脂肪	0.3 克
碳水化合物	4.6 克

“药性”解密

◆平菇含有丰富的营养物质，具有补虚益气、益筋活络的功效，能改善人体新陈代谢，增强免疫力，对降低胆固醇，调理肝炎、慢性胃炎和十二指肠溃疡等疾病有一定的疗效。

◆平菇中所含有的硒等物质，有助于抑制肿瘤细胞的生长，具有一定提升人体免疫力的功效。

饮食宜忌

◆如果平菇表面有黏稠物，可以将平菇放在盐水中浸泡5分钟，然后用细软干净的布轻轻擦洗，最后再下锅烹调。

◆平菇质地肥厚，嫩滑可口，有类似牡蛎的香味，做菜可拌可炒，可炖可煲，可荤可素，是一种食用最广的优良菌菜。无论素炒还是荤食，口感都十分鲜嫩且香味诱人。

搭配宜忌

✓ 平菇 + 豆腐

豆腐富含植物蛋白，平菇有提高人体免疫力的功效，二者同食会起到舒张血小管、促进血液循环的作用。

✓ 平菇 + 青豆

平菇可补气益胃，青豆可补脾益气、清热解毒、强身安神。二者搭配同食，植物蛋白含量提高，营养更加丰富全面，保健功效更强。

✓ 平菇 + 猪肉

平菇富含易被人体吸收的蛋白质、各种氨基酸、多种维生素等，与猪肉搭配同食具有补脾益气、润燥化痰及较强的滋补功效，适合于热咳、痰多、胸闷、吐泻等患者食用。

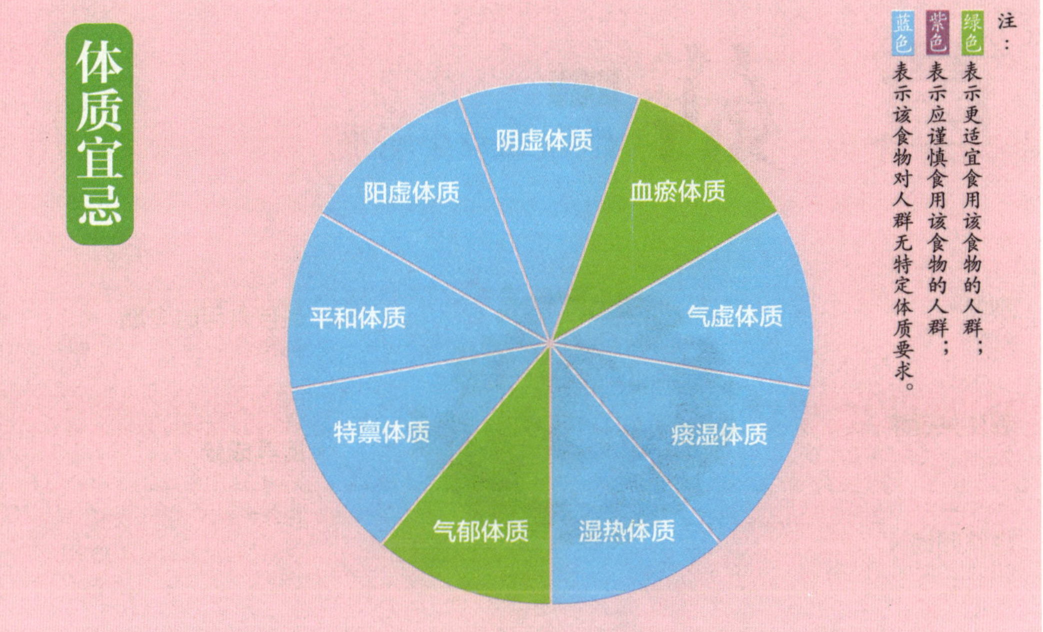

平菇＋鸡肉

常食鸡肉可以使血液变清、调节血压，还有止泻的功效，但是与平菇搭配食用却对身体不利，易引发多种身体不适症状，故二者不可同食。

挑选·储藏

◆选购平菇时，以片大、顶平、菌伞较厚、边缘完整、破裂口较少、菌柄较短并呈浅褐色者为佳。

◆可将平菇直接装进塑料袋中，并置于干燥处保存。

同源延伸

秀珍菇

秀珍菇是平菇的一个变种，因外形悦目、鲜嫩清脆、味道鲜美、营养丰富而获食客好评。鲜菇中蛋白质含量丰富，氨基酸种类较多，营养价值很高。

健康膳食

平菇炒蒜薹

材料： 平菇 300 克，蒜薹 150 克，干辣椒 5 个，蒜 2 瓣，生抽 1 小匙，葱、姜、盐、白糖各少许。

做法：

1. 干辣椒洗净后去蒂，切圈；蒜和姜均切片；葱洗净，切段；蒜薹洗净，切段。
2. 平菇切去根部，用手撕成长条，入沸水中汆烫约 2 分钟，过凉后沥干。
3. 油锅烧热，加入葱段、姜片、蒜片和干辣椒圈煸炒出香味，加入平菇条翻炒均匀。
4. 调入生抽、盐和白糖继续翻炒，加入蒜薹段翻炒至熟，起锅装盘即可。

草菇

性寒

排毒强身小能手

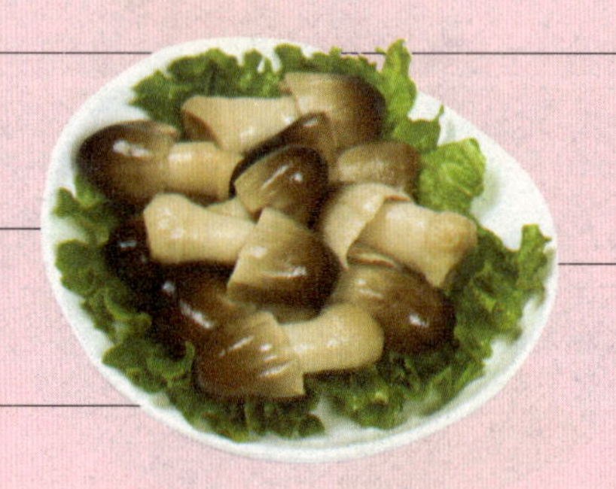

别名

麻菇、杆菇

养生关键字

健脾益气，降低血糖

性味归经

味甘，性寒。归脾、胃经。

最佳食用时令期

6月～8月

营养成分

热量	27千卡
膳食纤维	1.6克
蛋白质	2.7克
脂肪	0.2克
碳水化合物	4.3克

"药性"解密

◆健脾益气，促进伤口愈合。草菇具有补脾益气、解暑清热的功效。常食可增强机体的抗病能力，加速伤口愈合，适用于体弱气虚、感冒或创伤、疮疡患处不易愈合等症。

◆缓解便秘，降低血糖。草菇含有丰富的膳食纤维，可促进肠胃蠕动、缓解便秘，并可减缓对碳水化合物的吸收，降低血糖的含量。糖尿病患者可适当食用。

饮食宜忌

草菇可炒菜也可做汤，还可加蒜米、火腿制成草菇荤菜；常取草菇拼配其他蔬菜煮汤或炒食，用于缓解暑热天食欲不振、倦怠乏力等症，有一定效果。

搭配宜忌

☑草菇+猪肉

猪肉含有丰富的蛋白质，而草菇的维生素C含量高。二者同时食用既能促进脂肪和胆固醇的分解和排泄，还能提高机体免疫力，故二者适宜搭配食用。

☑草菇+豌豆

草菇的维生素C含量较高，配合豌豆食用，具有解毒作用。当铅、砷、苯等有毒物质进入人体时，可与其结合，并随小便排出。

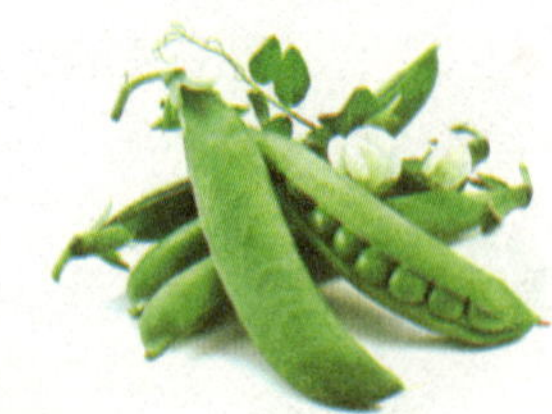

挑选·储藏

草菇虽为佳蔬，但不宜久放，若表面滑腻渗水，则不宜再食。

猴头菇

性平

抗衰老的"海味燕窝"

别名
猴菌菇、猴菇

养生关键字
解毒，缓解神经衰弱

性味归经
味甘，性平。归脾、胃、心经。

最佳食用时令期
夏季、秋季

营养成分

热量	21 千卡
膳食纤维	4.2 克
蛋白质	2 克
脂肪	0.2 克
碳水化合物	4.9 克

"药性"解密

◆提高机体免疫力。猴头菇中的有效成分有提高巨噬细胞吞噬病菌的能力，并能提高机体免疫功能。

◆解毒，促进肝脏恢复。猴头菇可促进损伤的肝脏组织修复，降低和缓解化学性、自身免疫造成的肝损伤。

◆缓解神经衰弱。民间常把猴头菇用作缓解神经衰弱的辅食良药。

饮食宜忌

◆成熟的猴头菇有苦味，烹调时应先浸泡或用开水氽烫一下以除其苦味。

◆猴头菇烹制之前要充分涨发，在烹制过程中，要将猴头菇烹至软烂。这样有利于让其营养充分析出，以便人体更好地吸收。

搭配宜忌

✓猴头菇＋海带

二者一起搭配食用，不仅营养丰富，还可辅助治疗阴虚症等。

✓猴头菇＋鸡肉

猴头菇鸡肉汤，利五脏、安心神、助消化，适用于消化不良、神经衰弱及病后体虚患者服食。

✓猴头菇＋虾

二者搭配，含钙丰富，是哺乳妈妈催乳的理想食品，还可辅助治疗产后体虚症。

✓猴头菇＋玉米

二者搭配熬粥，既营养又美味。此粥具有健脾和中、生津止渴的功效，还特别适合糖尿病患者食用。

金针菇

性平

健脑益智的优良食材

别名
毛柄金钱菇、金菇
养生关键字
降压降脂，强身健体
性味归经
味甘，性平。归肝、胃经。
最佳食用时令期
秋季、冬季、早春季
营养成分
热量 32千卡
膳食纤维 2.7克
蛋白质 2.4克
脂肪 0.4克
碳水化合物 6克

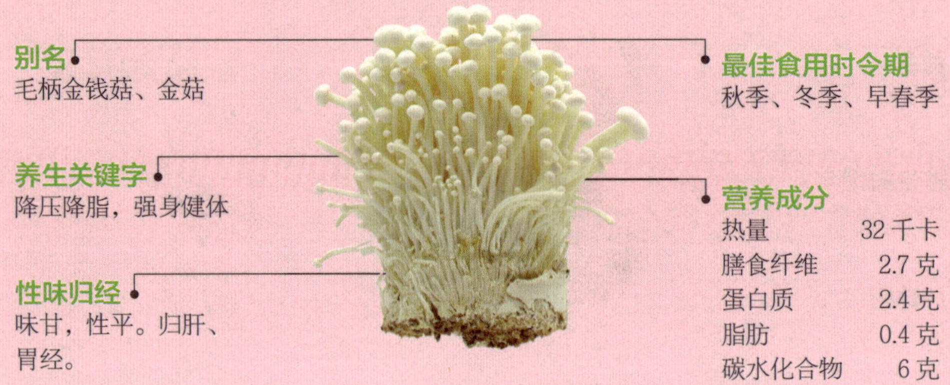

“药性”解密

◆金针菇含有丰富的赖氨酸、精氨酸和锌等营养成分，对儿童的身高和智力发育有良好的促进作用。

饮食宜忌

金针菇一定要煮熟后再吃，因为新鲜的金针菇中含有秋水仙碱，食用后容易中毒。故食用鲜金针菇前，应在冷水中浸泡2小时，再煮软煮熟，使秋水仙碱遇热分解。

搭配宜忌

☑ 金针菇＋西蓝花

常吃西蓝花能增强肝脏解毒能力，并能提高机体免疫力，可预防感冒和维生素C缺乏症的发生。同金针菇搭配食用，效果更明显。

☑ 金针菇＋鸡肉

金针菇富含赖氨酸和锌，有利于促进儿童智力的发育，还能增强机体的生物活性。与鸡肉搭配食用可增强功效。

☒ 金针菇＋牛奶

金针菇和牛奶都是营养丰富且对人体有益的食品，但是二者同食却会损害健康，故不宜同食。

☒ 金针菇＋驴肉

金针菇虽然营养价值很高，但不宜与驴肉同时食用。因为同食易引起心绞痛，故不宜同食。

挑选·储藏

◆选购金针菇时，以金针菇呈现未开伞状、颜色洁白、均匀整齐、菌柄挺直、根部不呈现褐色者为佳。

◆买回时如包装还是真空状态，直接放

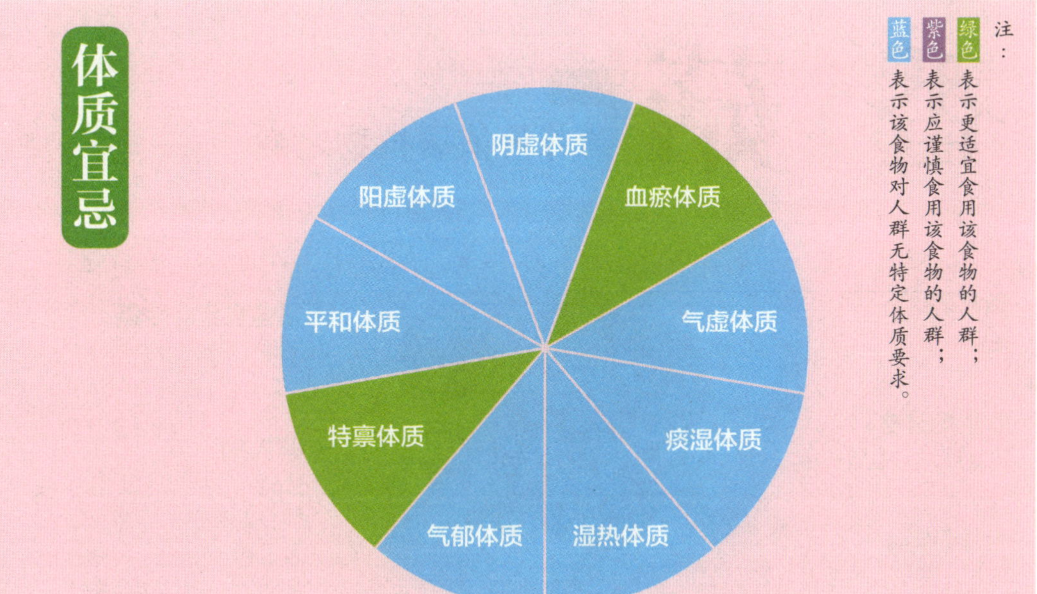

入冰箱冷藏保存即可。如买回的是散装金针菇，宜先将其放在纸巾上吸掉多余水分，再用保鲜膜包裹后放入密实袋密封，冷藏保存。

同源延伸

银针菇

银针菇营养丰富，清香扑鼻。其菌盖小巧细腻，白色菌盖，干部形似银针，故名银针菇。银针菇富含微量元素锌和氨基酸，能强体益智，抗菌，此外还能降低胆固醇，有预防高血压和心肌梗塞、辅助治疗肝病及肠胃道溃疡病的功能。银针菇含有人体必需氨基酸成分较全，其中赖氨酸和精氨酸含量尤其丰富，且含锌量比较高，对增强智力尤其是对儿童的身高和智力发育有良好的促进作用，人称“增智菇”。

健康膳食

芥末金针菇

材料： 金针菇 300 克，青尖椒、红尖椒各 1/4 个，芹菜、蒜、芥末油各适量，老抽、料酒各半小匙，盐、味精各少许。

做法：

1. 金针菇去根，洗净；芹菜洗净，切段；青、红尖椒分别洗净，切成丝；蒜去皮，洗净。
2. 锅中盛水，煮沸后加入金针菇、芹菜、青尖椒、红尖椒、蒜，氽烫后取出，拌匀。
3. 放入盐、味精、老抽、芥末油、料酒拌匀即可。

香 菇

性平

营养价值居植物之巅

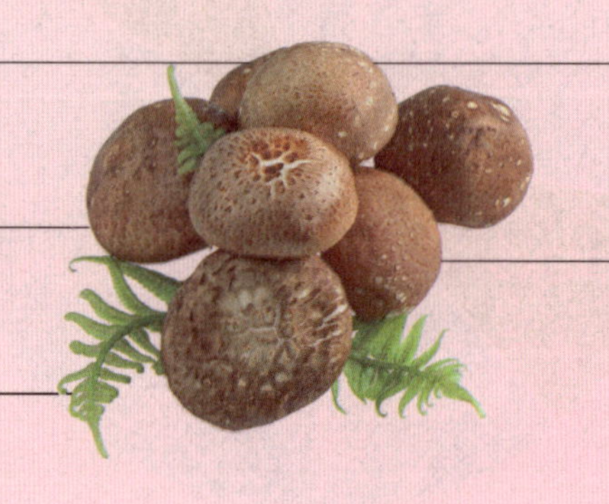

别名

冬菇

养生关键字

化痰理气，益胃和中

性味归经

味甘，性平、偏凉。归肝、胃经。

最佳食用时令期

冬季

营养成分

热量	26 千卡
膳食纤维	3.3 克
蛋白质	2.2 克
脂肪	0.3 克
碳水化合物	5.2 克

“药性”解密

◆香菇具有降低胆固醇、降低血压、抗病解毒的功效。

◆香菇所含蛋白质中含人体必需的8种氨基酸中的7种，常食可提高人体免疫力，强身健体。

◆香菇中含有嘌呤、胆碱、酪氨酸、氧化酶以及某些核酸物质，能起到降低血压、降胆固醇、降血脂的作用。

饮食宜忌

香菇忌过度浸泡。香菇富含的麦角甾醇在接受阳光照射后会转变为维生素D。如果过度清洗，就会损失。

四季宜忌

对于抽烟者或早上起床后口苦者以及肝脏衰弱者，可以常喝香菇制成的汤，尤其适合冬季食用。

搭配宜忌

☑香菇＋菜花

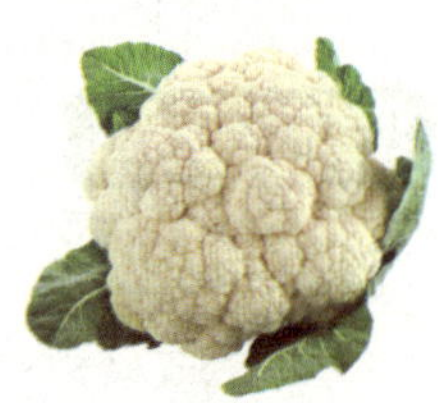

香菇营养丰富；菜花是较好的血管清理剂，有助于阻止胆固醇氧化，防止血小板凝结成块。二者同食可利肠胃、开胸膈、壮筋骨，并有一定的降血脂作用。

☑香菇＋毛豆

香菇中含有30余种酶，有抑制血液中胆固醇升高和降低血压的作用；毛豆可以提供丰富的B族维生素。故二者同时食用可预防心脑血管疾病。

☑香菇＋油菜

油菜含植物激素，能促进酶的形

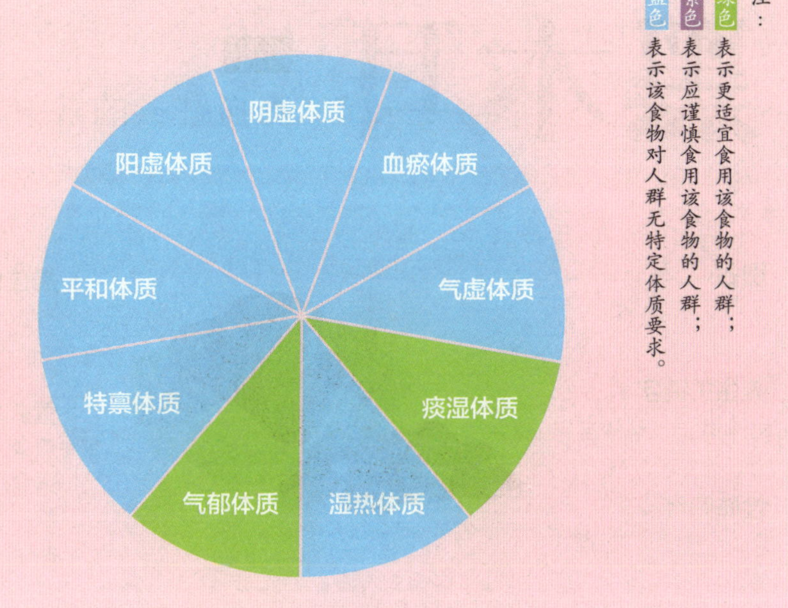

成；香菇有补肝血、降血脂等作用。故将油菜与香菇搭配食用有增强免疫力的功效。

同源延伸

花菇

花菇是香菇在生产过程中通过控制温度、湿度、光照和通风等自然条件，人为改变香菇的正常生长发育，使菌盖形成褐白相间的花纹，因而形成花菇。

花菇含蛋白质、氨基酸、脂肪、膳食纤维和维生素B_1、维生素B_2、维生素C、烟酸、钙、磷、铁等。其蛋白质中有白蛋白、谷蛋白、醇溶蛋白、氨基酸等，历来被我国人民视为延年益寿的补品，具有调节人体新陈代谢、降低血压、减少胆固醇、预防肝硬变、减小胆结石、辅助防治佝偻病等功效。有“植物皇后”之誉。

健康膳食

香菇鸡蓉青瓜卷

材料： 鸡蛋1个，鲜香菇100克，黄瓜250克，鸡腿3个，水淀粉1小匙，盐适量。

做法：

1. 鲜香菇洗净，切成碎末；鸡蛋用分蛋器分出蛋清，备用。
2. 鸡腿去皮剔骨，剁碎后加入香菇末、盐、油、鸡蛋清、水淀粉，搅打成香菇鸡蓉；黄瓜洗净，去掉头尾部分，竖削成薄片。
3. 取其中一片黄瓜片，裹入适量的香菇鸡肉蓉，卷成小卷儿，摆入盘中，上面刷一层色拉油。将其他黄瓜片依次做好所有的香菇鸡蓉青瓜卷，整齐摆盘后放入蒸屉蒸熟即可。

黑木耳

性平

养血驻颜的素中之荤

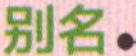

别名

木耳、桑耳、松耳

养生关键字

养血驻颜，祛病延年

性味归经

味甘，性平。归胃、大肠经。

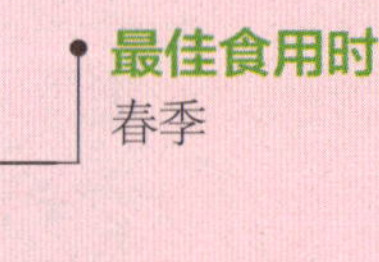

最佳食用时令期

春季

营养成分

热量	27 千卡
膳食纤维	2.6 克
蛋白质	1.5 克
脂肪	0.2 克
碳水化合物	6 克

“药性”解密

◆黑木耳具有养血驻颜、祛病延年、益胃润肠、补气益智、滋养强壮的功效。

◆黑木耳含有维生素K，能减少血液凝块，有助于预防血栓的形成。

◆黑木耳中铁的含量较为丰富，常吃黑木耳有助于养血驻颜，令人肌肤红润，预防和改善缺铁性贫血。

饮食宜忌

忌吃鲜黑木耳。鲜黑木耳中含有一种叫卟啉的光感物质，人体摄入这类物质后若被太阳照射，会引起皮肤瘙痒、水肿等不适症状。

四季宜忌

春季养肝血适合吃黑木耳。黑木耳含铁量高，可以及时为人体补充足够的铁，是一种天然补血食品。经常食用适量的黑木耳可帮助预防缺铁性贫血，还可令肌肤红润、容光焕发。

搭配宜忌

☑ 黑木耳＋猪腰

猪腰有补肾利尿的作用；黑木耳有益气、润肺、养血、养容的作用。二者同食对久病体弱、肾虚腰痛者有很好的缓解作用。故二者适宜搭配同食。

☑ 黑木耳＋豆腐

黑木耳可益气、养胃润肺、凉血止血、降脂减肥；豆腐有益气、生津、润燥等作用。二者同食后补益效果更显著。

☒ 黑木耳＋茶

黑木耳中含有铁，人体严重缺铁会引起贫血。黑木耳与含有鞣酸的茶搭配同食，就会降低人体对铁的吸收。

体质宜忌

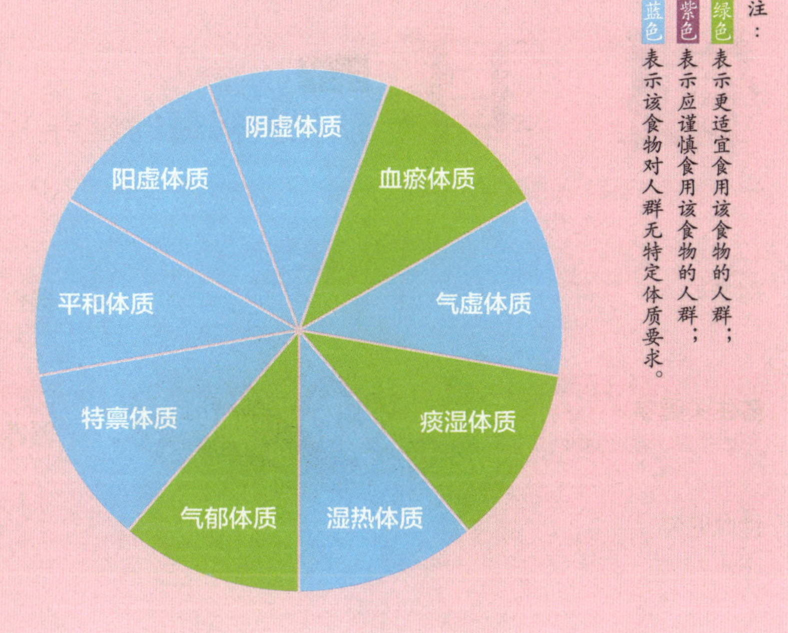

注：
绿色 表示更适宜食用该食物的人群；
紫色 表示应谨慎食用该食物的人群；
蓝色 表示该食物对人群无特定体质要求。

☒ 黑木耳 + 田螺

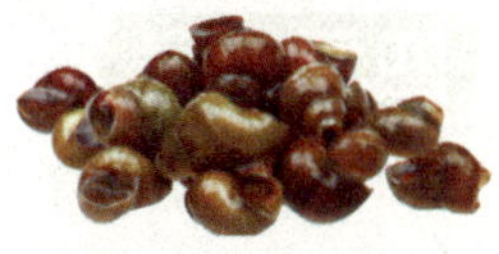

黑木耳和田螺均含有多种生物活性物质，搭配同食会产生复杂的化学反应，影响身体健康，所以二者最好不要同食。

同源延伸

毛木耳

毛木耳具有较高的药物价值，它具有滋阴强壮、清肺益气、补血活血、止血止痛等功用，是纺织和矿山工人很好的保健食品。毛木耳的质地比黑木耳稍粗，膳食纤维的含量也较高，其对人体内许多营养物质的消化、吸收和代谢还起了很好的促进作用。

健康膳食

老醋黑木耳

材料： 黑木耳 3 朵，熟白芝麻适量，蒜 2 瓣，老醋 1 大匙，生抽、白糖各 1 小匙，盐、鸡精各少许。

做法：

1. 黑木耳用冷水泡发，去掉根部老硬部分，清洗干净，分成小朵，放入沸水中汆烫 1 分钟，捞出沥干水分。
2. 蒜瓣拍碎，切成细末。
3. 黑木耳朵装盘，调入蒜末、老醋、生抽、白糖、盐、鸡精拌匀，撒上熟白芝麻即可。

银 耳

性平

淡化黄褐斑的延寿上品

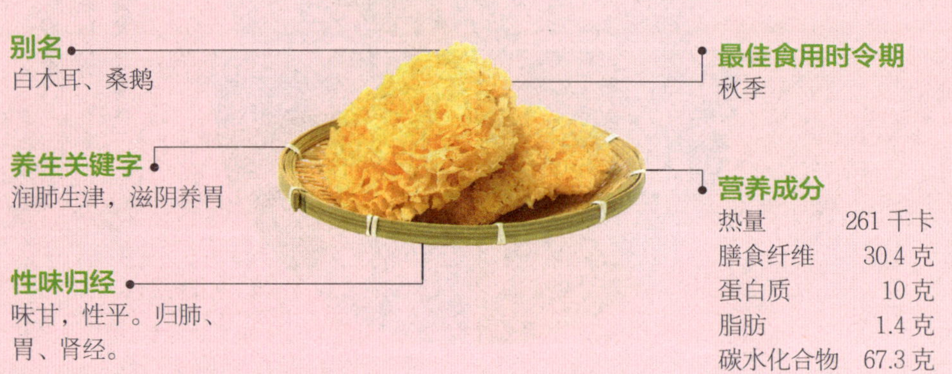

别名
白木耳、桑鹅

养生关键字
润肺生津，滋阴养胃

性味归经
味甘，性平。归肺、胃、肾经。

最佳食用时令期
秋季

营养成分

热量	261 千卡
膳食纤维	30.4 克
蛋白质	10 克
脂肪	1.4 克
碳水化合物	67.3 克

古籍记载

“色白如银，形似菊花、鸡冠，长于古树，味甘辛、清肺热、济肾燥、强心神、益气血。”——《本草纲目》

“药性”解密

◆银耳具有润肺生津、滋阴养肺、益气和血、补肾益精、强心健脑的功效。

◆银耳富有天然植物性胶质，加上它的滋阴作用，长期服用可以润肤，并有淡化脸部黄褐斑、雀斑的功效。

◆银耳中的有效成分酸性多糖类物质，具有增强人体免疫力、兴奋骨髓造血功能的作用。

饮食宜忌

银耳不宜与富含铁元素的食物，如菠菜、蛋黄、动物肝脏等同食。

四季宜忌

银耳既是名贵的滋补佳品，又是扶正强壮之补药，具有滋阴补肾、补气强精、强心健脑、提神补血等功效。秋季气温变化无常，使人体免疫力和防御功能下降。中医向来就有“不治已病治未病”的说法，故秋季可以进补银耳，以提高自身的免疫力。

搭配宜忌

☑银耳＋莲子

银耳可滋阴清热，长期食用可淡化脸部的黄褐斑、雀斑；莲子能祛内热，解毒，养心安神。二者搭配，尤其适合女性食用。

☑银耳＋鱿鱼

银耳具有抗衰老的疗效；鱿鱼有调

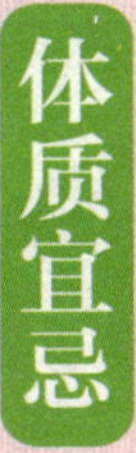

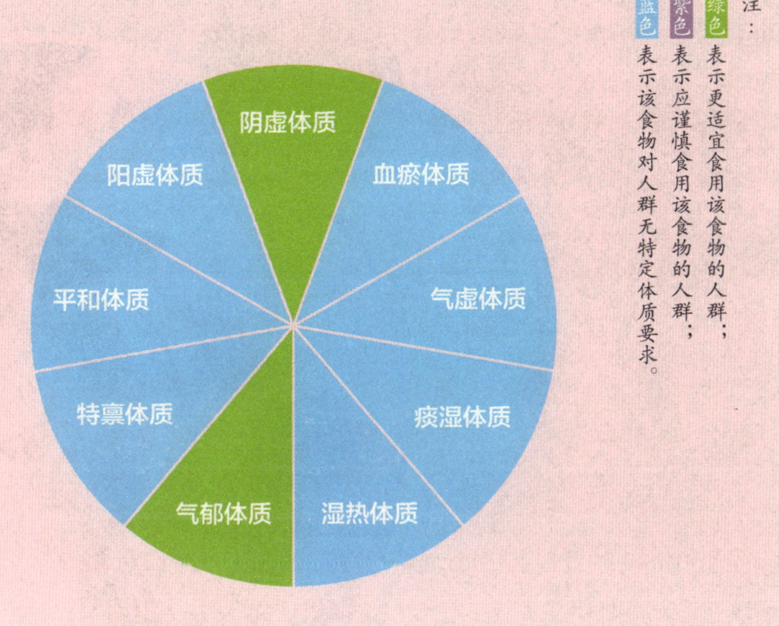

节血压、保护神经纤维、活化细胞、延缓衰老的作用。二者搭配，适用于中老年人。

☑银耳 + 樱桃

樱桃营养丰富，具有调中益气、健脾和胃、祛风湿的功效；而银耳富含天然特性胶质，具有滋阴功效。故二者搭配非常适合于女性服用，具有滋阴养颜、补气养血的功效。

☑银耳 + 青鱼

青鱼与银耳一同食用，既可以保证人体的正常营养、滋补身体，又不会添脂、增重，还能对虚胖者身体进行合理调养。

挑选·储藏

◆选购银耳时，以淡黄色、根部颜色略深者为佳，特别雪白、漂亮的不宜购买。

◆银耳应存放于干燥、通风处。

健康膳食

罗汉果川贝银耳羹

材料： 罗汉果2个，银耳80克，枸杞子、莲子各20粒，川贝粉、盐各适量。

做法：

1. 银耳提前泡发洗净，去掉黄色的蒂，撕成小朵，放进锅内煮半小时。
2. 罗汉果洗净取果肉，掰成小块；莲子洗净去心，备用。
3. 枸杞子洗净，备用。
4. 锅内加入罗汉果块、莲子、川贝粉小火继续煮半小时。
5. 最后放入枸杞子略煮，出锅前加盐调味即可。

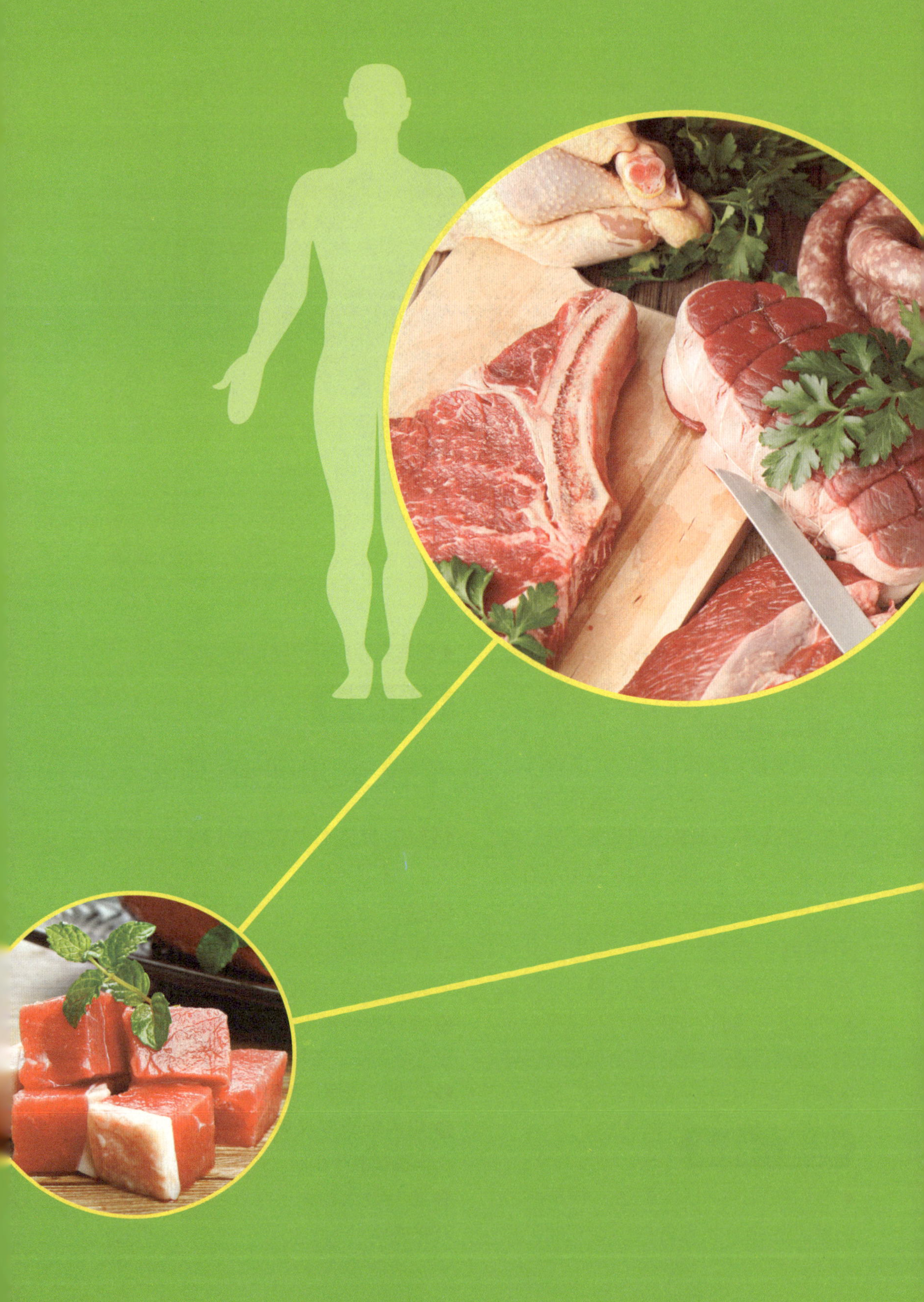

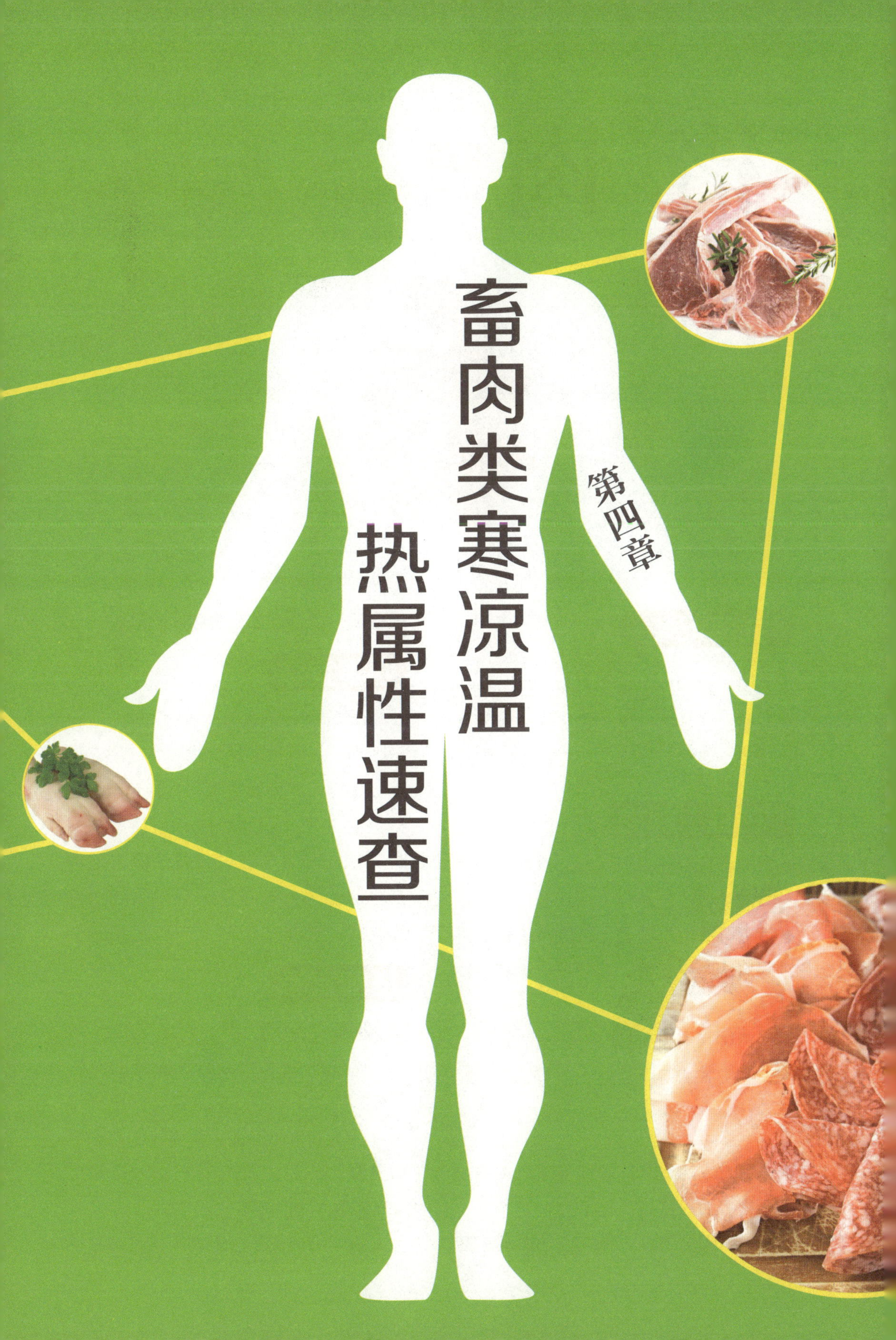

第四章

畜肉类寒凉温热属性速查

猪肉 性平

诸肉不如猪肉

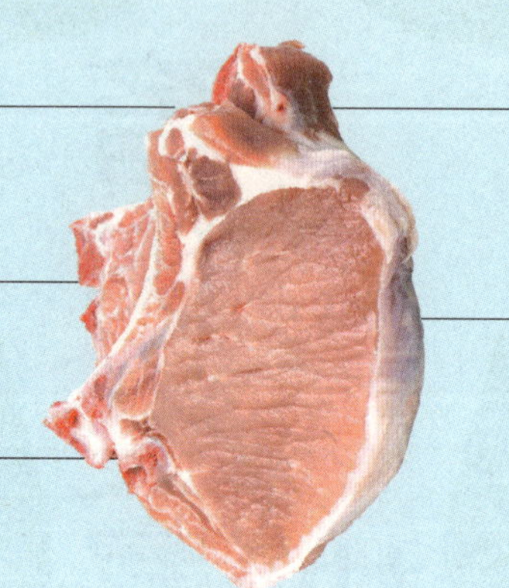

别名
豚肉

养生关键字
滋养脏腑，补中益气

性味归经
味甘、咸，性平。归脾、胃、肾经。

最佳食用时令期
春季、秋季

营养成分

热量	395 千卡
胆固醇	80 毫克
蛋白质	13.2 克
脂肪	37 克
碳水化合物	2.4 克

古籍记载

“猪肉，其味隽永，食之润肠胃，生津液，丰肌体，泽皮肤。”——《本草备要》

“滋阴，润燥，补血。”——《本草纲目》

“药性”解密

◆猪肉具有滋养脏腑、滑润肌肤、补中益气的功效。

◆猪肉可提供血红素（有机铁）和促进铁吸收的半胱氨酸，能预防和改善缺铁性贫血。

◆猪肉中所含有的营养成分具有长肌肉、润皮肤的作用。

饮食宜忌

◆忌用大火炖猪肉。这种炖肉方式不仅味不香，而且营养损失较大。

◆食用猪肉后不宜大量饮茶，否则易造成便秘，还易增加有毒物质的吸收。

四季宜忌

阳气大壮的春末，饮食方面应以滋阴为主，而猪肉富含优质蛋白质、碳水化合物、多种维生素和微量元素，具有补中益气、润泽肌肤、益精髓、滋阴、补心肺等功效，只要烹调方法得当，对人体的补益功效可以得到很好的发挥。

搭配宜忌

☑猪肉 + 南瓜

南瓜中的果胶可以延缓肠道对体内糖和脂质的吸收，起到减肥降脂的作用。二者共食可以使减肥瘦身的效果更加显著。

☑猪肉 + 枸杞子

猪肉与枸杞子搭配食用，既可滋补

体质宜忌

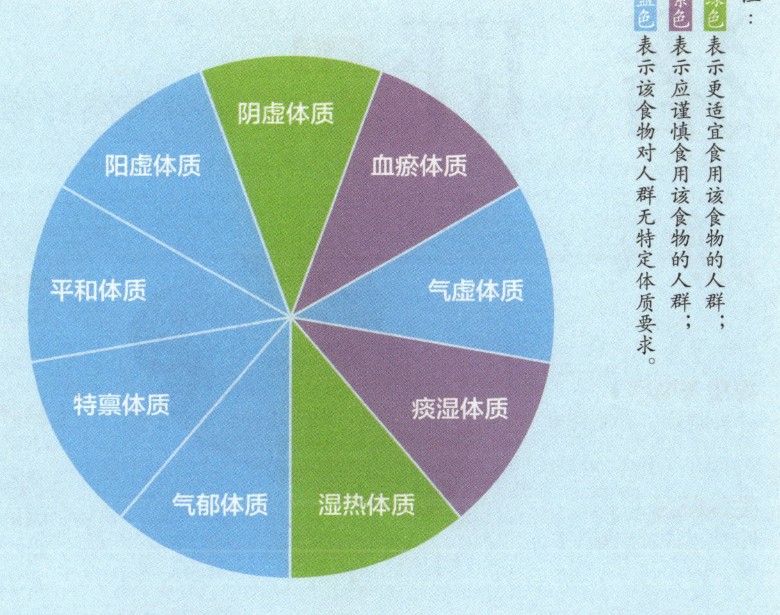

肝肾，又能延年益寿，特别适用于体弱乏力、贫血头晕、肾虚阳痿、腰膝酸痛等患者。

☒ 猪肉＋驴肉

猪肉肥腻，驴肉属凉性食物，且不易消化。猪肉若与驴肉一起食用，易导致腹泻，不利于身体健康。故二者不宜搭配同食。

☒ 猪肉＋羊肝

猪肉滋腻，羊肝气味苦寒，从食物性味及药性来看，二者不宜配伍，否则易导致气滞心闷。此外，羊肝有较大膻气，与猪肉同炒易生怪味。故二者不宜同食。

挑选・储藏

◆挑选猪肉时，以肉色为粉红色、带光泽、肉身结实、脂肪泛白者为佳。

◆猪肉比较容易变质，购买后最好当天食用，剩下的应放在冰箱中冷藏。

健康膳食

肉炒土豆片

材料： 土豆300克，猪肉200克，蒜苗20克，辣椒酱1小匙，鸡精少许，姜、蒜、盐、醋各适量。

做法：

❶ 猪肉洗净切片；蒜苗洗净，斜切段；姜、蒜均去皮，洗净切末；土豆去皮洗净，切片。备用。

❷ 油锅烧热，下姜末、蒜末炒香，放入土豆片滑炒至八成熟。

❸ 放猪肉片煸炒片刻，调入盐、鸡精、辣椒酱、醋翻炒均匀。

❹ 快熟时，放入蒜苗段略炒，起锅装盘即可。

猪 肝

性温

进补的顶级天然食物

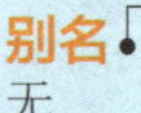

别名

无

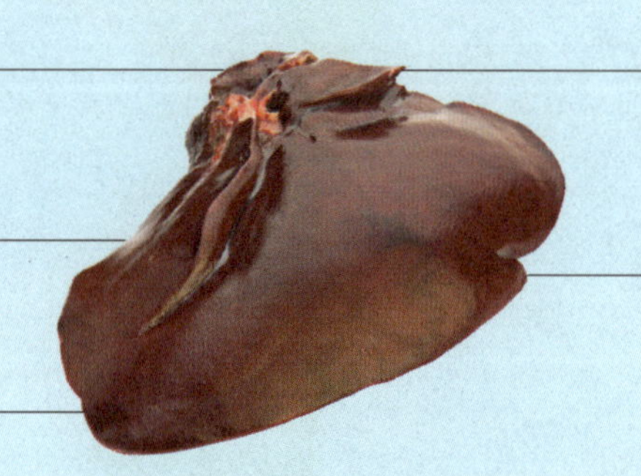

养生关键字

补肝明目，养血补虚

性味归经

味甘、苦，性温。归肝经。

最佳食用时令期

全年

营养成分

热量	129 千卡
胆固醇	288 毫克
蛋白质	19.3 克
脂肪	3.5 克
碳水化合物	5 克

“药性”解密

猪肝营养丰富，含有维生素A、叶酸、维生素C等多种维生素以及硒、铁等微量元素，常被用作补血剂，用来辅助治疗贫血、夜盲症。

饮食宜忌

◆肝脏是体内最大的毒物中转站和解毒器官，所以买回的新鲜猪肝不要急于烹调。应把猪肝放在水龙头下冲洗10分钟，水中泡30分钟后再进行烹调。

◆猪肝的烹调时间宜长一些，应在大火中炒5分钟以上。

◆炒肝时多放一些油，可以除去动物肝脏特有的腥臭味。也可把一小块生姜绞出汁淋在肝上再炒，这样也有增香提味的作用。

四季宜忌

血液中缺铁人体会怕冷。贫血的女性体温较正常女性低0.7℃，产热量少13%。当增加铁的摄入后，耐寒能力会明显增强。因此，怕冷的女性可增加对含铁量高的食物的摄入量，比如猪肝。

搭配宜忌

☑猪肝 + 洋葱

猪肝可补肝明目、益气养血，与洋葱搭配食用，对夜盲症、视力减退、面色萎黄、贫血、体虚乏力、营养不良等症的辅助食疗效果显著。

☑猪肝 + 葱

葱味辛、性温，有缓解伤风感冒、利尿、止痢、通乳、散瘀血、解便秘、解毒之效。与猪肝同食有利于营养素的吸收，促进身体健康。

体质宜忌

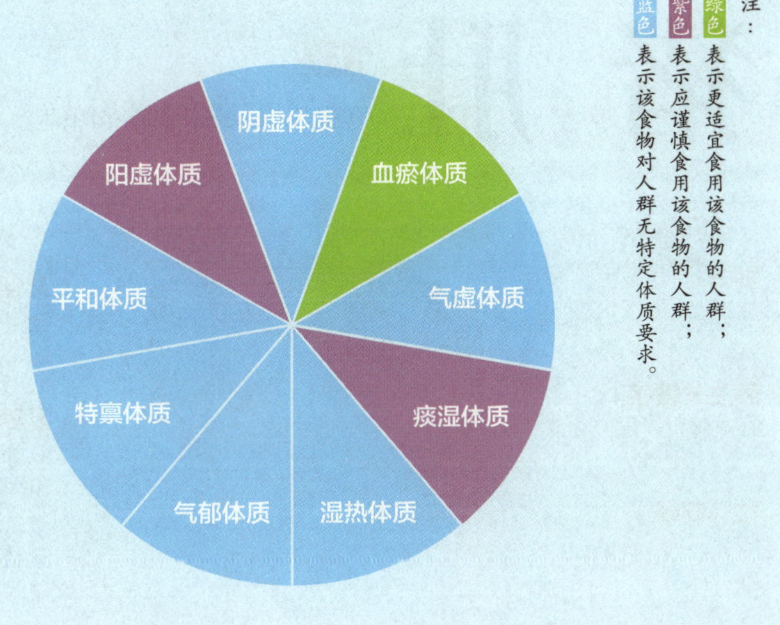

☒ 猪肝＋青椒

猪肝含丰富的铜、铁等元素，会破坏青椒中的维生素C而失去功效。

☒ 猪肝＋鲤鱼

将猪肝和鲤鱼一同烹煮或配炒，会产生痈疽，还会有一些其他不良反应。

挑选·储藏

新鲜的猪肝，颜色呈褐色或紫色，有光泽，其表面或切面没有水泡，用手触摸感觉很有弹性。如果猪肝的颜色暗淡，没有光泽，其表面起皱、萎缩，闻起来有异味，则是不新鲜的，不宜购买。

健康膳食

笋炒肝片

材料： 猪肝250克，青笋100克，泡辣椒、豌豆尖各50克，泡姜15克，蒜、葱各5克，味精、盐各半小匙，料酒2小匙，胡椒粉少许，白糖1小匙，鲜汤、水淀粉各适量。

做法：

❶ 青笋去皮，切成菱形片；泡辣椒去蒂及籽，切成马耳朵形；泡姜切成片；蒜去皮，洗净，切成片；葱洗净，取其葱白，切成马耳朵形；豌豆尖洗净。

❷ 猪肝洗净，片成约0.2厘米厚的柳叶片，放入碗中，加盐、料酒、胡椒粉、水淀粉和匀，备用。

❸ 再将白糖、盐、胡椒粉、味精、鲜汤、水淀粉，放入碗中，调匀成芡汁。

❹ 油锅烧至六成热，放入猪肝片炒散，下泡辣椒、姜片、蒜片、葱炒香，再下青笋片、豌豆尖炒匀至入味，烹入芡汁，大火收汁，起锅盛盘即可。

猪 肚

性温

看似柔弱的滋补品

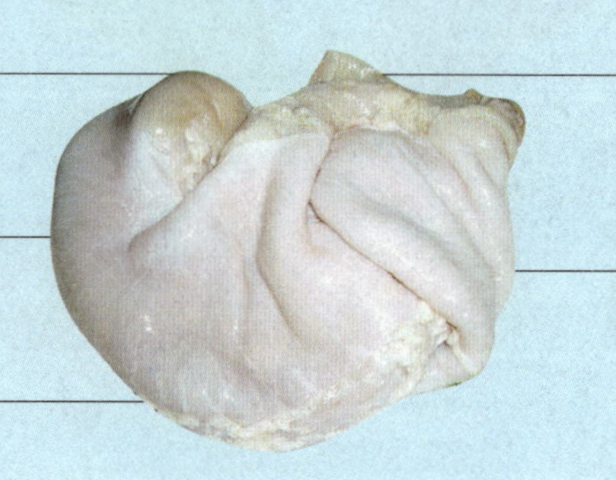

别名
猪胃

养生关键字
补益脾胃，增进食欲

性味归经
味甘、苦，性温。归脾、胃经

最佳食用时令期
全年

营养成分

热量	110 千卡
胆固醇	165 毫克
蛋白质	15.2 克
脂肪	5.1 克
碳水化合物	0.7 克

古籍记载

《别录》：“补中益气，止渴、利。”

《千金·食治》：“断暴痢虚弱。”

《本草图经》：“主骨蒸热劳，血脉不行，补羸助气。”

《御药院方》：“治水泻：猪肚一枚，净洗去脂膜，入大蒜在内，肚满为度，煮之，自晨至晚，肚蒜糜烂为度，杵成膏子，入平胃散同杵，丸桐子大。每服三十丸，盐汤或米饮空腹服。”

《食医心镜》：“治小便数：猪肚一枚（洗去脂膜），黄连末三斤。纳猪肚中蒸之，暴乾，捣丸如梧子。”

“药性”解密

◆预防和改善泄泻、尿频等症。中医认为，猪肚性温，味甘，具有辅治虚劳羸弱的作用，对泄泻、下痢、消渴等疾病有预防和改善作用。

◆补肾壮阳。猪肚还有补肾壮阳的作用，对于阳事衰弱、体虚乏力、头晕眼花等肾虚症状都有较好的改善作用。

饮食宜忌

食用前，可先将猪肚放在冷水中浸泡约30分钟，再将猪肚翻过来，用剪刀去除上面的肥油。然后取适量的碱面，反复正反面揉搓4分钟，冲净后，再用粗盐加面粉揉搓4分钟。最后将猪肚汆烫一下即可。

搭配宜忌

✓ 猪肚 + 金针菇

猪肚与金针菇同食，可消食开胃。对消化不良，食欲不振，肠胃不适等症有一定的缓解作用。

体质宜忌

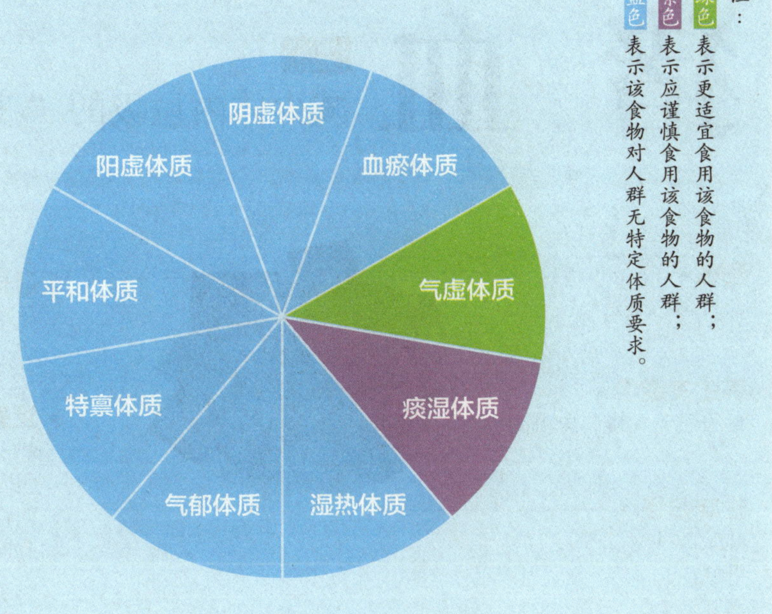

☑ 猪肚＋绿豆芽

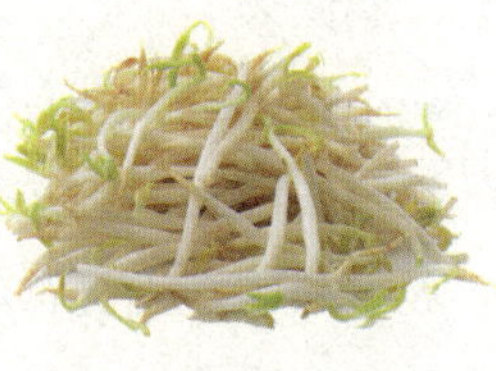

猪肚与绿豆芽搭配食用，可补虚损、健脾胃、助消化、美白肌肤，故在日常生活中可经常搭配食用。

☒ 猪肚＋啤酒

猪肚的嘌呤含量很高，再配上高嘌呤又含酒精的啤酒，二者一同食用会产生过高的尿酸，易引发痛风，故在日常饮食中，应避免二者同食。

☒ 猪肚＋豆腐

猪肚如果与豆腐一起食用，二者一温一凉，不利于人体健康，故二者不宜同食。

挑选·储藏

◆选购猪肚，以弹性好、有光泽，白色中略带些浅黄色，黏液多，质地紧而厚实者为佳。

◆猪肚不宜储存，最好是随买随吃。

健康膳食

麻辣泼猪肚

材料： 猪肚 300 克，花生 50 克，姜 1 小块，胡椒粉、花椒各少许，蒜瓣、葱花、老抽、盐各适量，干辣椒 5 个。

做法：

1. 猪肚洗干净，切丝，用胡椒粉、姜、盐腌渍 15 分钟；花椒用面擀压碎；花生压小块；干辣椒切段；蒜瓣切末。
2. 锅烧沸水，倒入猪肚丝汆烫 5 分钟捞出，盛盘，放上压碎的花椒。
3. 油锅烧热，爆香干辣椒段和蒜末，倒在花椒上面，然后倒入花生碎。
4. 最后撒上葱花，淋上老抽即可。

猪血

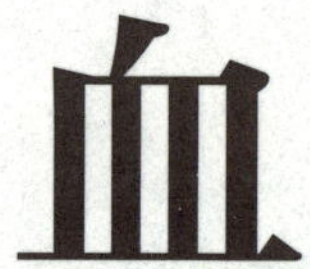

性平

减少体内垃圾的“液态肉”

别名
血豆腐、血花

养生关键字
延缓衰老，提高免疫力

性味归经
味咸，性平。归心、肝经。

最佳食用时令期
秋季

营养成分

热量	55 千卡
胆固醇	51 毫克
蛋白质	12.2 克
脂肪	0.3 克
碳水化合物	0.9 克

古籍记载

《别录》：“主奔豚暴气，中风头眩，淋沥。”

《千金·食治》：“主卒下血不止，美清酒和炒服之。”

《日华子本草》：“生血，疗奔豚气。”

《医林纂要》：“利大肠。”

《怪证奇方》：“治中满腹胀，旦食不能暮食：不着盐水猪血，漉去水，晒干为末，酒服取泄。”

《纲目》：“治痘疮倒靥，用猪尾血一匙，调龙脑少许，新汲水服。”

“药性”解密

◆解毒清肠。猪血所含的血浆蛋白被人体内的胃酸分解后，会产生一种解毒、清肠的分解物，能够与侵入人体内的粉尘、有害金属微粒发生反应，可以减少肠腔的沉渣浊垢，算得上是人体污物的“清道夫”。

◆补血美容。猪血内含铁非常丰富，而且以血红素铁的方式存在，容易被人体吸收利用，因此常吃猪血可以起到补血美容的功效。

饮食宜忌

◆猪血不宜食用过多，以免增加体内的胆固醇。

◆烹调猪血时一定要熟透。

◆烹调时应搭配葱、姜、辣椒等调味料去除异味，另外猪血也不宜单独烹饪。

四季宜忌

秋季容易出现便秘的症状，而猪血含有铁、锌、钙、锰、铜等多种矿物质，有减少污垢、通便的功效。猪血中的血浆蛋白在肠道内消化分解，未被消

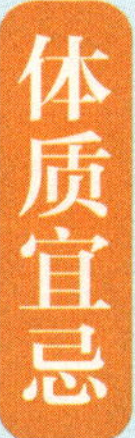

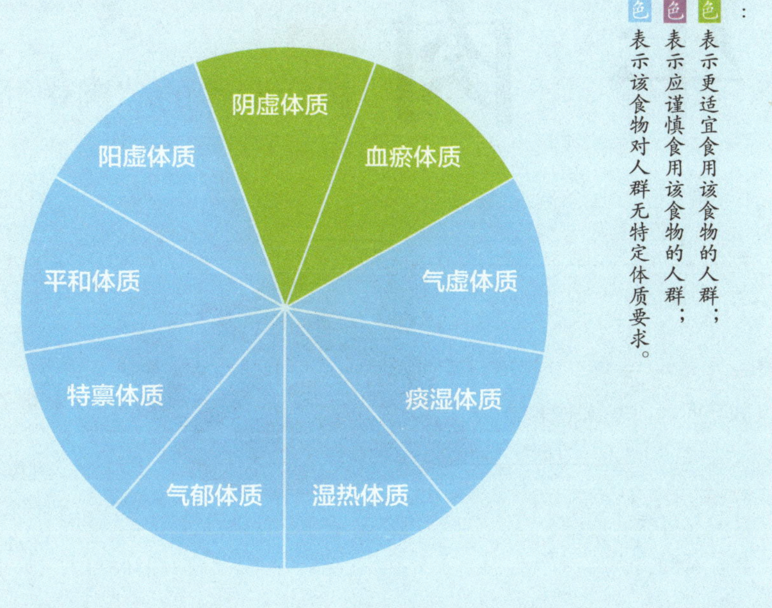

注：绿色 表示更适宜食用该食物的人群；紫色 表示应谨慎食用该食物的人群；蓝色 表示该食物对人群无特定体质要求。

化的剩余残渣会吸收大量水分，同时还可吸附肠内的有害物质，如混在食物中的金属微粒、粉尘等，使之一起转化为粪便，排出体外。所以在秋季可以适当多食些猪血。

搭配宜忌

☑猪血＋葱

猪血有解毒的作用，可用于中风、头眩、腹胀、痤疮等症的缓解。猪血与葱同食还有生血、止血的作用，适用于贫血、失血过多者。

☑猪血＋菠菜

菠菜与猪血搭配食用，不仅能养血止血，还能敛阴润燥。对于改善血虚肠燥、贫血及出血等疾病有一定功效。

☒猪血＋黄豆

黄豆性味甘平，有健脾益胃、养血调中、补虚养血、清肺利咽等功效。但黄豆与猪血搭配同食会引起消化不良。故二者不宜同食。

☒猪血＋制何首乌

制何首乌所含有机酸中有鞣酸的存在。鞣酸遇铁则会形成不易溶解的物质，影响其他有效成分的吸收。而动物血中皆含铁质，故制何首乌不能与猪血同食。

健康膳食

多彩猪血煲

材料： 猪血片450克，净油菜300克，豆腐片、虾皮、盐各适量。

做法：

1. 锅置火上，加入适量清水，煮沸后放入虾皮略煮。
2. 放入猪血片、豆腐片、油菜，煮5分钟左右，最后加盐煮至入味即可。

牛 肉

性平

病后调养的“肉中骄子”

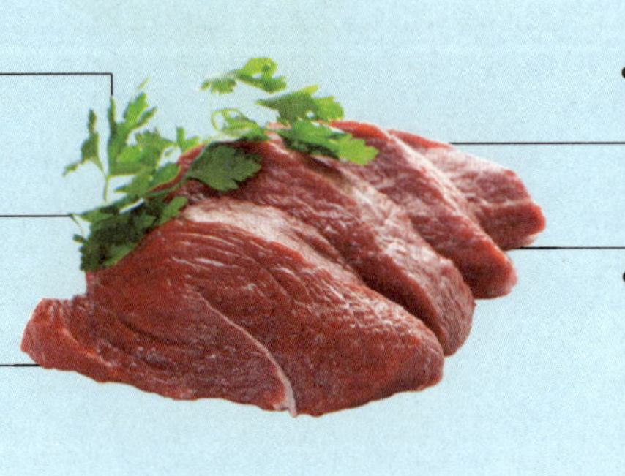

别名
黄牛肉、水牛肉

养生关键字
强健筋骨，增强免疫力

性味归经
味甘，性平。归脾、胃、肾经。

最佳食用时令期
秋季、冬季

营养成分

热量	125 千卡
胆固醇	84 毫克
蛋白质	19.9 克
脂肪	4.2 克
碳水化合物	2 克

古籍记载

《别录》：“主消渴，止泄，安中益气，养脾胃。”

《千金方·食治》：“止唾涎出。”

《本草拾遗》：“消水肿，除湿气，补虚，令人强筋骨、壮健。”

《滇南本草》：“水牛肉，能安胎补血。”

《韩氏医通》：“黄牛肉，补气，与绵黄芪同功。”

“药性”解密

◆提高机体抗病能力。牛肉含酪蛋白、白蛋白、球蛋白较多，因此食用牛肉能提高机体免疫力，增强体质。

◆补脾胃，益气血，强筋骨。牛肉可补中益气、滋养脾胃。可用于虚损消瘦、腰膝酸软、水肿等症的辅助食疗。

饮食宜忌

◆牛肉不易熟烂，烹饪时放1个山楂、1块橘皮或少许茶叶可以使其易烂，且味道清香。

◆牛肉含有丰富的膳食纤维，结缔组织较多，故应横切牛肉，将长纤维切断即可，以避免牛肉在炒制过程中变老而影响口感。

◆清洗牛肉时忌浸泡于水中，应用流动的水反复冲洗，清洗完后需将水分擦干再烹饪。

◆牛肉不宜顺着纤维方向切，以免牛肉咬不烂、且没法入味。

四季宜忌

《本草纲目》中指出，牛肉能“安中益气、养脾胃，补虚健体、强筋骨，消水肿、除湿气”。中医认为，牛肉性

体质宜忌

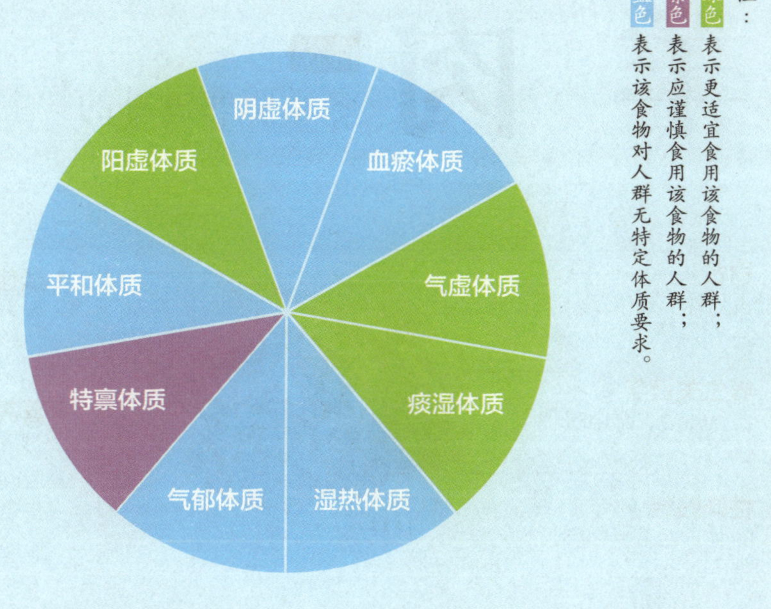

平，味甘，能滋养脾胃。秋冬季节天气转寒，尤其需要安中益气、保养脾胃，因此这两个季节可以适当多吃些牛肉。

搭配宜忌

☑ 牛肉 + 南瓜

牛肉具有止渴、强筋骨、补脾胃、益气血的功效。与南瓜同食，可补脾益气、排毒止痛。

☑ 牛肉 + 陈皮

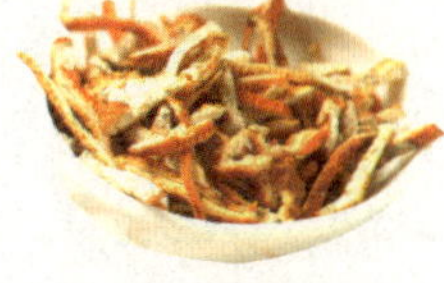

牛肉配以陈皮同食，不仅能止咳化痰，还能生津开胃、顺气消食，对维生素C缺乏症有一定的辅助食疗作用。

☒ 牛肉 + 白酒

牛肉属甘温之品，补气助火；而白酒属大温之品。二者若一起食用，容易上火，引起牙龈发炎、口疮等症，故二者不宜同食。

☒ 牛肉 + 红糖

牛肉性温，能补脾胃、壮腰，有安中益气之功；而红糖含有丰富的维生素，是一种天然的美白产品。但二者同食易引起腹胀。

挑选·储藏

◆挑选牛肉时，要选表面有光泽、肉质略紧且富有弹性的。新鲜牛肉肉质较为坚实，并呈大理石纹状，肌肉呈棕红色，脂肪多为淡黄色，也有深黄色的，筋为白色。

◆牛肉以买回当天吃完为佳，若要保存，也应放入冰箱，且不要超过3天，一旦解冻便不宜再冷冻。

羊肉

性温

冬季驱寒进补的“主角”

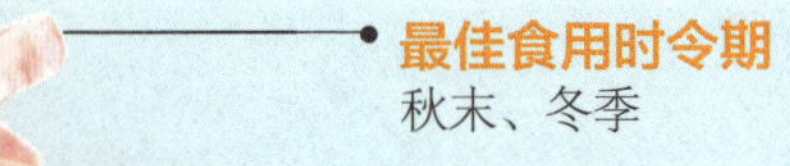

别名
古代称“羖肉”

最佳食用时令期
秋末、冬季

养生关键字
益气补虚，温中暖下

营养成分

热量	203 千卡
胆固醇	92 毫克
蛋白质	19 克
脂肪	14.1 克

性味归经
味甘，性温。归脾、肾、心经。

古籍记载

“羊肉能暖中补虚，补中益气，开胃健身，益肾气，养胆明目，治虚劳寒冷，五劳七伤”。——《本草纲目》

“药性”解密

- 羊肉具有益气补虚、温中暖下、促进消化、补肾壮阳的功效。
- 羊肉加中药当归、生姜、红糖一并炖食，可以补虚疗损，对腰膝酸软、肢体不温、眩晕短气有一定的疗效。
- 羊肉有补充热量的作用，有助于冬令暖身。畏寒怕冷的人食用羊肉，能增强体质，提高机体的抗寒能力。

饮食宜忌

羊肉性温热，常吃、多吃都容易上火。因此，吃羊肉时，宜搭配一些凉性蔬菜，如冬瓜、丝瓜、油菜、金针菇、白菜、藕、莴笋、茭白、平菇等，这样既能达到羊肉的补益功效，又能减少羊肉的燥热之性。

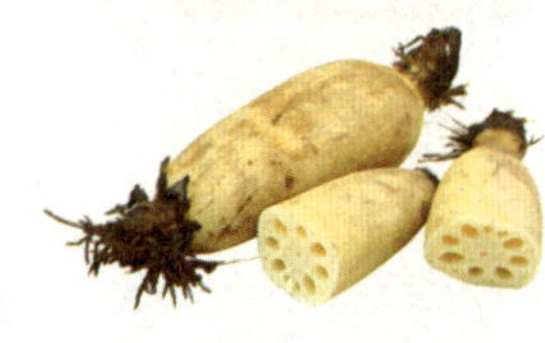

四季宜忌

俗话讲“美食要配美器，药疗不如食疗”。羊肉性温热，补气滋阴、暖中补虚、开胃健力，是我国居民食用的主要肉类之一。它较猪肉和牛肉的肉质要细嫩，而脂肪、胆固醇含量相对要少。在冬季食用，可收到进补和防寒的双重功效。

体质宜忌

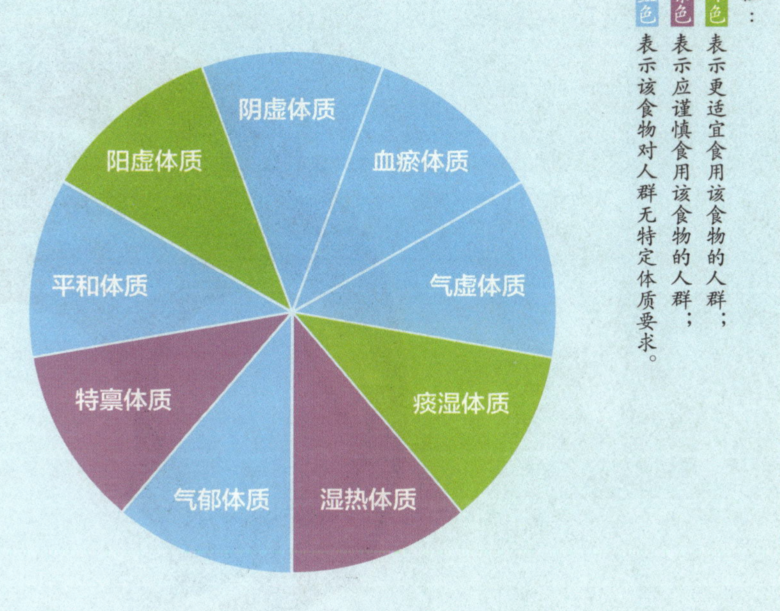

注：绿色表示更适宜食用该食物的人群；紫色表示应谨慎食用该食物的人群；蓝色表示该食物对人群无特定体质要求。

搭配宜忌

☑ 羊肉＋香菜

改善体虚、扶助阳气。羊肉营养丰富，具有益气补血、固肾壮阳等功效；香菜具有消食下气、壮阳等功效。二者搭配食用，可改善身体虚弱、阳气不足等症。

☑ 羊肉＋菜心

清凉、解毒、去火。菜心属于凉性蔬菜，与羊肉一起食用，能起到清凉、解毒、去火的作用，既能发挥羊肉的补益功效，又能减少羊肉的燥热之性。故二者适宜搭配同食。

☒ 羊肉＋乳酪

羊肉大热，乳酪味甘酸、性寒，二者若一起食用，乳酪中含有的酶与羊肉可能产生不良反应，以致影响身体健康，故二者不宜搭配食用。

☒ 羊肉＋南瓜

羊肉大热补虚，南瓜补中益气，两补同进，易致胸闷腹胀、壅塞不舒等症，对身体健康不利。在日常生活中，要尽量避免二者同食。

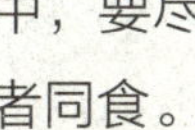

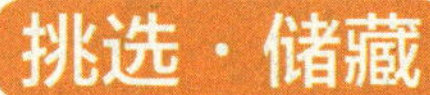

挑选·储藏

◆挑选羊肉时以肉色鲜红、带光泽的肉品为佳。新鲜的羊肉脂肪洁白或乳白；弹性好，指压后凹陷能立即恢复，不黏手；肉质纤维细软，少有脂肪夹杂，有羊肉的膻气。

◆羊肉一般以现购现烹为宜，如暂时食用不完，用少许盐腌渍2天，可保存10天左右。

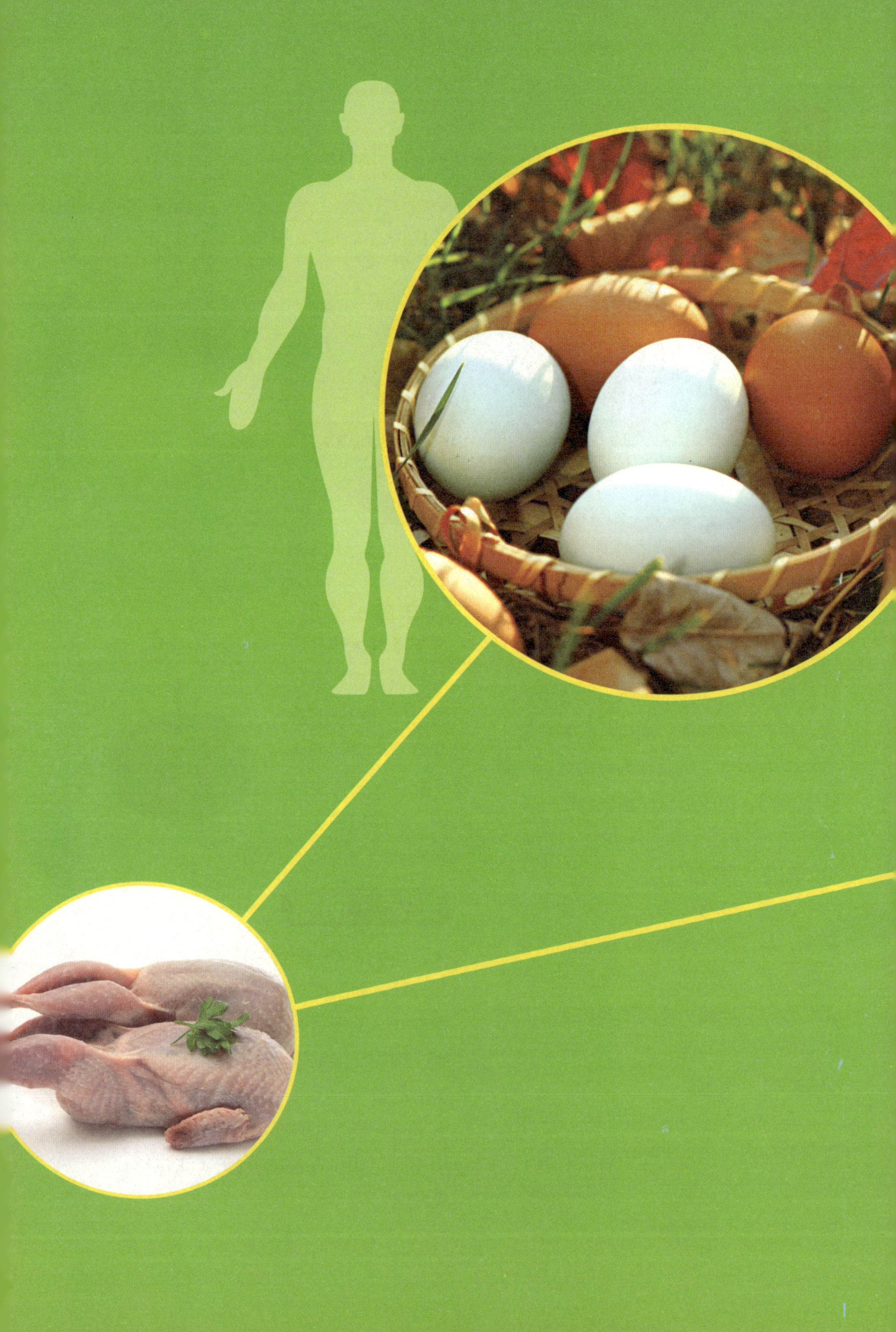

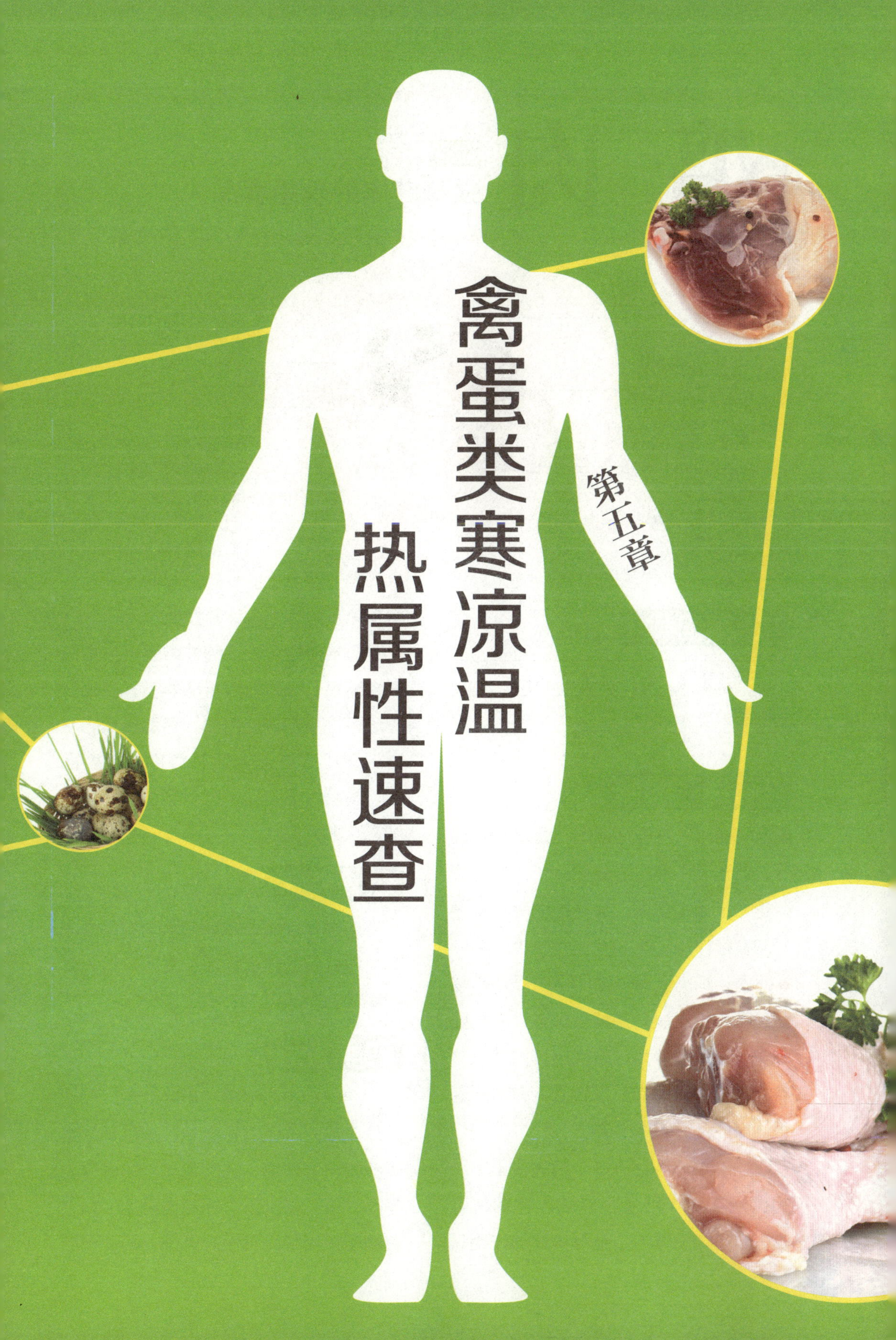

第五章

禽蛋类寒凉温热属性速查

鸡 肉

性平

强身健体的理想食品

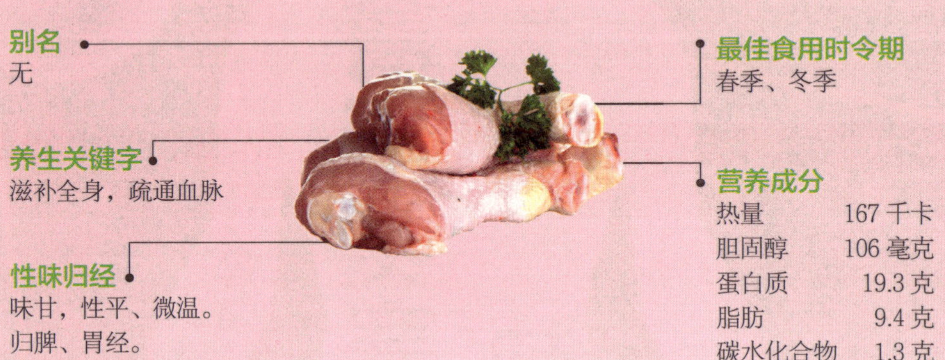

别名
无

养生关键字
滋补全身，疏通血脉

性味归经
味甘，性平、微温。
归脾、胃经。

最佳食用时令期
春季、冬季

营养成分

热量	167 千卡
胆固醇	106 毫克
蛋白质	19.3 克
脂肪	9.4 克
碳水化合物	1.3 克

古籍记载

“治产后虚羸，煮汁煎药服，佳。”——《本草纲目》

“药性”解密

◆温中益气。鸡肉性微温，是滋补的佳品，对营养不良、畏寒怕冷、贫血、疲劳乏力、月经不调、身体虚弱等均有很好的食疗作用。

◆补虚。鸡肉含有丰富的蛋白质、矿物质及多种维生素，是秋冬季进补的主要肉类。中医学认为，雄鸡肉其性属阳，善补虚弱；雌鸡肉其性属阴，有益于老人、产妇及久病体虚者。

◆增强体力、强壮身体。鸡肉中蛋白质的含量丰富，且很容易被人体消化吸收，具有增强体力、强壮身体的作用，常食尤其对女性身体有好处。

◆缓解感冒症状。鸡肉性微温，且蛋白质含量高，在感冒流行的季节，多喝些鸡汤可提高自身免疫力，有助于预防感冒。对于那些已被流感病毒感染者而言，多喝鸡汤有助于缓解感冒引起的鼻塞、咳嗽等症状。

饮食宜忌

忌吃鸡屁股。鸡屁股中含有很多不容易被分解的致病物质，食用后对人体有害。

四季宜忌

鸡肉含有牛磺酸，牛磺酸可以提高人体免疫力。尤其是乌鸡、火鸡等，牛磺酸的含量更高，在感冒流行的春季、冬季，多喝些鸡汤可提高自身免疫力，有助于将流感病毒拒之体外。即使已被

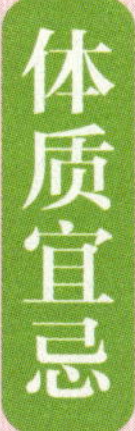

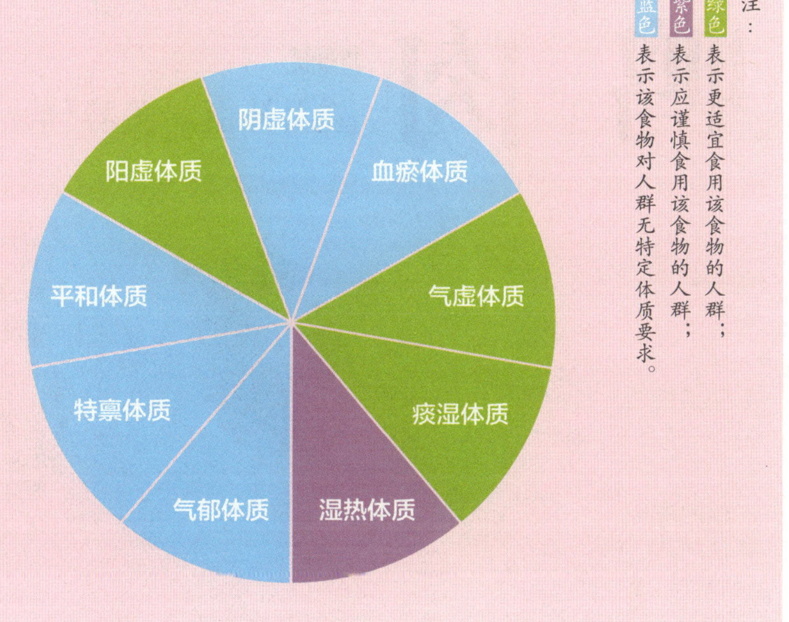

流感病毒感染了，多喝点鸡汤也有助于缓解感冒引起的鼻塞、咳嗽等症状。

搭配宜忌

☑ 鸡肉＋栗子

鸡肉可补脾造血，而栗子可健脾，二者搭配食用，有利于人体对营养成分的吸收，增强机体造血功能。

☑ 鸡肉＋黑木耳

黑木耳能益气养胃、凉血、止血、降脂、减肥，与鸡肉同食对高血压、高脂血症、糖尿病、心血管病有一定的预防和缓解作用，故二者适宜同食。

☒ 鸡肉＋芥末

鸡肉属温补之品，而芥末是热性之物，二者搭配同食，会助火热，不利于人体健康。故二者不宜搭配同食。

☒ 鸡肉＋虾

鸡肉性温，不易消化。虾与鸡肉同时食用，会导致消化不良，对肠胃不好。所以要尽量避免在食用鸡肉后食用虾，以免影响身体健康。

健康膳食

红油芝麻鸡

材料： 鸡肉 500 克，芹菜叶、白芝麻、红辣椒圈各少许，盐、辣椒酱、红油、料酒各适量。

做法：

1. 鸡肉洗净，斩块，用盐腌渍片刻；芹菜叶洗净，备用。
2. 锅内注入冷水，放入鸡块，加料酒，大火煮沸，转小火焖熟，装盘。
3. 油锅烧热，辣椒酱、红油及白芝麻入锅做成味汁，浇在鸡肉上，用芹菜叶、红辣椒圈点缀即可。

鸭 肉

性平

滋阴补血，美容佳品

别名
家鸭肉

养生关键字
滋阴养胃，利水消肿

性味归经
味甘、咸，性平、微寒。归脾、胃、肾经。

最佳食用时令期
夏季

营养成分

热量	240 千卡
胆固醇	94 毫克
蛋白质	15.5 克
脂肪	19.7 克
碳水化合物	0.2 克

“药性”解密

◆护肤美容。鸭肉富含维生素B_2，是补充B族维生素的理想食品之一，同时它也有护肤、美肤的功效。

◆健体抗衰。鸭肉中B族维生素和维生素E含量比较多。B族维生素对人体新陈代谢、神经系统、心脏、消化功能和视觉的维护都有良好的作用；维生素E则具较强的抗氧化性，有助于人体多余自由基的清除，可起到抗衰老的作用。

饮食宜忌

◆不宜食用保存过久的鸭肉。久储的鸭肉，蛋白质容易裂解变性，营养价值降低，还可能会产生酪氨酸，导致头痛等。

◆烹制鸭肉时要少放盐，这样会使肉、汁更为鲜美。炖老鸭时，放一块猪胰脏，可使肉质酥烂。

四季宜忌

鸭肉是夏季清补佳品之一，既能补充过度消耗的营养，又可祛除暑热给人体带来的不适。

鸭肉最大的特点就是可以清热祛火，所以夏季喝鸭汤最宜人，尤其是低热、虚弱、食少、大便干燥和水肿者，喝鸭汤最有益。

搭配宜忌

☑鸭肉＋山药

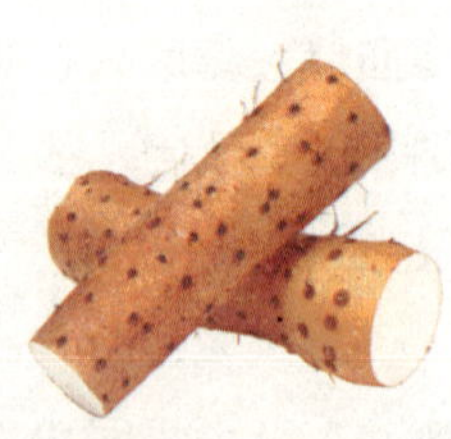

鸭肉与山药营养都很丰富，二者搭配食用，不仅可滋阴养胃、清肺利尿、消肿补血，还能健脾止渴、固肾益精、养阴生津、清热凉血，辅助食疗效果颇佳。故二者适宜搭配同食。

体质宜忌

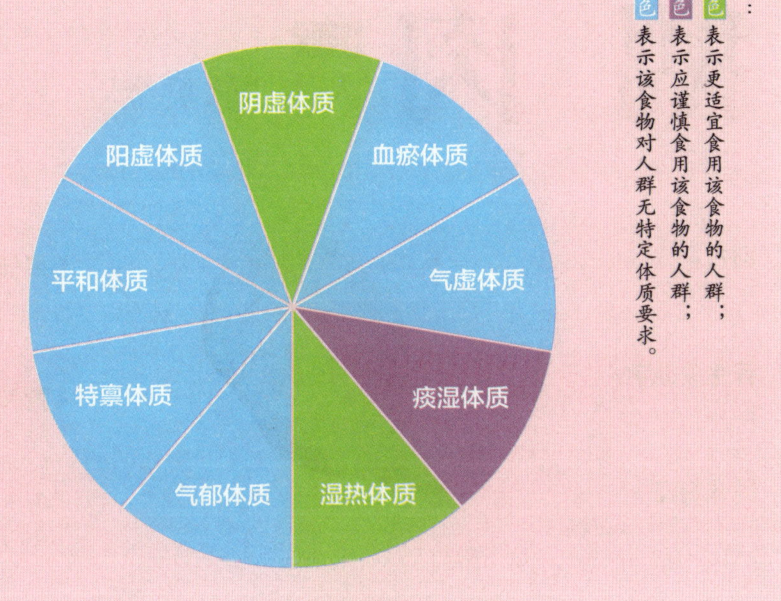

☑ 鸭肉＋冬瓜

生血补血、促进食欲。冬瓜中含有丰富的叶酸，而叶酸有良好的补铁功效，可补血生血。与鸭肉同食，可预防贫血、促进食欲。

☒ 鸭肉＋鳖肉

鸭肉与鳖肉均属凉性，若二者一起食用，易引发阴盛阳虚、水肿、泄泻，有损人体健康。故在日常饮食中要避免二者同食。

☒ 鸭肉＋栗子

鸭肉和栗子性味和功能相反，二者搭配同食易引发食物中毒，将对人体健康造成较大的伤害。故在日常饮食中要避免二者同食。

挑选·储藏

挑选鸭肉时，以肉厚、结实、表面光泽的肉品为佳。

健康膳食

香辣板鸭

材料： 板鸭 400 克，红尖椒、青尖椒各 20 克，干辣椒少许，盐 1 小匙，料酒 1 大匙，味精 1/2 小匙。

做法：

1. 将板鸭放在清水中浸泡 20 分钟左右，去除表面的浮盐后，洗净，切块，沥干水分后备用。
2. 干辣椒洗净，切段；青尖椒、红尖椒洗净，切长段。
3. 油锅烧热，入干辣椒段爆香，放入板鸭块炒匀，下青尖椒段、红尖椒段炒香，再调入味精、盐、料酒，加入一勺清水收汁，出锅即可。

鹅 肉

性平

人体“软黄金”

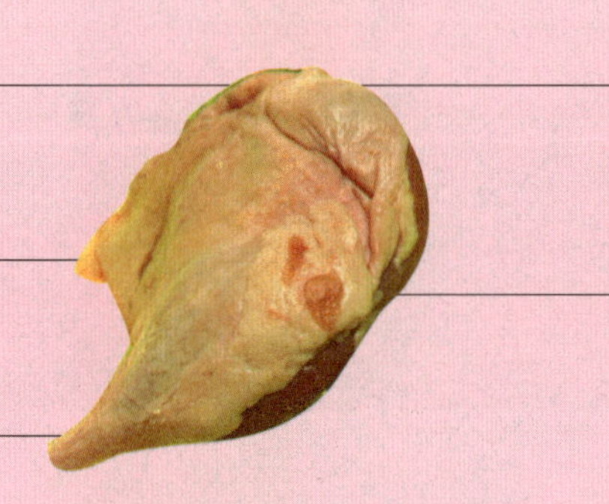

别名

家雁肉

养生关键字

益气补虚，暖胃生津

性味归经

味甘，性平、偏寒。

归脾、胃、肺经。

最佳食用时令期

全年

营养成分

热量	251 千卡
胆固醇	74 毫克
蛋白质	17.9 克
脂肪	19.9 克

“药性”解密

◆补益五脏，延缓衰老。中医认为，鹅肉具有解五脏之热、补阴益气、暖胃开津和缓解铅毒、益气补虚、养精血、防衰老、强健体魄之功效，主治消渴、气短、乏力。

◆抗结石。鹅肉被世界卫生组织推荐为最佳肉食产品，用鹅血、鹅胆、鹅肫等制成的鹅血片、鹅血清、胆红素、去氧鹅胆酸芋药品，对胆结石等疾病有一定的辅助治疗功效。

搭配宜忌

☑ 鹅肉 + 柠檬

鹅肉味甘、性平，具有益气补虚、暖胃生津、利五脏、解铅毒、治虚羸消渴之功效。食用时和柠檬一起搭配可以解油腻。

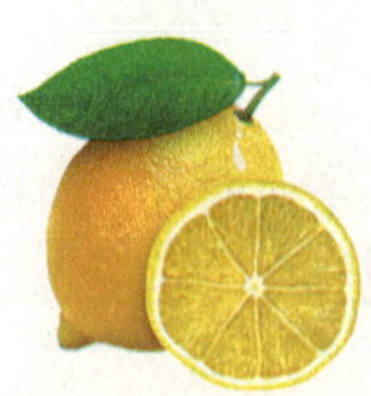

☒ 鹅肉 + 大米

鹅肉既可以解热解毒，又可以发风、发疮、发毒。但鹅肉不宜与大米同食，否则会引起身体不适。

☒ 鹅肉 + 柿子

柿子在胃酸的作用下会产生沉淀，难以消化。鹅肉与柿子同食，会使这种作用加剧。

☒ 鹅肉 + 梨

梨属寒性水果，鹅肉含有大量的脂肪和蛋白质，二者共食会增加肾脏负担，同时对肾脏刺激较大。

挑选·储藏

鹅肉较容易变质，购买后要马上放进冰箱里。无法食用完时，最好将剩下的鹅肉煮熟保存，而不要保存生鹅肉。

鹌鹑蛋

性平

"动物人参"秋补佳品

别名
鹌鹑卵

养生关键字
补益气血，健胃消食

性味归经
味甘，性平。归肺、脾经。

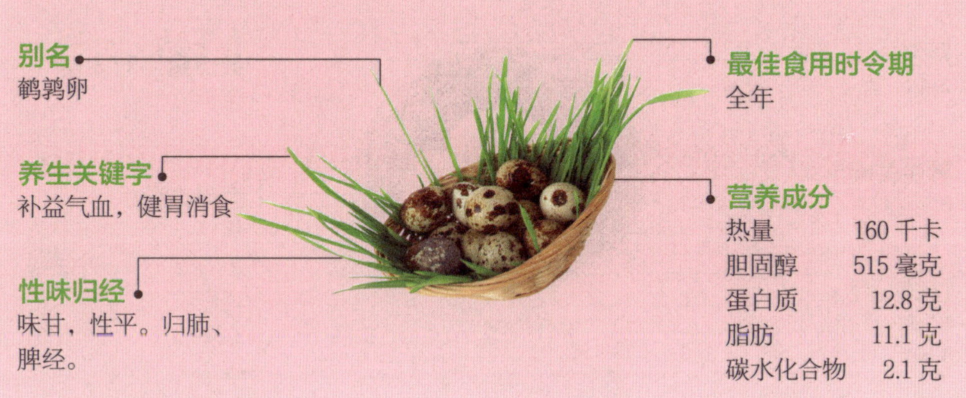

最佳食用时令期
全年

营养成分

热量	160 千卡
胆固醇	515 毫克
蛋白质	12.8 克
脂肪	11.1 克
碳水化合物	2.1 克

"药性"解密

◆补益气血。鹌鹑蛋有补益气血的作用。用于肺痨气血不足，常与白芨同用；用于小儿气血不足，面黄肌瘦，可单用本品打入米汤内煮熟食用。

◆软化血管。鹌鹑蛋含有的芦丁具有软化血管、预防微细血管和脑血管损伤的作用。

◆促进大脑发育。鹌鹑蛋所含丰富的卵磷脂和脑磷脂对大脑有益，尤其脑磷脂是构成神经组织和脑代谢中的重要物质，是高级神经活动不可缺少的营养物质，具有健脑的作用。

搭配宜忌

☑鹌鹑蛋＋苦瓜

苦瓜被称为"植物胰岛素"，能够促进糖类物质的代谢；而中医认为，鹌鹑蛋有强身健脑、降脂降压、丰肌泽肤等功效。二者搭配食用，特别适用于糖尿病患者。

☑鹌鹑蛋＋银耳

鹌鹑蛋具有补气养血、强筋壮骨的作用，而银耳滋阴润肺、养气生津，二者相配食用，效果更佳，对于阴虚有火者尤宜。

☑鹌鹑蛋＋紫菜

鹌鹑蛋具有补血益气的作用，而紫菜含钙、铁丰富，具有提高免疫力、降低胆固醇的作用。二者相配食用，是女性不可多得的滋补食物。

挑选·储藏

鹌鹑蛋的外壳为灰白色，还有红褐色的和紫褐色的斑纹，优质的鹌鹑蛋色泽鲜艳、壳硬，蛋黄呈深黄色，蛋白黏稠。

鸡 蛋

性凉

平价滋补品

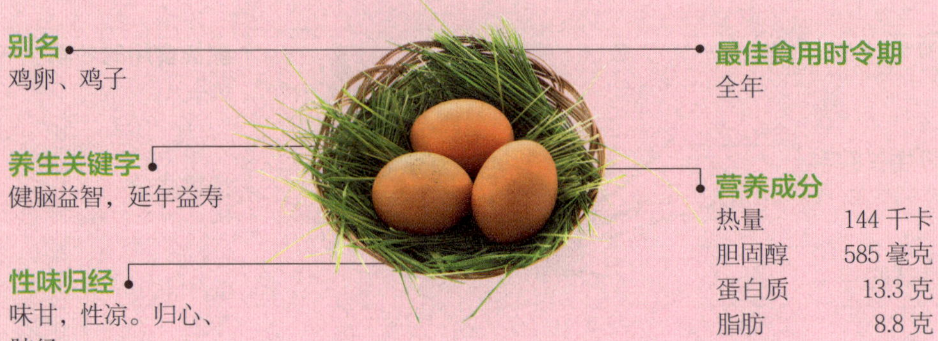

别名
鸡卵、鸡子

养生关键字
健脑益智，延年益寿

性味归经
味甘，性凉。归心、肺经。

最佳食用时令期
全年

营养成分

热量	144 千卡
胆固醇	585 毫克
蛋白质	13.3 克
脂肪	8.8 克
碳水化合物	2.8 克

古籍记载

“卵白能清气，治伏热，目赤，咽痛诸疾；卵黄能补血，治下痢，胎产诸疾。”——《本草纲目》

“药性”解密

◆鸡蛋是人类最好的营养来源之一，因为鸡蛋中含有大量的维生素、矿物质和蛋白质。对人体而言，鸡蛋的蛋白质品质佳，仅次于母乳。

◆鸡蛋所含的维生素B_2及少量的微量元素有助于分解和氧化体内的致病物质。部分蛋白质可促进肝细胞的再生，对肝脏组织损伤有修复作用。

饮食宜忌

◆鸡蛋必须煮熟，不宜生吃，打蛋时也需提防沾染到蛋壳上的细菌。

◆搅拌鸡蛋时，要沿着一个方向搅打，并加入少许盐，以确保鸡蛋更加鲜嫩。

四季宜忌

鸡蛋中含有大量的维生素、矿物质及优质蛋白质，营养非常丰富，可健脑益智、保护肝脏、预防和改善动脉粥样硬化、延缓衰老等。清明节吃鸡蛋是一种习俗，象征圆圆满满。鸡蛋可全年食用。

搭配宜忌

☑鸡蛋＋枸杞子

鸡蛋营养丰富，枸杞子具有滋补肝肾、益精明目、强筋壮骨的作用。二者同食，既可滋阴补肾、健脑明目，又可为人体补充所需的多种营养物质。

☑鸡蛋＋羊肉

鸡蛋与羊肉二者同食，不但可滋补

体质宜忌

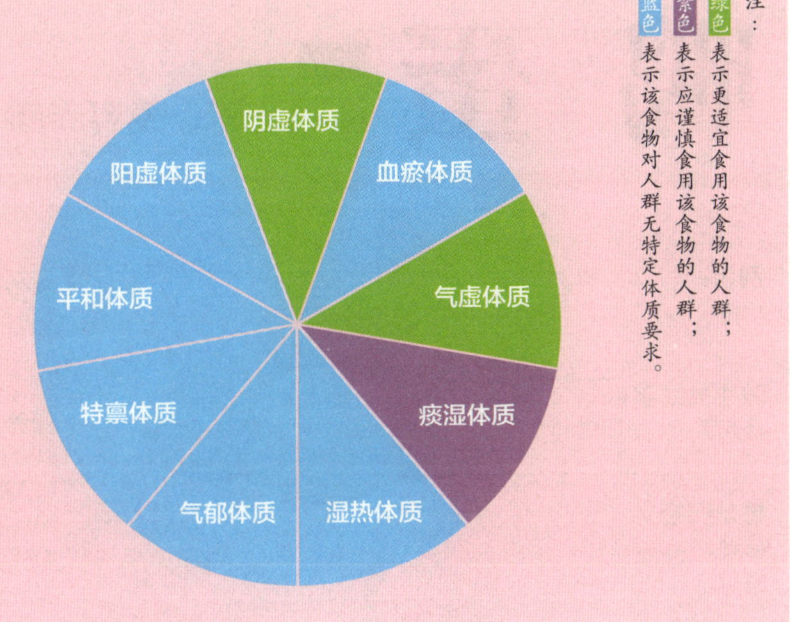

身体，而且能够促进血液的新陈代谢、延缓衰老，对身体健康很有益处。

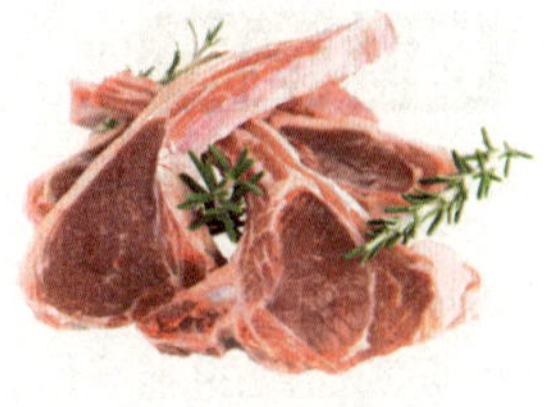

☒ 鸡蛋＋豆浆

鸡蛋中含有黏性蛋白，易与豆浆中的胰蛋白酶结合，阻碍蛋白质的正常分解，从而降低或阻碍人体对蛋白质的吸收，对身体健康造成一定伤害。

☒ 鸡蛋＋白糖

加热后鸡蛋中的氨基酸与白糖会发生化学反应，生成一种叫糖基赖氨酸的化合物，易破坏鸡蛋中的氨基酸成分，并产生有毒化合物，损害身体健康。故二者不宜同食。

挑选·储藏

新鲜的鸡蛋最好放在冰箱中冷藏，温度一般在4℃左右，鸡蛋存放的位置应该大头朝上，小头朝下，放在蛋托或纸格内，保鲜期3～4个月。

健康膳食

三色炒蛋

材料： 鸡蛋 400 克，松花蛋 50 克，熟咸鸭蛋 50 克，葱 20 克，盐、胡椒粉、味精各少许。

做法：

1. 将松花蛋和熟咸鸭蛋分别切成 1 厘米见方的丁；葱洗净，切末。
2. 鸡蛋磕入碗中，放入松花蛋丁和咸鸭蛋丁拌匀。
3. 再加入葱末、盐、味精、胡椒粉搅拌均匀。
4. 油锅烧热， 倒入蛋液炒至熟，起锅装盘即可。

鸭 蛋

性凉

滋阴清肺，美容养颜

别名
鸭卵
养生关键字
补充营养，滋阴清肺
性味归经
味甘，性凉。归心、肺经。
最佳食用时令期
全年
营养成分
热量 180千卡
胆固醇 565毫克
蛋白质 12.6克
脂肪 13克
碳水化合物 3.1克

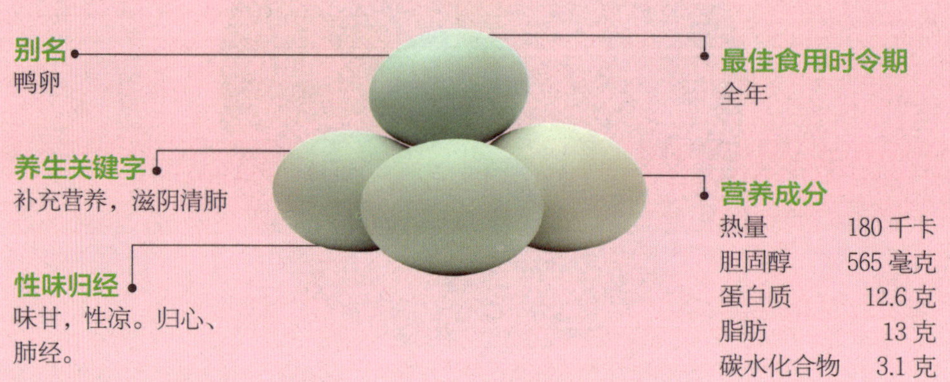

古籍记载

“补心清肺，止热嗽，治喉痛。”——《医林纂要》

“药性”解密

◆润肺护肤。现代营养学研究发现，鸭蛋中含有大量的蛋白质，另外还有养阴清肺、润肺美肤、强壮体格的作用。

◆补钙补铁。鸭蛋含较为丰富的钙、铁，因此食用鸭蛋，可起到一定的补钙补铁作用。

饮食宜忌

◆心血管病、肝肾疾病患者应少吃鸭蛋。

◆不宜食用未完全煮熟的鸭蛋。因为致病菌渗入鸭蛋内，只有经过高温处理，才能被杀死，所以鸭蛋必须彻底加热才可食用。

搭配宜忌

☑鸭蛋＋百合

百合有很好的止咳作用，并可增加肺脏内血液的灌流量，改善肺部功能，也有一定的镇静作用。将其与鸭蛋同食可以起到清肺的强大作用。

☑鸭蛋＋马齿苋

马齿苋具有清热解毒、散瘀消肿之功效，而且对大肠杆菌、伤寒杆菌、痢疾杆菌等均有一定的抑制作用。与鸭蛋搭配同食对肠胃大有益处。

☑鸭蛋＋冰糖

将冰糖放入热水中搅拌溶化，待水凉后打入鸭蛋搅匀，上笼蒸熟，这道冰糖鸭蛋羹可以改善热毒蕴结型腮腺炎。

☑鸭蛋＋银耳

二者同食，能缓解由于肺阴不足导致的咽喉干燥、声音嘶哑、干咳、燥热

体质宜忌

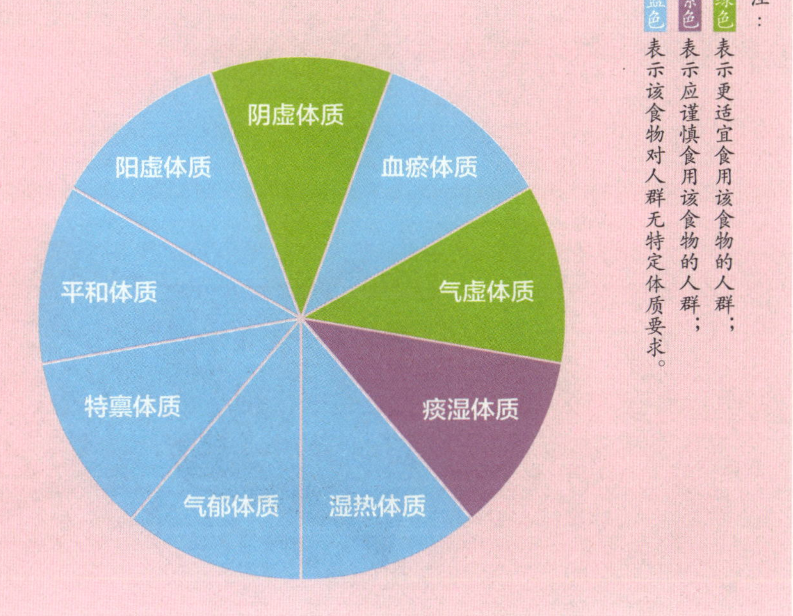

等症。

☒ 鸭蛋＋桑葚

一次性食用过量桑葚，不仅易导致鼻出血，还有可能引起肠炎。若与鸭蛋同食更易引起肠胃不适，对身体造成损害，所以鸭蛋尽量不要和桑葚同食。

挑选·储藏

◆选购时，品质好的鸭蛋外壳干净，光滑圆润，蛋壳呈青色。

◆识别假“鸭蛋”的方法：假鸭蛋的蛋壳颜色比真蛋亮一些，但不太明显；用手触摸假蛋蛋壳，会比真蛋粗糙一些；晃动假蛋时会有响声；假蛋打开后不久，蛋黄和蛋清就会融到一起。

◆鸭蛋宜放入冰箱冷藏，放置时注意大头朝上，小头朝下，这样能保证鸭蛋的质量。

健康膳食

咸蛋黄熏肉

材料： 猪肉末400克，咸鸭蛋黄2个，茶叶、白糖各适量，料酒、老抽、淀粉各1大匙，蒜蓉、盐、鸡精、胡椒粉、香油各少许。

做法：

1. 将猪肉末、蒜蓉、盐、鸡精、老抽、料酒、胡椒粉和香油拌匀。
2. 将咸鸭蛋黄压扁，分别裹上淀粉，放在碗底，再将猪肉末倒入碗中压紧，放入锅内，大火蒸15分钟，扣在铁箅子上。
3. 熏锅内加白糖和茶叶，架上铁箅子，盖上锅盖，熏制20分钟，取出，放入盘中即可。

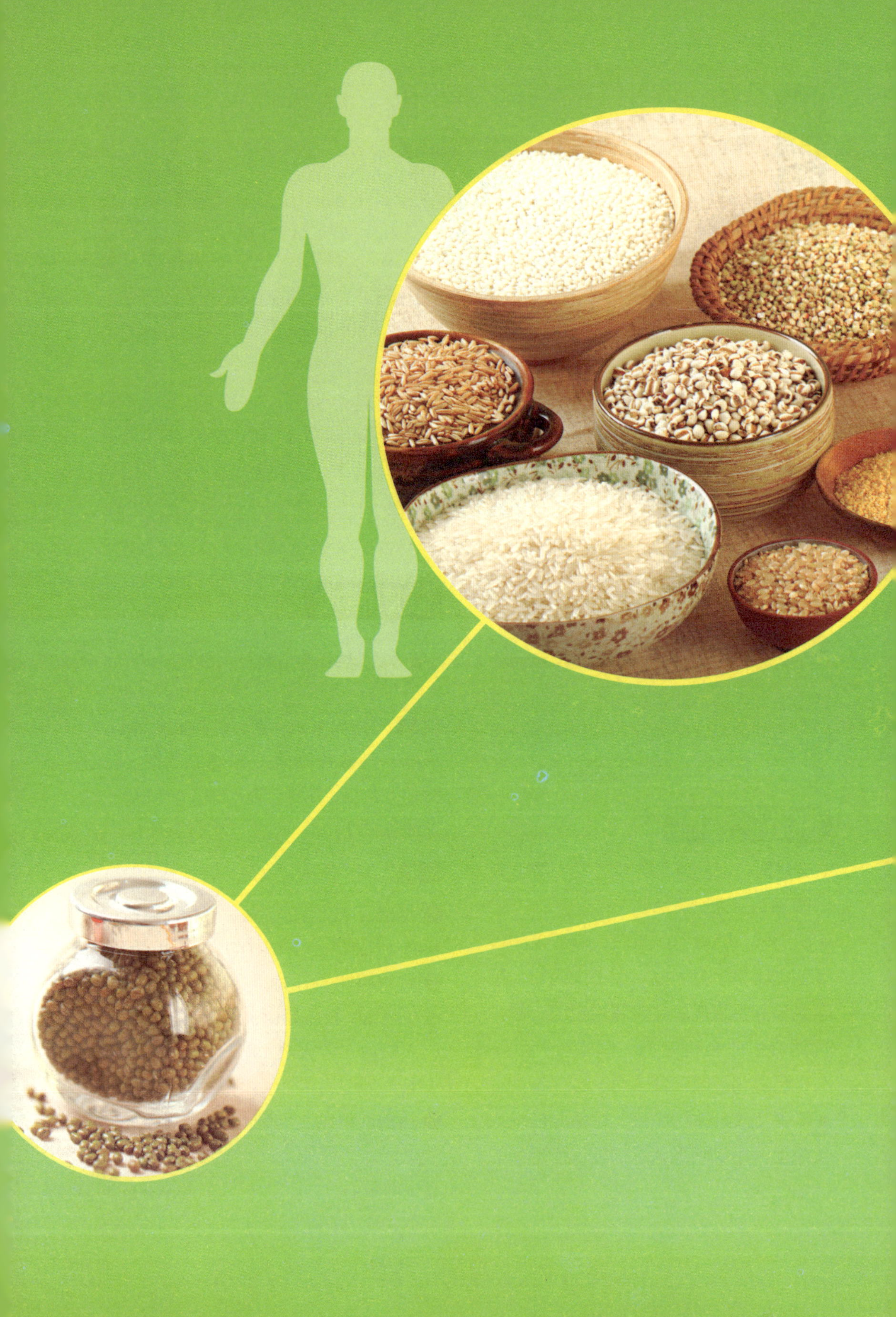

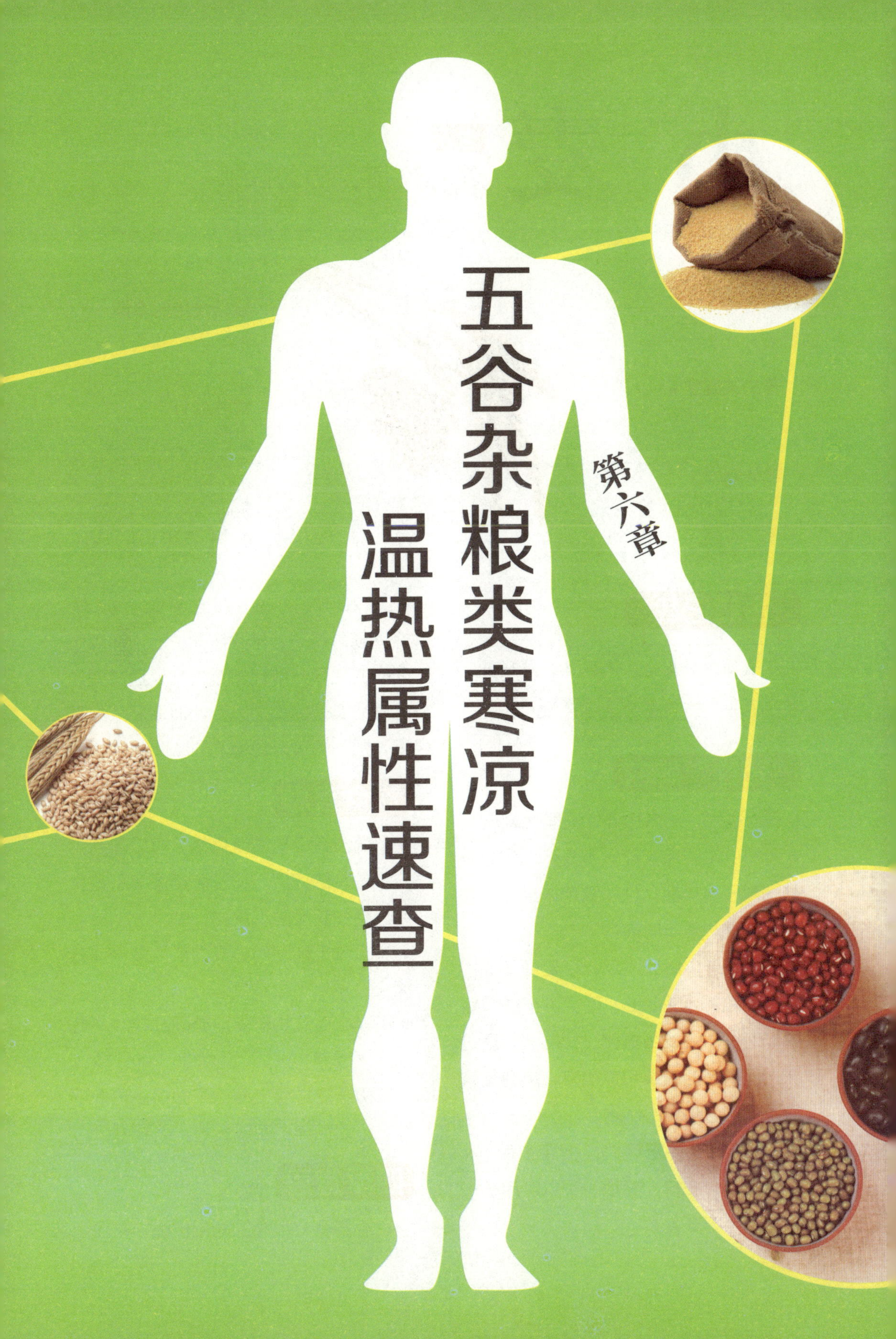
第六章
五谷杂粮类寒凉
温热属性速查

小 麦 性凉

养心除烦，美容除皱

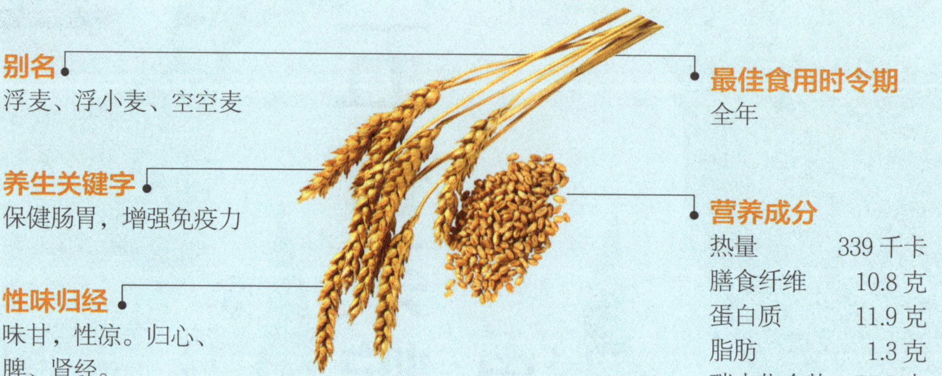

别名

浮麦、浮小麦、空空麦

养生关键字

保健肠胃，增强免疫力

性味归经

味甘，性凉。归心、脾、肾经。

最佳食用时令期

全年

营养成分

热量	339 千卡
膳食纤维	10.8 克
蛋白质	11.9 克
脂肪	1.3 克
碳水化合物	75.2 克

古籍记载

“小麦面，补虚，实人肤体，厚肠胃，强气力”。——《本草拾遗》

“药性”解密

◆养心益肾、清热止渴、调理脾胃。

◆缓解更年期综合征。小麦可以宁心安神，对于更年期女性，食用未经加工的小麦能缓解更年期症状。

◆抗老防衰。研究发现，小麦胚芽油中含有丰富的维生素E，可促进皮肤血管的畅通，防止皮脂氧化，抑制因脂质过氧化而引起的皱纹和黄褐斑，具有美容护肤、抗老防衰的作用。

◆养心安神。中医认为，小麦性凉，味甘，能养心安神、除烦，所以可用于失眠、烦躁不安者。

◆缓解便秘。小麦皮富含膳食纤维，能促进肠胃蠕动、排除宿便，而人体内胆固醇的主要分解代谢过程又是通过粪便的排泄实现的，所以可使血清胆固醇下降，预防和缓解便秘。

饮食宜忌

◆小麦含有少量的氮化物，可以起到类似镇静剂的作用，慢性肝病患者不宜食用，易引起嗜睡现象。

◆加工过于精细的小麦面粉，营养成分流失过多，不宜多吃。

◆粗碎小麦是将粗麦压碎而成的。烹饪前必须浸泡，烹饪时间为30～40分钟。

◆在切好的洋葱上蘸点干面粉，再入锅炒，炒出的洋葱色泽金黄，美味可口。

四季宜忌

小麦具有很高的药用价值，不仅可

以补充人体所需营养，还具有调理胃肠的作用，从而可有效改善因各种因素引起的胃肠不适。另外，小麦中所含的维生素A、B族维生素、膳食纤维及矿物质等营养成分，能强化胰岛素的功能，促进人体糖类代谢。其中维生素B_6可以保护胰脏β－细胞；维生素A可以保护胰岛素细胞免受自由基的破坏；钙负责传达“分泌胰岛素”的讯息。小麦可全年食用。

搭配宜忌

✓小麦＋玉米

小麦和玉米一起同食，可以提高蛋白质的吸收。

挑选·储藏

◆选购时最好到大商场、大超市购买加贴质量安全标志的产品，并根据不同用途选购不同的专用小麦粉。

◆小麦粉应在干燥通风处保存，并尽快食用。

健康膳食

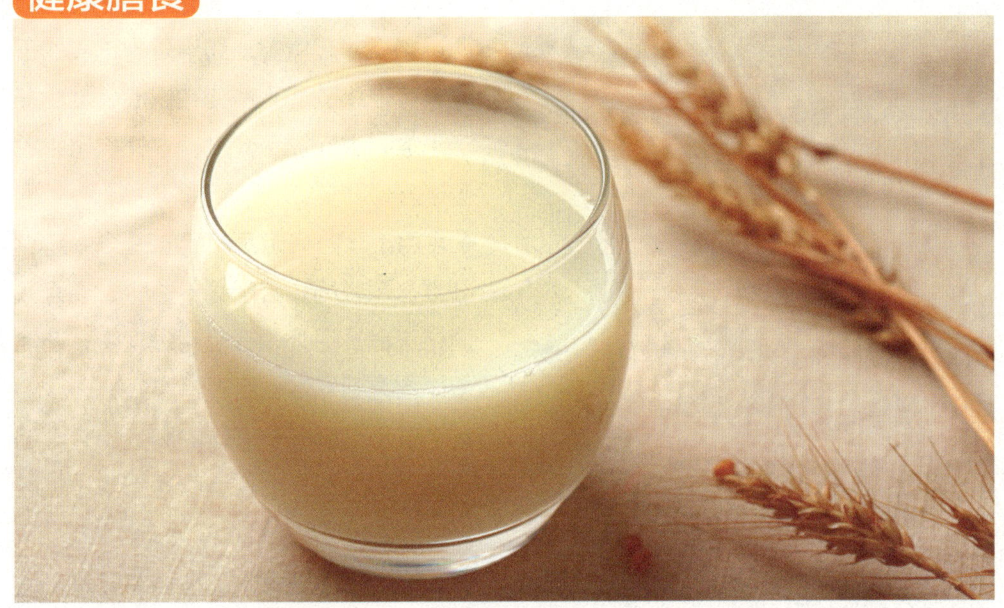

小麦仁黄豆浆

材料：黄豆30克，小麦仁20克。

做法：

1. 将黄豆用清水浸泡至软，洗净；小麦仁洗净。
2. 将小麦仁和泡好的黄豆一同放入全自动豆浆机中，加入适量水煮成豆浆即可。

玉米

性平

缓解便秘的“良药”

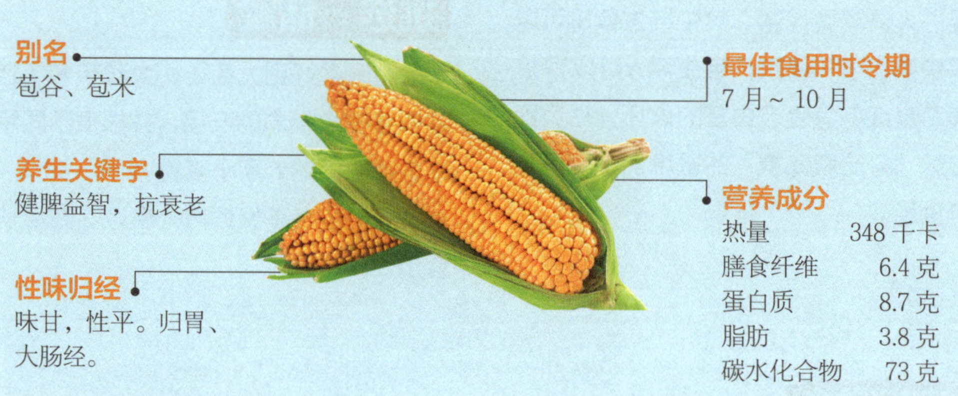

别名
苞谷、苞米

养生关键字
健脾益智，抗衰老

性味归经
味甘，性平。归胃、大肠经。

最佳食用时令期
7月～10月

营养成分

营养成分	含量
热量	348千卡
膳食纤维	6.4克
蛋白质	8.7克
脂肪	3.8克
碳水化合物	73克

“药性”解密

◆预防便秘等胃肠道疾病。玉米中的维生素B_6、烟酸等成分具有刺激胃肠蠕动、加速粪便排泄的作用，可预防便秘、肠炎等，有助于促进胃肠道疾病患者症状的好转。

◆降低胆固醇。玉米中亚油酸的含量高达60%以上，它和玉米胚芽中的维生素E起协同作用，有助于降低血液中的胆固醇浓度并防止其沉积于血管壁。因此，玉米对冠心病、动脉粥样硬化、高脂血症及高血压等都有一定的预防和辅助治疗作用。

◆降压降糖。玉米须有利尿、降压、降糖作用，且以煎汤饮用效果较佳。

饮食宜忌

◆煮玉米时不要剥掉所有皮，而应留一两层嫩皮一起慢煮。如果是剥过皮的玉米，可以将皮洗干净垫在锅底，然后把玉米放在上面加水同煮，这样煮出来的玉米鲜嫩味美。

◆食用玉米时忌咀嚼不足。玉米中膳食纤维含量较高，若咀嚼不充分，易导致消化不良。另外，在咀嚼过程中，还能使牙齿得到锻炼，促进唾液分泌。

◆吃玉米时应把玉米粒的胚尖部分全部吃掉，因为玉米的许多营养都集中在胚尖中。

◆熟玉米比生玉米吃起来更有营养。虽然玉米在烹制过程中损失了一部分维生素C，却获得了更具营养价值的抗氧化剂。

◆玉米发霉后容易产生致癌物质，故绝对不能食用。

体质宜忌

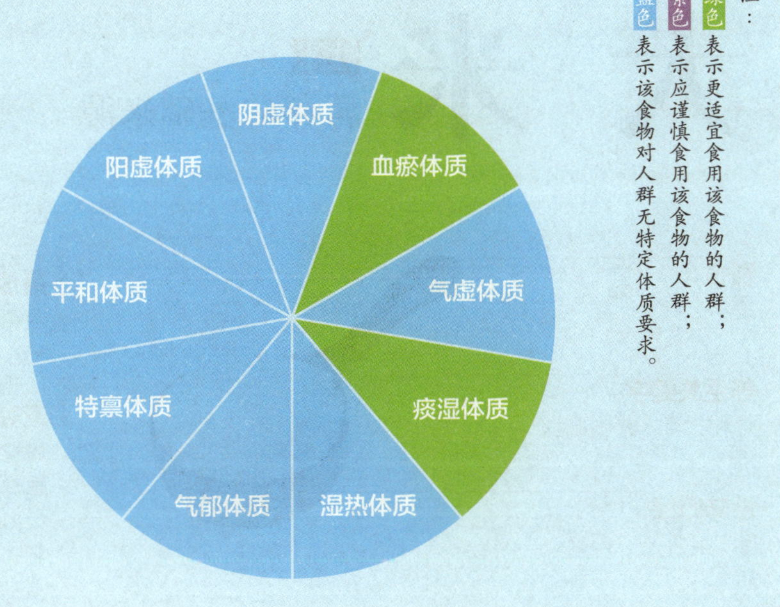

注：
绿色 表示更适宜食用该食物的人群；
紫色 表示应谨慎食用该食物的人群；
蓝色 表示该食物对人群无特定体质要求。

四季宜忌

玉米中的膳食纤维含量很高，具有刺激胃肠蠕动、加速粪便排出的功能，常食可有效预防和改善便秘、肠炎等疾病。中医认为，人在秋季会受到秋燥的侵袭，易导致便秘。为了预防便秘，可以多吃点玉米。

搭配宜忌

☑ 玉米 + 木瓜

玉米能够清理肠胃，可以防衰老和降血压。与木瓜同食，可预防慢性肾炎和冠心病，对糖尿病也有一定的食疗效果。

☑ 玉米 + 奶油

玉米可开胃、健脾、除湿、利尿，与奶油同食，有强身、健脑和通便等功效，故二者宜同食。

☑ 玉米 + 菜花

菜花配以玉米同食，不仅能益胃、健脾、补虚，还可以润肤美容、延缓衰老，适用于脾胃虚弱、少食消瘦、脘痞胸闷、黄疸水肿等患者。

☒ 玉米 + 田螺

田螺与玉米相忌，若二者同食容易中毒，对身体极为不利。若不小心中毒，可用地浆水解毒。

同源延伸

糯玉米

糯玉米是由普通玉米发生突变再经人工选育而成的新类型，煮熟后黏软而富有糯性，俗称粘玉米。糯玉米籽粒中营养成分含量高于普通玉米，尤其是淀粉、蛋白质的含量远远高于普通玉米，糯玉米淀粉的分子量远远小于普通玉米，更容易消化吸收。

大米

性平

营养的基础来源

别名
稻米
养生关键字
补脾和胃，养阴润燥
性味归经
味甘，性平。归脾、胃经。
最佳食用时令期
全年
营养成分
热量 347 千卡
膳食纤维 0.7 克
蛋白质 7.4 克
脂肪 0.8 克
碳水化合物 77.9 克

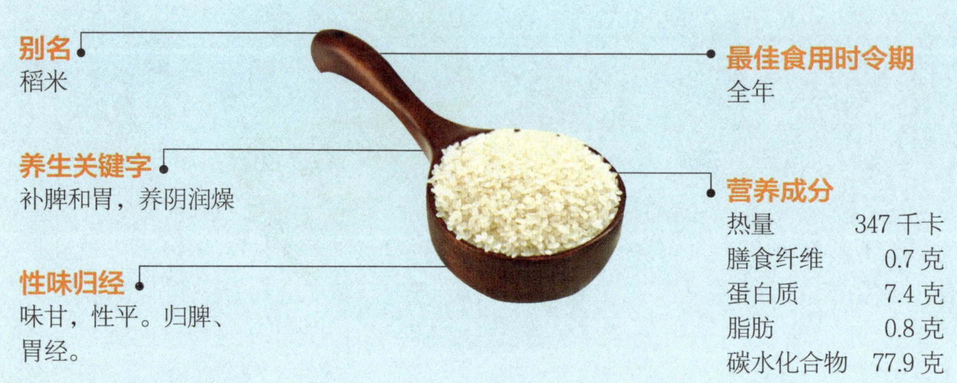

“药性”解密

◆补充营养素。大米中的各种营养素含量虽不是很高，但因其被人体食用的量大，也具有很高的营养功效，是补充营养素的基础食物。

◆预防脚气病，缓解口腔炎症。大米含有丰富的B族维生素，是预防脚气病、缓解口腔炎症的重要食疗资源。

饮食宜忌

用大米煮粥时不宜放碱，因为碱会破坏大米中的维生素B_1，影响其口感和营养功效。

搭配宜忌

☑ 大米＋白萝卜

大米与白萝卜搭配食用，既能止咳化痰、消食利膈，还可消腹胀、止烦渴，对痰多咳喘、年老体弱、食积饱胀等患者均有一定的辅助食疗功效。

☑ 大米＋瘦肉

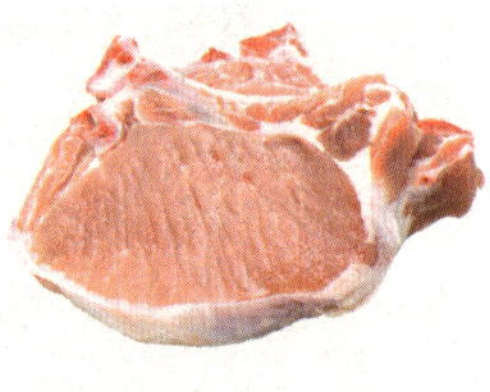

大米与瘦肉二者搭配同食，可祛痰散结、消肿止痛，对痰火旺盛、肠胃虚弱患者均有良好的辅助食疗作用。

☒ 大米＋蕨菜

大米中富含维生素B_1，而蕨菜中含有大量的维生素B_1分解酶，故二者同食会破坏维生素B_1的营养成分，不利于人体对维生素B_1的消化和吸收。

☒ 大米＋蜂蜜

蜂蜜含有一种叫做甜素的物质，大米则含有一种叫做无谷素的物质，二者同食不仅会相互作用，还会和胃酸犯冲

体质宜忌

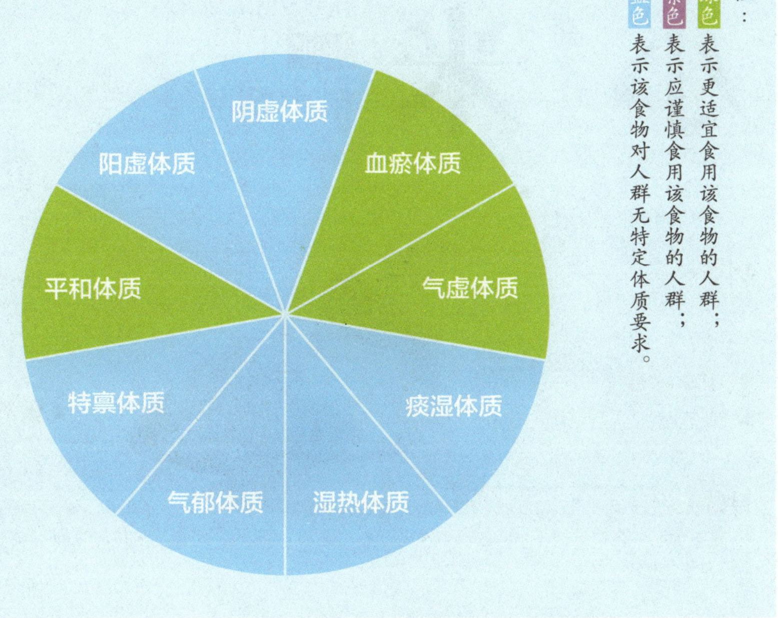

突，易引起胃痛。

挑选·储藏

为保持大米的新鲜品质与食用的可口性，应注意减少储存时间，并放于阴凉干燥处。如果在短时间里吃不完，可以用双层食品袋装好，将袋口密封好放入冰箱冷藏保存。奶水不足时，新妈妈可用大米汤来辅助喂养婴儿。

同源延伸

黑米

黑米是由水稻经过长期培育改良出的一种特殊品种，用黑米熬制的米粥清香油亮，软糯适口，营养丰富，具有很好的滋补作用，因此被称为“补血米”“长寿米”等；中国民间有“逢黑必补”之说。

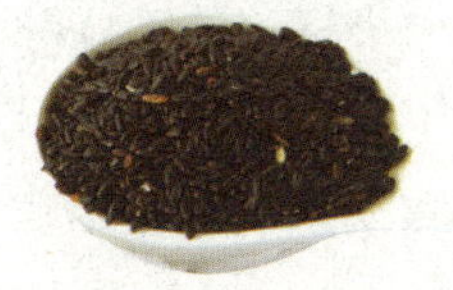

健康膳食

鲜香菇肉丝油菜粥

材料： 大米 100 克，猪瘦肉丝 50 克，鲜香菇 5 朵，胡萝卜块、油菜、盐、胡椒粉、香油各适量。

做法：

1. 大米淘洗干净；鲜香菇去蒂，洗净，切块；油菜洗净，切段。
2. 油菜入沸水锅中汆烫，捞出，切段。
3. 油锅烧热，放入肉丝，炒至变色，盛出，放入鲜香菇炒软，盛出，备用。
4. 砂锅中加入适量清水，大火烧沸后倒入大米再次煮沸后转小火，煮至米熟烂，加入肉丝和香菇块继续煮 5 分钟。
5. 再加入胡萝卜段、油菜段，最后加盐、胡椒粉、香油调味即可。

小米

性平

粮中精品

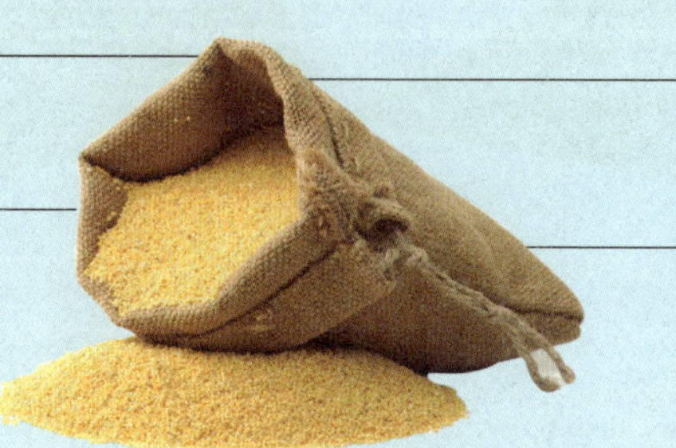

别名

粟米、黄粟

养生关键字

除热安眠，益肾和胃

性味归经

味甘、咸，性平。归脾、胃、肾经。

最佳食用时令期

春季

营养成分

热量	361 千卡
膳食纤维	1.6 克
蛋白质	9 克
脂肪	3.1 克
碳水化合物	75.1 克

古籍记载

《本草纲目》：“治反胃热痢，煮粥食，益丹田，补虚损，开肠胃”。“肾之谷也，肾病宜食之。”

《滇南本草》：“主滋阴，养肾气，健脾胃，暖中。”

《纲目》：“煮粥食益丹田，补虚损，开肠胃。”

“药性”解密

◆维持生殖系统的正常发育及性功能正常。小米中所含的碘是合成甲状腺激素必不可少的元素，能维持生殖系统的发育及性功能正常；小米中所含的锰能维持性功能，有利于增强性欲，维持精子数量，保证生殖功能健康正常；小米中所含的硒有利于谷胱甘肽的生成，而谷胱甘肽能改善性功能。

◆滋阴养血。小米有补益虚损、和中益肾、滋阴养血的功能，可使产妇虚寒的体质得到有效调养，帮助恢复体力。

饮食宜忌

◆小米营养虽好，但其氨基酸组成并不理想，赖氨酸含量过低而亮氨酸含量又过高，所以不能完全以小米为主食，应注意搭配其他谷物，以免缺乏其他营养。

◆小米煮粥不可过于稀薄，否则不利于小米中营养素的溶出，而且口感也差。

◆淘洗小米时切忌过于用力或次数多，因为小米外层含有较多的营养物质，淘洗次数过多会导致营养素的流失。

◆小米是滋补身体的佳品，与同样含有丰富胡萝卜素的胡萝卜同食，可在人体内合成维生素A，有助于延缓衰老。

体质宜忌

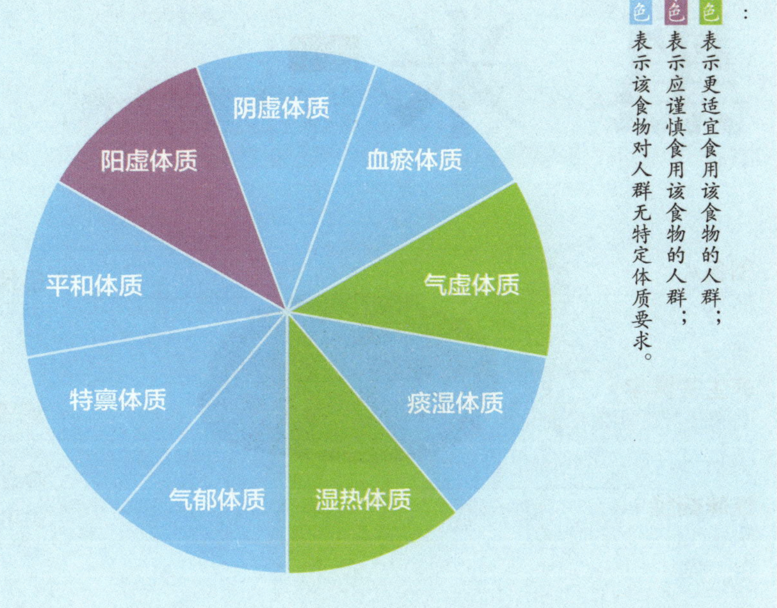

四季宜忌

小米具有健脾和胃、益肾、除热等功效。春季的来临，表示寒冬已经过去，而人体相应的就是阳气开始浮动，但这会导致一些人的脾胃虚弱，特别是小儿多会表现出体虚的病症。这个时候喝点小米粥，对补益脾胃很有帮助。

搭配宜忌

☑ 小米 + 黄豆

小米和黄豆搭配食用，不仅能健脾和胃，还可以益气宽中，是强身健体的食用佳品。

☑ 小米 + 绿豆

小米中色氨酸、亮氨酸、蛋氨酸的含量很高，而绿豆中赖氨酸的含量较高。二者如果搭配食用，不仅口感好，而且还能增加人体所需的蛋白质。

☒ 小米 + 杏仁

小米与杏仁同食，易引发呕吐、恶心等症状，非常不利于人体健康，故二者不宜同食。

☒ 小米 + 白酒

小米含有维生素和矿物质，具有改善消化不良、滋阴养血等功效。但小米与白酒同食易导致腹泻。

挑选・储藏

- 质量较好的小米米粒大小、颜色均匀，呈乳白色、黄色或金黄色，有光泽，很少有碎米，无虫，无杂质；闻起来有清香味，无其他异味；尝起来味佳，微甜。
- 通常情况下，将小米放在阴凉、干燥、通风较好的地方存放为宜，储藏前水分过大时，不能暴晒，可将其阴干。

黑 米

性平

药食兼备的食粮

别名
乌米

养生关键字
健脾暖肝，明目活血

性味归经
味甘，性平。归脾、胃、肾经。

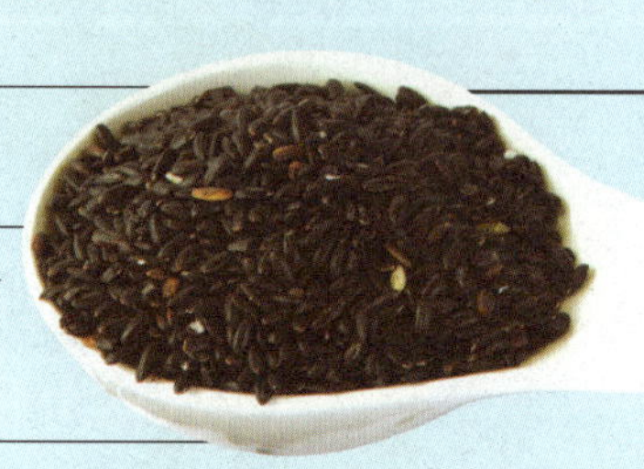

最佳食用时令期
春季

营养成分

热量	341 千卡
膳食纤维	3.9 克
蛋白质	9.4 克
脂肪	2.5 克
碳水化合物	72.2 克

古籍记载

“主治走马喉痹，调中气，主骨节风，瘫痪不遂，常年白发。”——《本草纲目》

“药性”解密

◆补肾强腰。中医认为，黑米有保肝明目、滋阴补肾的作用，可改善头晕目眩、贫血、白发、眼疾、腰腿酸软等病症，因此可适量食用。

◆对慢性病患者、康复期患者及幼儿有较好的滋补作用，有利于儿童骨骼和大脑的发育，促进产妇、病后体弱者的康复。因此是一种理想的营养价值很高的保健食品。

◆降低胆固醇、润肠通便。黑米中的膳食纤维含量十分丰富，常吃能够降低血液中的胆固醇，有助于预防冠状动脉粥样硬化引起的心脏病。另外，黑米还具有促进肠道蠕动、改善大便燥结的作用。

◆开胃益中。黑米有健脾养胃、益气活血之功效。经常食用黑米，可预防食欲不振、脾胃虚弱、贫血等病症。

饮食宜忌

未煮烂的黑米不宜食用，尤其不适合消化不良者食用。煮粥时，夏季将黑米用水浸泡一昼夜，冬季浸泡两昼夜，淘洗次数宜少。

搭配宜忌

☑ 黑米 + 大米

黑米和大米搭配同食，有开胃益气、健脾、缓脾、明目的功效，很适合须发

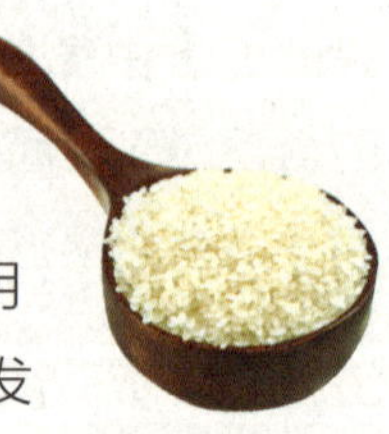

早白、产后体虚者食用。

四季宜忌

黑米富含蛋白质及17种氨基酸，其中赖氨酸、精氨酸的含量明显高于白米。黑米能明显提高人体红细胞和血红蛋白的含量，有利于心血管系统的保健，有利于儿童骨骼和大脑的发育，所以，春季多吃黑米，有助于提高身体免疫力。

挑选・储藏

◆选购黑米时，要将米粒外面的皮层刮掉，看是否为白色，如果不是，则很有可能是普通大米经过染色之后的假冒产品。优质的黑米米粒大小均匀、闻起来还有一种清香味。

◆储存时要放在干燥、通风、阴凉的地方，防止生虫霉变。

健康膳食

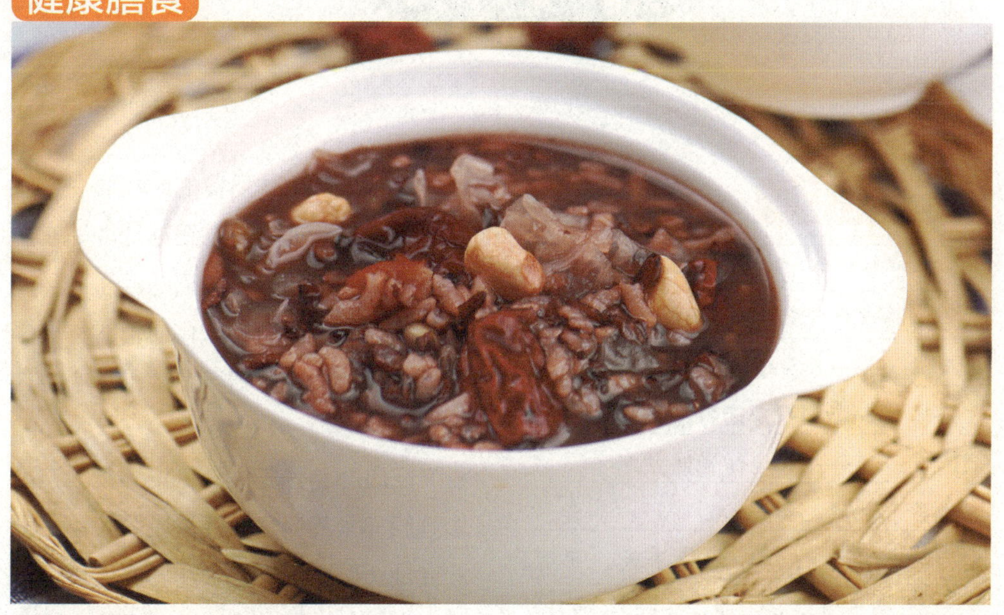

什锦黑米粥

材料： 黑米 30 克，大米 70 克，红枣（干）20 克，银耳（干）、黄豆各 15 克，黑芝麻 10 克，盐（白糖）适量。

做法：

1. 黄豆用温水浸泡 1 小时，然后用清水洗净；银耳泡软后摘去老蒂；红枣洗净去核。
2. 先将黑米与大米一起放入清水中淘洗干净，再用清水浸泡 1 小时左右，捞出，沥干水分；然后加入适量清水，大火煮沸，改用小火煮约 1 小时。
3. 加入黄豆、红枣、银耳及黑芝麻继续煮约 30 分钟，最后撒入盐或白糖调味即可。

荞麦

性凉

降糖养心又护胃

别名
乌麦、玉麦

养生关键字
开胃宽肠，清热解毒

性味归经
味甘，性凉。归脾、胃、大肠经。

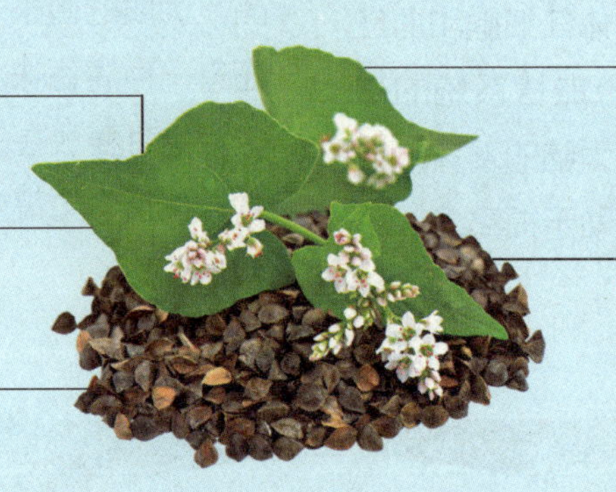

最佳食用时令期
7月、8月

营养成分

热量	337千卡
膳食纤维	6.5克
蛋白质	9.3克
脂肪	2.3克
碳水化合物	73克

古籍记载

“荞麦健脾、除湿热”——《本草纲目》

“治绞肠痧痛：荞麦面一撮。炒黄，水烹服。”——《简便单方》

“治禁口痢疾：荞麦面每服二钱。砂糖水调下。”——《坦仙皆效方》

“治男子白浊，女子赤白带下：荞麦炒焦为末，鸡子白和，丸梧子大。每服五十丸，盐汤下，日三服。”——《纲目》

“济生丹治小儿油丹亦肿：荞麦面醋和敷之。”——《兵部手集方》

“治痘疹溃烂，脓汁淋漓，疼痛者：荞麦，磨取细面，痘疮破者，以此敷之；溃烂者，以此遍扑之。”——《痘疹世医心法》

“药性”解密

◆保护心脑血管。荞麦中含有钙、磷、铁、镁等多种人体所需的矿物质，这些物质对维持造血系统的正常功能非常重要；荞麦还含有较为丰富的芦丁，芦丁是一种可降脂降压、软化血管的物质。因此，经常食用荞麦可有效维护心脑血管健康。

◆降低血糖。荞麦中含有铬元素，铬能增强胰岛素的活性，促进脂肪和蛋白质的合成。因此，适当食用荞麦，可有效稳定血糖。

◆荞麦含有的烟酸成分能促进机体的新陈代谢，增强解毒能力。

饮食宜忌

◆荞麦最好与肥肉分开食用，如果二者同食易引起消化不良，无法实现营养的全面吸收。

◆煮荞麦时，可在锅中滴入少许油，并

体质宜忌

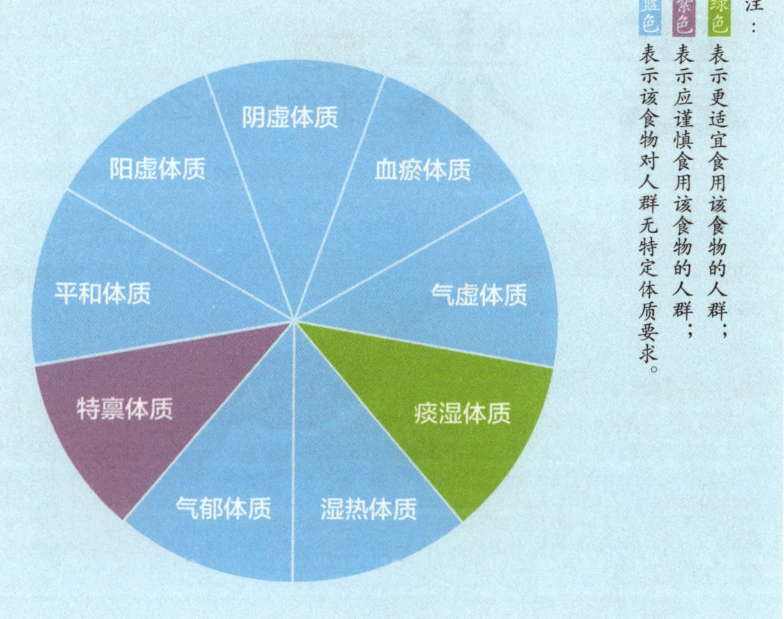

不断地搅动，以防粘锅。

四季宜忌

荞麦具有健脾除湿、消积降气、止汗等作用；同时，荞麦还可杀菌消炎，有“消炎粮食”的美称。夏季出汗较多者，可以多吃荞麦。

搭配宜忌

☑ **荞麦＋瘦肉**

二者一起熬粥食用，具有止咳、平喘的作用，对高血压等心血管病有辅助食疗的功效。

☑ **荞麦＋黄豆**

二者同食，对脚气病及心脑血管疾病，有一定的辅助食疗作用。

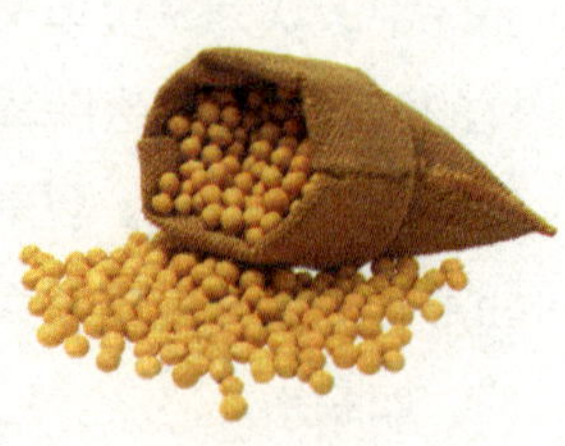

☑ **荞麦＋葱**

二者同食，对人体健康有益，还可以促进儿童成长。

☒ **荞麦＋猪肝**

过多食用荞麦易伤脾胃；而猪肝属于高脂肪食物，食用后会加重内热。二者同食易造成消化不良。

健康膳食

荞麦粥

材料: 荞麦1杯，大米半杯，盐1/2小匙。

做法:

❶ 荞麦洗净，浸泡3小时，捞出；大米洗净，放入清水中浸泡30分钟，捞出备用。

❷ 锅中倒入8杯水，放入浸泡好的荞麦以及大米，用大火煮沸后改小火熬煮成粥，最后加入盐调匀即可。

薏米

性凉

生命健康之禾

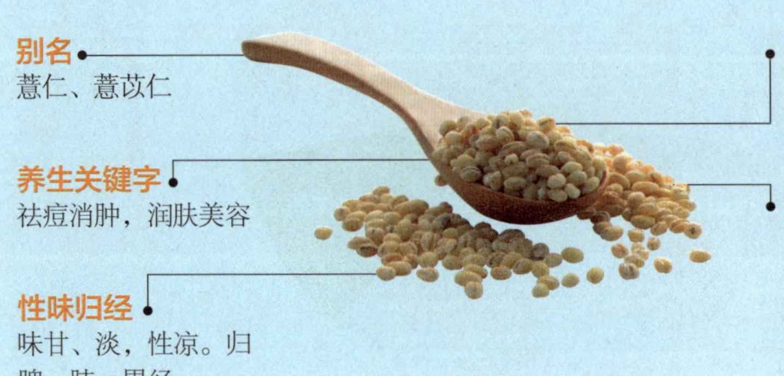

别名

薏仁、薏苡仁

养生关键字

祛痘消肿，润肤美容

性味归经

味甘、淡，性凉。归脾、肺、胃经。

最佳食用时令期

春季、夏季

营养成分

热量	361 千卡
膳食纤维	2 克
蛋白质	12.8 克
脂肪	3.3 克
碳水化合物	71.1 克

“药性”解密

◆润肤美容。薏米是一种美容食品，常食可以保持人体皮肤光滑细腻，能使粉刺、雀斑、老年斑、妊娠斑、蝴蝶斑淡化，对脱屑、皲裂、皮肤粗糙等问题也有良好的改善作用。

◆薏米具有健脾、祛湿、止泻、清热排脓的功效。

◆薏米中含有多种维生素和矿物质，能起到促进新陈代谢和减少肠胃负担的作用，一直被作为病中或病后体弱患者的补益食物。

◆增强免疫功能。红薏米是没有去除麸皮的薏米，虽然口感略逊于精制、去麸皮的白薏米，但是营养价值却更高，可增强免疫功能，对过敏体质的人也有所帮助。

饮食宜忌

◆用薏米煮粥不宜直接熬煮，而应先用清水浸泡半小时左右，然后用小火慢煮，但不宜食用过多。

◆薏米与煮沸的鲜奶搅拌均匀后食用，对保持皮肤光滑，消除雀斑、粉刺、妊娠斑、蝴蝶斑、老年斑等有帮助。

◆薏米宜煮软或炒熟后食用，这样更有助于人体对其营养物质的吸收，能够缓解疲劳。

四季宜忌

薏米可以说是非常好的消暑除湿食品。中医认为，夏季天气闷热潮湿，这样的气候最易伤害脾胃功能而导致消化不良、食欲缺乏。夏季也需防湿，故要经常吃点具有健脾益胃、清热利湿的食物，如薏米。

体质宜忌

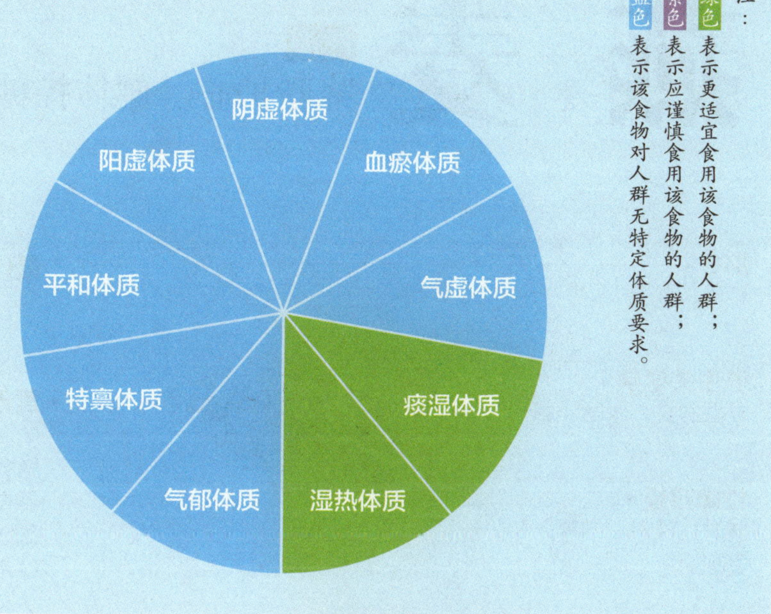

注：
绿色 表示更适宜食用该食物的人群；
紫色 表示应谨慎食用该食物的人群；
蓝色 表示该食物对人群无特定体质要求。

搭配宜忌

☑薏米＋猪瘦肉

猪瘦肉能够提供优质蛋白质和人体必需的脂肪酸，与薏米搭配食用，营养互为补充，保健功效更佳，适用人群较为广泛。

☑薏米＋腐竹

腐竹不含胆固醇，与薏米一起做汤食用有降低血液中胆固醇含量的作用，而且口感也不错，生活中可经常吃一些。

☑薏米＋胡萝卜

薏米富含多种氨基酸及脂肪油、碳水化合物，不仅是补身药用佳品，还是美容食品。薏米若与胡萝卜同食，美容效果会更强。

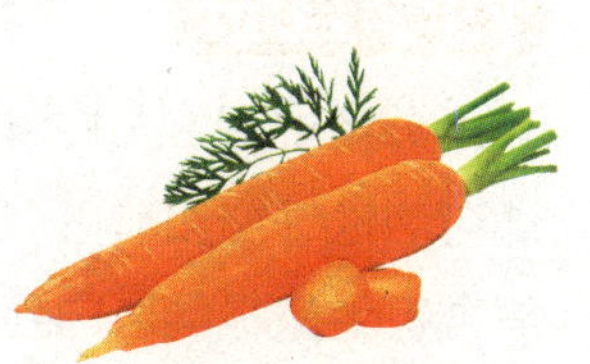

挑选·储藏

◆选购薏米时，以粒大、色白、完整、饱满者为宜。

◆薏米受潮后容易发霉和生虫，所以应置于干燥、通风处保存。

健康膳食

金橘薏米粥

材料：薏米65克，糯米、金橘肉各40克，枸杞子10克，冰糖适量。

做法：

❶ 薏米、糯米分别淘洗干净，浸泡2小时左右；枸杞子泡洗干净。

❷ 锅中倒入适量清水，放入薏米、糯米煮约25分钟。

❸ 加入金橘肉、枸杞子再煮约10分钟，最后加入冰糖煮至溶化即可。

燕 麦

性温

降脂护心、健体控糖之佳品

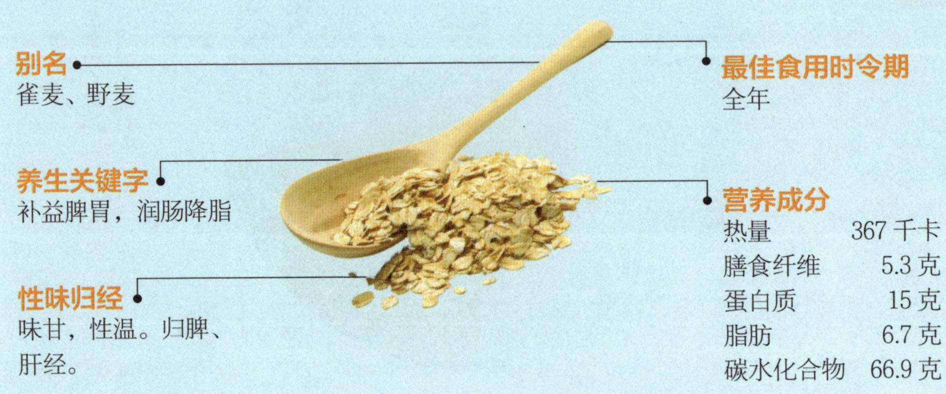

别名

雀麦、野麦

养生关键字

补益脾胃，润肠降脂

性味归经

味甘，性温。归脾、肝经。

最佳食用时令期

全年

营养成分

营养成分	含量
热量	367 千卡
膳食纤维	5.3 克
蛋白质	15 克
脂肪	6.7 克
碳水化合物	66.9 克

“药性”解密

◆燕麦含有丰富的膳食纤维，经常食用有非常好的降糖、减肥的功效。

◆燕麦有补益脾肾、润肠通便、敛汗、止血的作用。

◆增强体力，延年益寿。燕麦中含有较为丰富的亚油酸，对脂肪肝、水肿等也有辅助疗效，对老年人增强体力、延年益寿大有裨益。

◆现代医学研究发现，燕麦中含有不饱和脂肪酸和磷，可以延缓人体细胞衰老，提高大脑功能。

◆控制血糖，预防便秘。经常食用燕麦有利于对糖尿病病情的控制；燕麦含有丰富的膳食纤维，常食燕麦粥有通便的作用，适合大便干燥者食用。

饮食宜忌

◆燕麦不宜长时间高温烹煮，否则会破坏其中的维生素，不利于营养的有效吸收和利用。

◆燕麦一次不宜吃得太多，因为其中的植酸含量高，会阻碍人体对钙、磷、铁等矿物质的吸收，从而破坏体内代谢的平衡。

◆燕麦是一种既营养又不易导致肥胖的健康食品，对于肥胖者、肝肾功能不全者以及想减肥的人士都是保养佳品。

四季宜忌

燕麦中富含两种重要的膳食纤维，即可溶性纤维和非可溶性纤维。可溶性纤维可大量吸纳体内胆固醇，并将之排出体外，从而降低血液中的胆固醇含量，减少肥胖症的产生；非可溶性纤维

体质宜忌

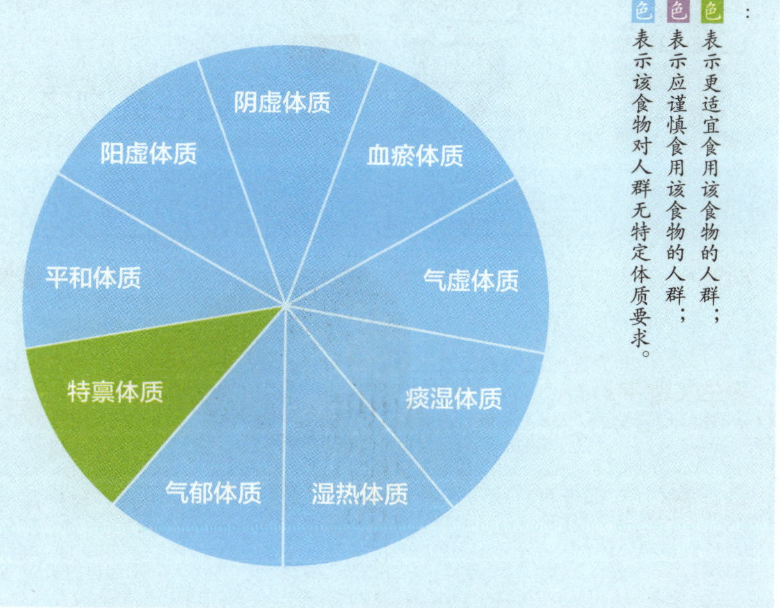

有助于消化，能预防便秘的发生。燕麦可全年食用。夏季小孩食欲不佳，可通过食用燕麦调养脾胃。

搭配宜忌

☑ 燕麦 + 百合

煮燕麦时加入百合，口感更好；同时也因百合的加入，而使其具有解渴润燥的功效。

☑ 燕麦 + 红枣

燕麦中加入红枣，不仅口感香香甜甜，而且红枣作为有名的滋补产品，可以发挥其补血养血的强大功效。

挑选·储藏

◆选购燕麦时，以浅土褐色、外观完整、散发清淡香味者为佳。

◆储存燕麦时，用塑料袋装好、扎口，置于有盖容器中存放，放于阴凉、干燥、通风处。

健康膳食

燕麦玉米甜粥

材料： 燕麦片 100 克，甜玉米粒 50 克，白糖适量。

做法：

1. 锅中倒入清水大火煮沸，放入甜玉米粒，转小火，煮至八成熟。
2. 放入燕麦片继续煮 5 分钟，并且不停地搅拌，待锅中燕麦呈黏稠状时，调入白糖即可。

黄豆

性平

最好的美容食物之一

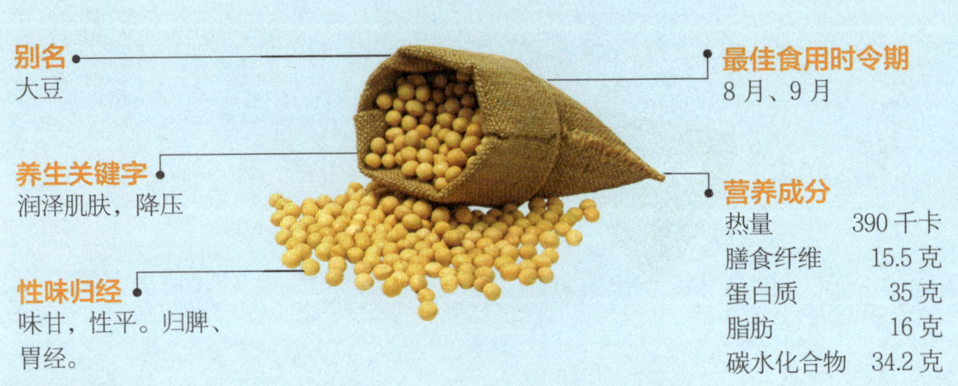

别名
大豆

养生关键字
润泽肌肤，降压

性味归经
味甘，性平。归脾、胃经。

最佳食用时令期
8 月、9 月

营养成分

热量	390 千卡
膳食纤维	15.5 克
蛋白质	35 克
脂肪	16 克
碳水化合物	34.2 克

古籍记载

“恶刺疮痛：大豆，浓煮汁渍之，取瘥。”——《千金方》

“汤火灼疮：大豆，煮汁涂之，易愈，无斑。”——《子母秘录》

“折伤堕坠，瘀血在腹，气短：大豆五升，水一斗，煮汁二升，顿服。剧者不过三作。”——《千金方》

“药性”解密

◆黄豆中的蛋白质含量很高，人体的皮肤、肌肉、毛发、指甲等都少不了蛋白质的营养。

◆降低胆固醇，预防高血压。黄豆中含有一种脂肪物质叫亚油酸，能促进儿童的神经发育。亚油酸还具有降低血液中胆固醇的作用，是预防高血压、冠心病、动脉粥样硬化等疾病的良好食品；黄豆中还含有蛋白酶抑制剂，对糖尿病有一定的疗效。

◆改善大脑机能。黄豆中所含的卵磷脂是大脑细胞组成的重要成分，常吃黄豆对增强和改善大脑机能，缓解更年期症状有重要的意义。

饮食宜忌

◆煮食黄豆时不要加碱。因为这样会加速维生素的分解和破坏，使其营养价值降低。

◆黄豆不宜生吃，否则易引发腹泻，而且一次不宜食用过多，多食容易胀气。直接食用黄豆比黄豆制品所得到的营养更全面。

◆不能多吃干炒黄豆。干炒黄豆吃起来脆香，受到很多人的喜爱，但对人体是有害的。因为黄豆含有胰蛋白酶抑制物和

体质宜忌

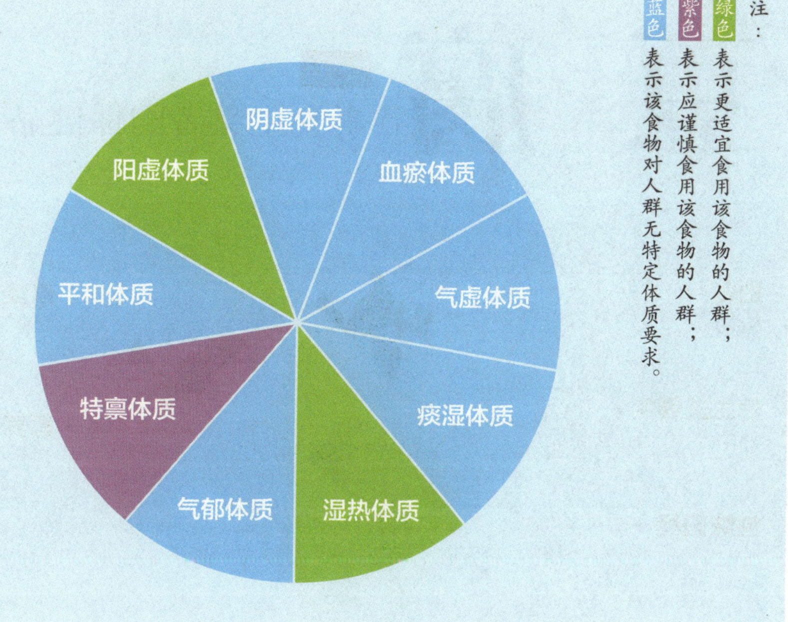

尿酶等有害因子，而这些因子在干热条件下不能被分解。因此，干炒黄豆不仅妨碍人体对蛋白质的吸收，还会对人体健康产生有害影响。

◆煮黄豆前，可先将黄豆用水烫泡片刻，这样比较容易熟透。煮的时候可以放入一些盐，比较容易入味。

搭配宜忌

☑黄豆＋牛排骨

二者搭配食用能补血养肝、益肾壮骨、补中益气、利尿消肿。

☑黄豆＋蜂蜜

二者同食可补心血、缓肝气、健脾胃、通血脉、利大肠、消水肿，适用于慢性肝炎、动脉粥样硬化患者的调养。

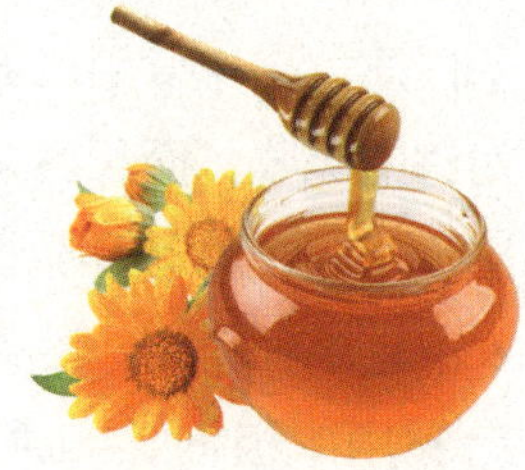

☒黄豆＋菠菜

菠菜中的维生素C会对黄豆中铜元素的释放产生一定的抑制作用，并破坏食物的营养，不但食物本身的功效不能发挥，还会产生一定的副作用，所以二者不宜搭配食用。

☒黄豆＋猪肉

黄豆所含膳食纤维中的醛糖酸残基可与猪肉中的钙、铁、锌等矿物质形成螯合物而干扰或降低人体对矿物质的吸收，故二者不宜同食。

挑选·储藏

◆选购黄豆时，以颗粒饱满、大小一致、颜色均匀、无霉烂、无虫蛀、无破皮的为佳。

◆黄豆在贮藏前宜先晒干，然后再用塑料袋装好置于干燥阴凉处保存。

豆腐 性凉

素食主义者的保健品

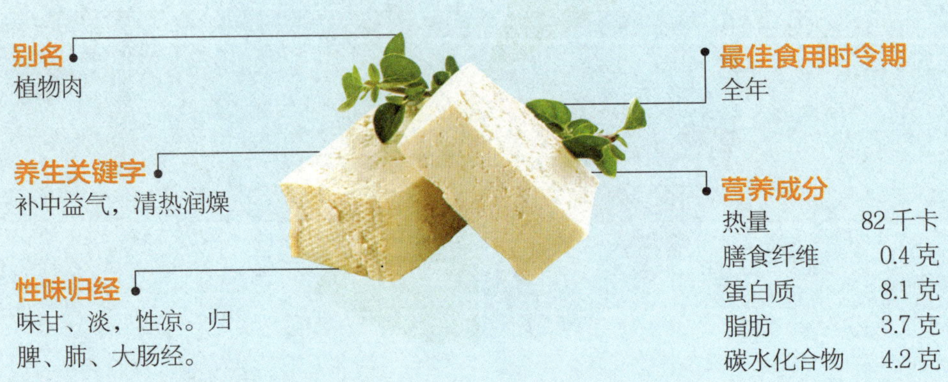

别名

植物肉

养生关键字

补中益气，清热润燥

性味归经

味甘、淡，性凉。归脾、肺、大肠经。

最佳食用时令期

全年

营养成分

营养成分	含量
热量	82千卡
膳食纤维	0.4克
蛋白质	8.1克
脂肪	3.7克
碳水化合物	4.2克

"药性"解密

◆强健骨骼。研究表明，两小块豆腐，就可以满足人体一天钙的需要量，常食有助于促进骨骼生长、预防骨质疏松，很适合儿童、中老年人食用。

◆预防便秘。人到中年，消化功能会逐渐下降，容易出现便秘，此时要多吃豆腐，因为豆腐可促进肠胃蠕动，助消化，预防便秘。

◆预防大脑老化。发酵后的豆腐会产生大量的维生素B_{12}，维生素B_{12}具有修复脑神经、增强记忆力、延缓大脑老化的作用，因此，常吃发酵的豆腐，有助于提高用脑能力，减少患阿尔茨海默病的机率。

◆减肥。新鲜的豆腐经过冷冻之后会产生一种酸性物质，而且营养成分也不会遭到破坏，能够分解人体内堆积的脂肪，有助于减肥。因此，想要减肥的女性平时应多吃豆腐，尤其是冻豆腐。

饮食宜忌

◆烹饪前，先将锅中的水煮沸，放少许盐，再把豆腐切块汆烫，这样可以保证豆腐完整。

◆北豆腐虽韧性强不易碎，但在炒菜时还是应先在热油中煎1～2分钟，待表面变硬再翻面炒，保证其不易破碎。

◆炒豆腐时，应用锅铲反面轻轻推，在保证豆腐和配料混匀的同时，防止豆腐被铲碎。

◆不宜食用过多。豆腐含有较为丰富的蛋白质，一次食用过多不仅会阻碍人体对铁的吸收，而且容易引起消化不良，出现腹胀、腹泻等不适症状。

◆不宜单独食用。豆腐单独食用时蛋白质利用率极低，如果搭配一些其他食

体质宜忌

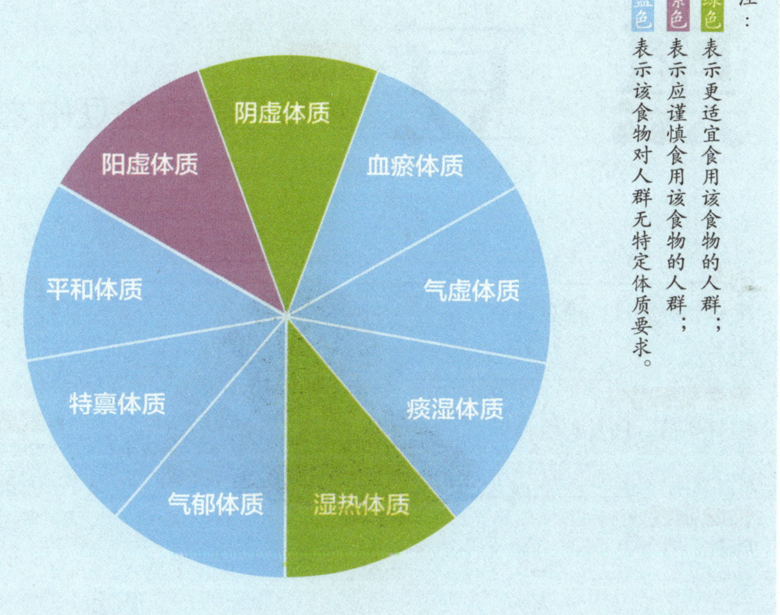

物，能使豆腐中所缺的蛋氨基酸得到补充，如蛋类、肉类中的蛋氨酸含量较高，豆腐与此类食物共同食用，便可提高蛋白质的利用率。

◆豆腐里含有皂角苷，易造成机体碘缺乏，与海带相配食用能改善这一问题。想要补充碘的女性不妨吃一些豆腐和海带，以改善碘缺乏的情况。

搭配宜忌

☑豆腐＋虾

豆腐中含有丰富的蛋白质；虾中含有多种微量元素。同时食用对高血压、动脉粥样硬化患者有益。

☑豆腐＋白菜

白菜具有补中、消食、利尿、通便、清肺热、止痰咳等功效；豆腐则提供了植物蛋白质、钙和磷等营养成分。二者同食有利于改善大小便不利、咽喉肿痛、支气管炎等症，对人体有非常好的补益作用。

☒豆腐＋葱

葱中含有大量的草酸，豆腐中的钙易与葱中的草酸结合形成草酸钙，影响人体对钙的吸收利用，最终会导致人体内钙质的缺乏，故二者不宜同食。

☒豆腐＋蜂蜜

蜂蜜与豆腐同食，易导致腹泻。同时，蜂蜜中含有多种酶类，豆腐中又含有多种矿物质，二者混合食用易造成不利于人体健康的化学反应的产生。

挑选·储藏

◆豆腐以颜色白中略带微黄为佳，颜色过白的不宜购买，可能添加了漂白剂。

◆豆腐买回来后应放在大碗或容器里加上清水或淡盐水浸泡，之后放入冰箱内冷藏，且保存时间不宜超过2天。

黑豆

性平

滋补肾脏的“豆中之王”

别名
乌豆、黑大豆、橹豆

养生关键字
滋肾补肾，乌发明目

性味归经
味甘，性平。归脾、肾经。

最佳食用时令期
冬季

营养成分

热量	401 千卡
膳食纤维	10.2 克
蛋白质	36 克
脂肪	15.9 克
碳水化合物	33.6 克

古籍记载

“黑豆入肾功多，故能治水、消胀、下气，治风热而活血解毒。”——《本草纲目》

“药性”解密

◆滋肾补肾。经常食用黑豆，对肾虚体弱、腰痛膝软、身面水肿、风湿痹痛、关节不利、痈肿疮毒等症有良好的预防和辅助治疗作用。

◆降低胆固醇。黑豆所含的皂草苷有减少体内胆固醇的作用，能有效预防中老年人动脉粥样硬化等心血管疾病。

◆预防便秘。黑豆含有丰富的膳食纤维，常食黑豆可加快肠道的蠕动、帮助消化，有效预防便秘。

◆黑豆具有祛风除热、调中下气、补肝肾、活血、解毒、利尿、明目的功效。

◆黑豆所含的皂草苷有减少体内胆固醇的作用，能有效预防中老年人动脉粥样硬化和心血管疾病。

◆黑豆有除瘀血、散五脏结积、消肿、止腹胀、解热毒、改善痉挛等功效。

饮食宜忌

◆不宜多吃炒熟的黑豆，因为黑豆炒熟后热性大，多食易上火，故宜少食。

◆黑豆可以和其他五谷杂粮搭配后打成豆浆喝，养生效果更佳。

◆黑豆的嘌呤含量较高，尿酸过高的人不宜一次食用太多；此处，黑豆不易消化，消化不良者慎食。

四季宜忌

黑豆性平，具有调中下气、滋阴补肾、补血明目、利水消肿、乌须黑发等作用。李时珍在《本草纲目》中说：

"久食黑豆，好颜色，变白不老。"可见黑豆还有长肌肤、益颜色，健体延年的功效。冬季是养肾的好时间，因此黑豆特别适合冬季进补。

搭配宜忌

☑ 黑豆 + 鲤鱼

鲤鱼有补中益气、利水通乳的功效，黑豆则有利水消肿的功效，二者搭配效果更好，适宜孕妇食用。

☑ 黑豆 + 红糖

二者同食能滋补肝肾、活血通经、美容乌发，并对血虚气滞性闭经有一定的疗效。

挑选 · 储藏

◆选购黑豆时，以豆粒完整、大小均匀、乌黑、无杂质、无虫蛀现象者为宜。

◆将黑豆放于有盖容器内密封保存，置于阴凉、干燥、通风处可存放较长时间。

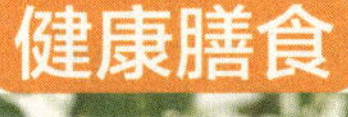

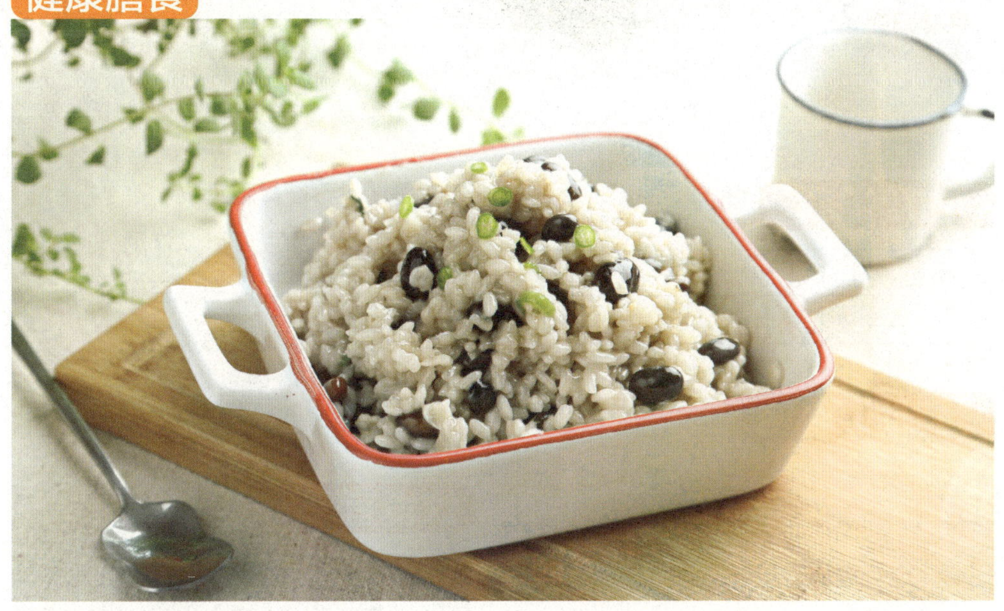

穆洛米饭

材料： 黑豆200克，香米100克，洋葱80克，青椒50克，鸡味高汤300毫升，蒜末、盐、白胡椒粉各适量。

做法：

1. 洋葱切丝；青椒切圈。
2. 黑豆洗净，放入锅中，加适量清水大火煮沸，捞出，沥干水分；香米洗净，备用。
3. 油锅烧热，下洋葱丝、蒜末、青椒圈炒香，放入黑豆、鸡味高汤、香米。
4. 大火煮沸，转小火熬煮至汤汁收干，米饭全熟后加入盐和白胡椒粉调味即可。

绿 豆

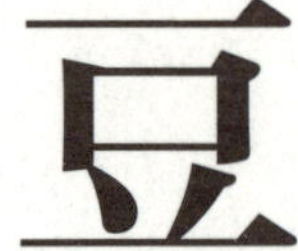

性寒

祛火消暑的“良品”

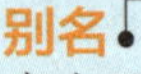

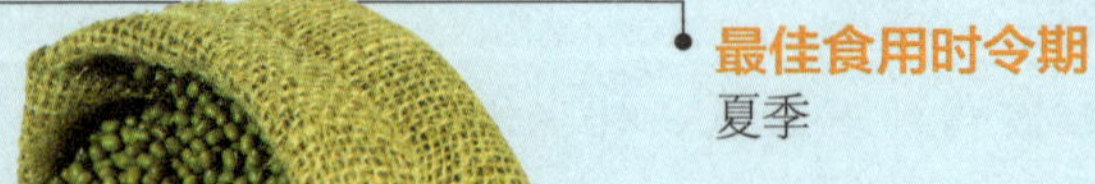

别名
青小豆

最佳食用时令期
夏季

养生关键字
清热解毒，利尿消肿

性味归经
味甘，性寒。归心、胃经。

营养成分

热量	329 千卡
膳食纤维	6.4 克
蛋白质	21.6 克
脂肪	0.8 克
碳水化合物	62 克

古籍记载

“绿豆，性味甘寒，治痘毒，利肿胀。”——《本草纲目》

“药性”解密

◆辅助治疗高血压、动脉粥样硬化。常食绿豆，对高血压、动脉粥样硬化、糖尿病、肾炎等均有较好的缓解作用。

◆防暑消热。绿豆是夏季饮食中的上品，盛夏酷暑，喝些绿豆粥，既甘凉可口，又解热清暑。

◆保护胃肠功能。绿豆含有丰富的蛋白质，尤其是用生绿豆浸泡磨成的生绿豆浆中蛋白质含量颇高，内服能保护胃肠黏膜。另外，绿豆中含有的蛋白质和黄酮类化合物可与有机磷农药、汞、砷、铅化合物结合形成沉淀物，使之减少或失去毒性，不被胃肠吸收。

◆缓解痤疮。绿豆还可以作为外用药。如果患有痤疮，可以把绿豆研成细末，煮成糊状，在入睡前洗净患部，把绿豆糊涂抹在患处，坚持一段时间会有一定效果。

饮食宜忌

◆煮绿豆时有一个小技巧，可快速煮至酥烂。将绿豆泡入沸水中闷20分钟后撇去上面的浮壳，再煮15分钟，绿豆就会开花酥烂，加冰糖即成香甜可口的绿豆汤。

◆绿豆性寒，体质虚寒、易腹泻者应尽量少食，以免加重不适。

◆绿豆有清热解毒的功效，因此在服药期间，特别是服温补药时不要吃绿豆食品，以免降低药效。

体质宜忌

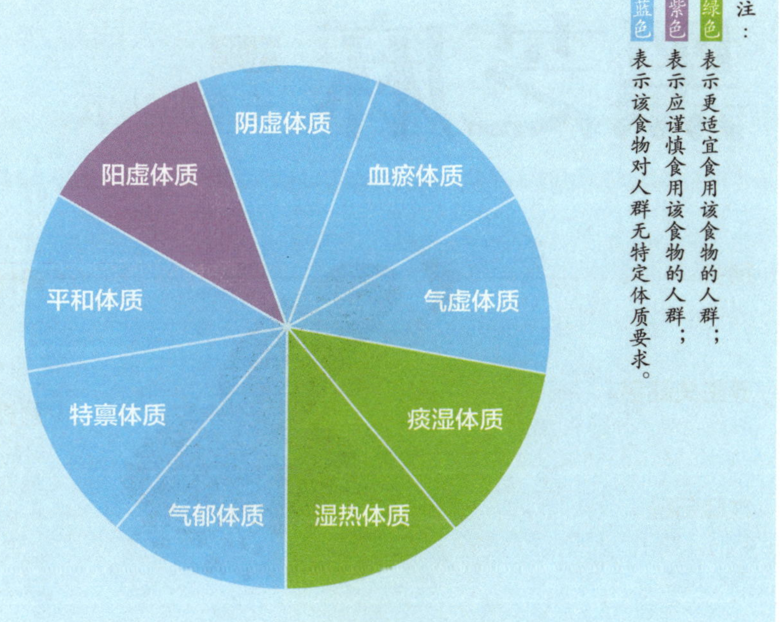

注：绿色表示更适宜食用该食物的人群；紫色表示应谨慎食用该食物的人群；蓝色表示该食物对人群无特定体质要求。

◆绿豆宜煮烂食用，未煮烂的绿豆有强烈的腥味，食用后容易出现恶心、呕吐等症状。因此，在煮前用凉水浸泡一段时间，不但能使绿豆更容易煮烂，并且煮出的绿豆口感会更好。

◆绿豆不宜煮得过烂，以免使有机酸和维生素遭到破坏，从而降低清热解毒的功效。

◆绿豆最好不要用铁锅煮，否则易致绿豆发生氧化而变黑。

四季宜忌

中医认为，绿豆有清热解毒、祛火消暑等功效。夏季常喝绿豆汤，既可防暑又可利湿祛邪，预防皮肤病的发生。现代医学认为，常食绿豆，对高血压、动脉粥样硬化、糖尿病、肾炎有较好的缓解作用。

搭配宜忌

☑ 绿豆 + 大米

二者配制熬成的绿豆粥，能够清暑热、生津液、消水肿。

☑ 绿豆 + 莲藕

二者同食能健胃、疏肝利胆、养心降压，对肝胆病、高血压病有一定的食疗作用。

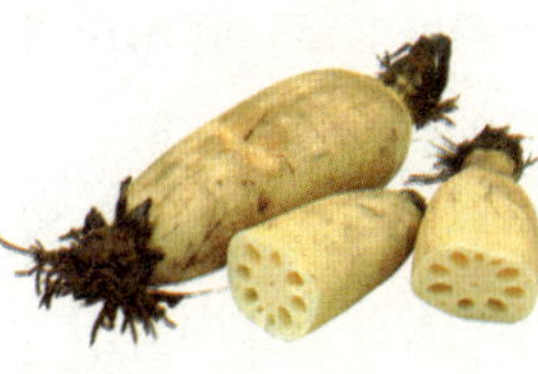

☑ 绿豆 + 胡椒粉

绿豆如果与胡椒粉一起食用，可增强人体机能，对痢疾、腹泻等症有一定的辅助食疗功效。

☒ 绿豆 + 土豆

绿豆如果和土豆搭配食用，易引起腹泻，影响人体健康，故二者不宜同食。

黑芝麻

性平

长寿的法宝

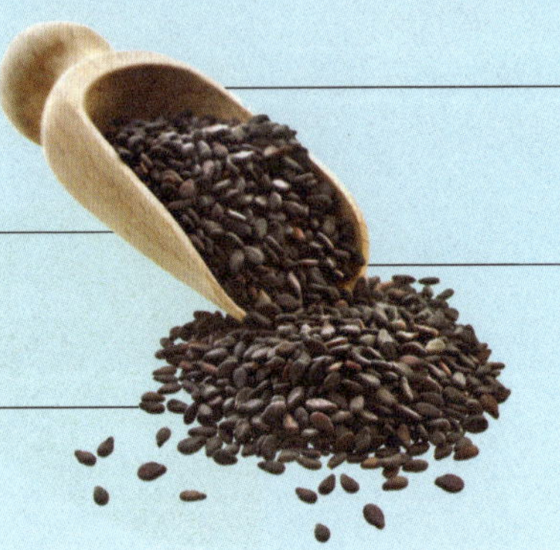

别名

胡麻、油麻、巨胜

养生关键字

润肠通便，补肺益气

性味归经

味甘，性平。归心、脾、肾经。

最佳食用时令期

春季

营养成分

热量	559 千卡
膳食纤维	14 克
蛋白质	19.1 克
脂肪	46.1 克
碳水化合物	24 克

“药性”解密

◆滋养肝肾，益血乌发。中医学认为，黑芝麻能养血补肝肾，益血乌发，可缓解和改善肾气不足所致的虚损病。

◆黑芝麻中含有亚麻仁油成分，可去除附着在血管壁上的胆固醇。

◆保护血管，延年益寿。黑芝麻含有大量的不饱和脂肪酸，可维护血管健康，对高脂血症、高血压等疾病都有一定的预防及改善作用。

◆黑芝麻具有润肠通便、补肺益气、助脾生肌、通血脉、润肌肤的功效。

◆美容抗衰。黑芝麻含丰富的维生素E，可延缓衰老、滋润皮肤，有美容的作用。

饮食宜忌

炒黑芝麻食后易引发牙疼、口疮、出血等症。黑芝麻油脂含量大，因此不宜多食。此外，黑芝麻不可与巧克力同食，二者搭配食用，会影响消化和吸收。

四季宜忌

黑芝麻活血脉，可以降低血液中胆固醇的含量，因而有预防动脉粥样硬化、降低血压的作用。同时，黑芝麻是高蛋白、高铁、高钙的“三高”食物，一般来说，孩子春季的生长速度比其他季节明显增快，所以春季给孩子多补充一些生长素，吃点黑芝麻或芝麻酱就是个不错的选择。

搭配宜忌

✅ 黑芝麻＋核桃

黑芝麻含有大量的脂肪、蛋白质、维生素A、维生素E、卵磷脂、钙、铁、铬等多种营养成分，核桃含有高脂质，二者同食可以促进人体对脂溶性维生素如维生素A、维生素E的吸收与利用，有效发挥抗衰防老、乌黑须发之效。

黑芝麻＋海带

海带富含碘和钙，对血液起净化作用，能促进甲状腺素的合成；黑芝麻可改善血液循环，促进新陈代谢。二者搭配同食，有美容、防衰老的功效。

黑芝麻＋狗肉

狗肉与黑芝麻搭配食用，既能补益五脏，又能填精壮肾，适用于五脏虚损、阳痿、遗精及缺铁性贫血等症。

黑芝麻＋糯米＋山药

糯米与山药、黑芝麻三者搭配食用，不仅可补脾和胃，还能益肝固肾。对于脾虚食少、肺虚喘咳、肝肾精血不足所导致的眩晕、腰膝酸软等有食疗作用。

挑选·储藏

- 黑芝麻以色泽均匀、饱满、干燥者为佳，可适当多选购。
- 将黑芝麻放于塑料包装袋中，排尽袋中的空气，置于阴凉、干燥、通风处保存。

健康膳食

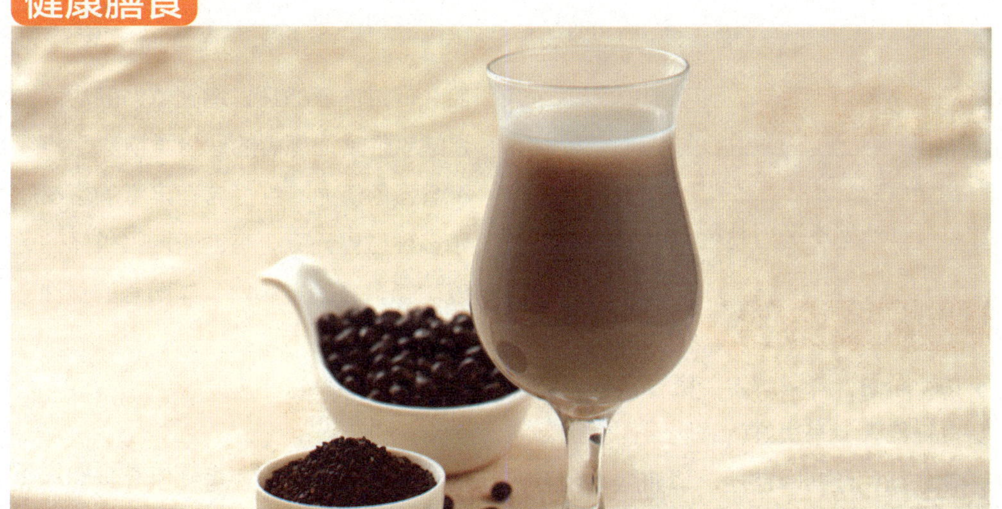

芝麻黑枣黑豆浆

材料：黑豆 50 克，熟黑芝麻、黑枣各 15 克，冰糖适量。

做法：

1. 将黑豆用清水浸泡至软，洗净；黑枣洗净，去核，切末；熟黑芝麻碾成末。
2. 将泡好的黑豆、黑芝麻末和黑枣末一同倒入全自动豆浆机中，加入适量水煮成豆浆。
3. 将豆浆过滤后加冰糖调味即可。

红豆

性平

利水消肿的“相思豆”

别名
赤小豆、红小豆

养生关键字
益心补气，红润气色

性味归经
味甘，性平。归脾、大肠、小肠经。

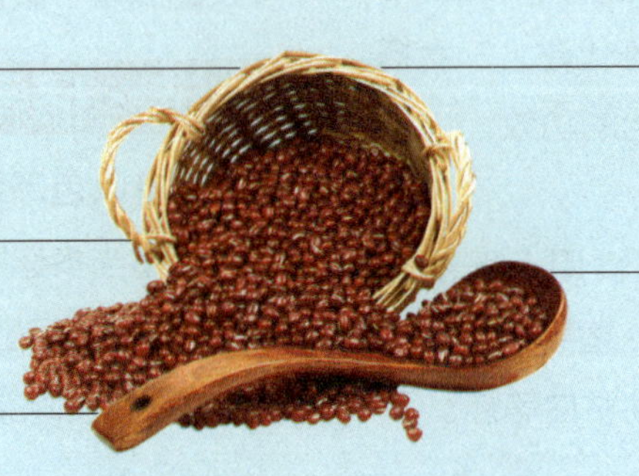

最佳食用时令期
春季

营养成分

热量	324 千卡
膳食纤维	7.7 克
蛋白质	20.2 克
脂肪	0.6 克
碳水化合物	63.4 克

古籍记载

“辟瘟疫，治产难，下胞衣，通乳汁。”——《本草纲目》

“药性”解密

◆润肠通便，降脂解毒。红豆含较多的膳食纤维，具有良好的润肠通便作用。另外，红豆还有降血压、降血脂、调节血糖、预防结石、健美减肥的作用。

◆催乳。红豆是富含叶酸的食物，产妇、乳母多吃红豆有催乳的功效。

◆利水消肿。红豆含有丰富的皂角苷，可刺激肠道，有良好的利尿作用，还能解酒、缓解水肿。出现水肿后喝红豆汤，可有效缓解症状。产后水肿的女性，也可通过食用红豆来改善症状。

◆补血养血。红豆含铁量丰富，具有补血、促进血液循环、增强体力的功效，是缺铁性贫血患者的理想食物。

◆增强免疫力。红豆含有丰富的蛋白质和多种微量元素，有助于增强机体的免疫功能，提高抗病力。体质差的女性不妨多喝些红豆粥。

饮食宜忌

◆红豆要煮烂食用。将红豆煮至熟烂不仅有助于营养物质的溶出，还可改良口感。

◆红豆可以加盐煮食。许多人在食用红豆时都喜欢加些糖，以调节口味，但是这样容易产生腹胀等不适感。在煮红豆时不妨加入少许盐，可起到软坚消积的作用，有助于排出体内废气。

◆红豆煲汤最佳，因为能让营养充分溶出，对产后的女性来说是一种难得的美

体质宜忌

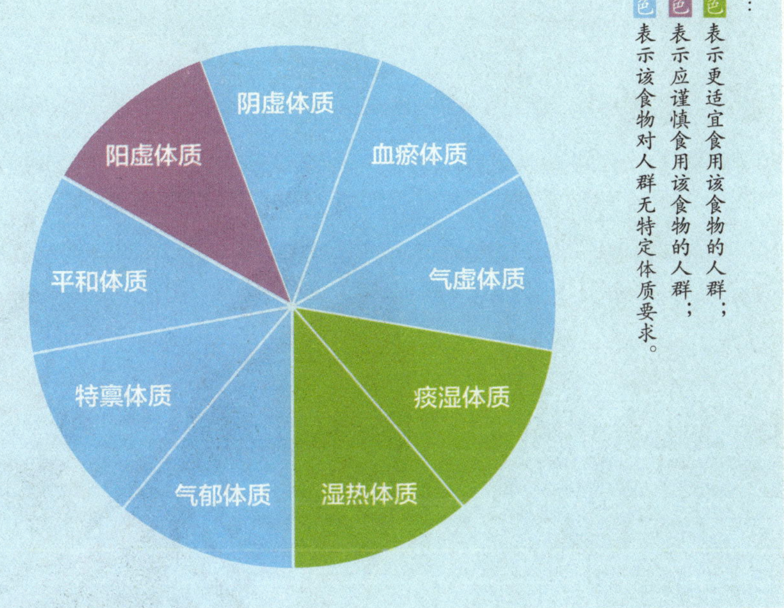

容保健和滋补的佳品。

◆红豆中的色素与铁结合后会变黑，因此不宜用铁锅进行烹煮，以免影响红豆的色泽。

四季宜忌

红豆具有健脾益气、利水除湿、消肿解毒、和血排脓、通乳汁以及轻身减肥等功效。另外，红豆还可改善急性黄疸性肝炎患者的肝功能，缓解肝硬化引起的腹水等。春季宜养肝除湿，所以红豆非常适宜春季食用。

搭配宜忌

☑红豆＋鸡肉

红豆与鸡肉同时食用，其中的动物性蛋白质和植物性蛋白质搭配，可提高蛋白质的利用率，从而提高营养价值。

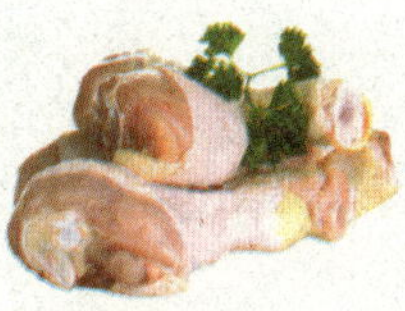

☑红豆＋白砂糖

红豆与白砂糖搭配食用，可消肿利尿，对肾炎有一定的食疗作用。

☑红豆＋南瓜

二者同食具有美容、润肤的功效，对感冒、便秘等疾病有一定的食疗效果。

☒红豆＋羊肚

红豆含有皂苷，能对消化道黏膜起到刺激作用，并引起局部充血，这与羊肚的作用相悖，容易导致水肿、腹痛、腹泻等不良反应。

挑选·储藏

◆选购红豆时，以豆粒完整、大小均匀、颜色深红、紧实皮薄者为佳。红豆颜色愈深，表示铁含量愈高，营养价值愈高。

◆红豆必须存放在干燥处，以免发霉；也可以放在冰箱中保存。

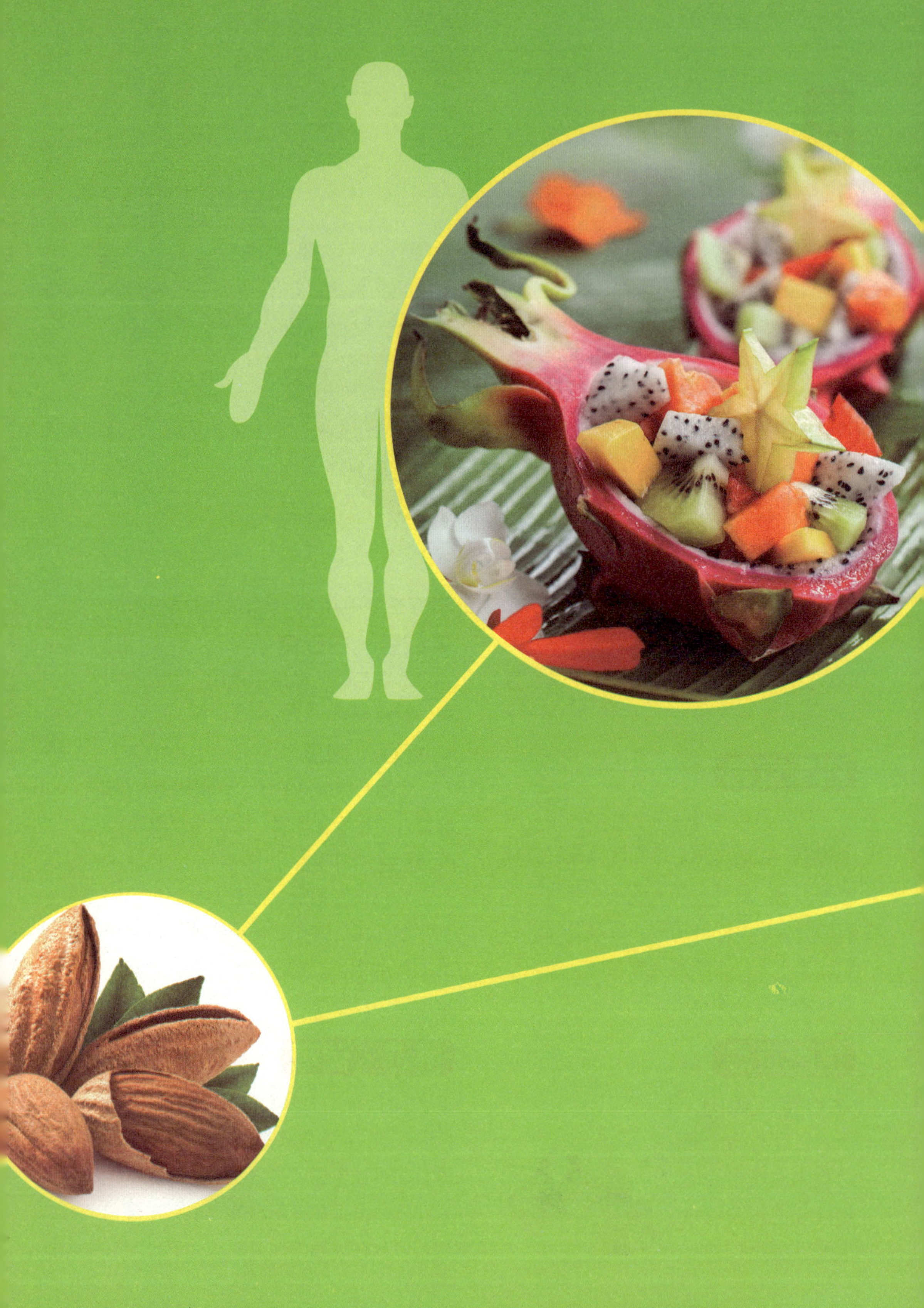

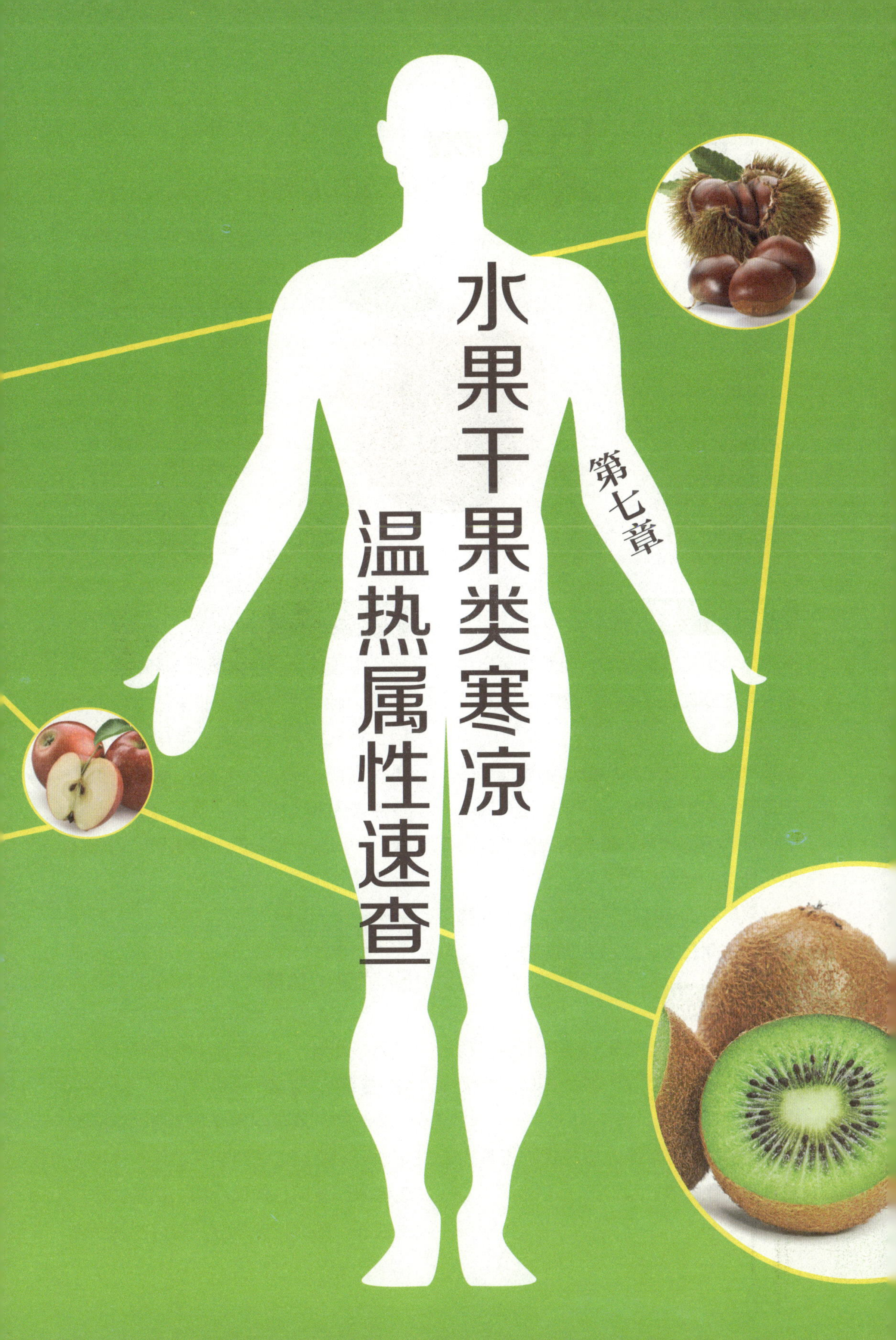
第七章
水果干果类寒凉
温热属性速查

苹果

性平

水果治病的“灵丹”

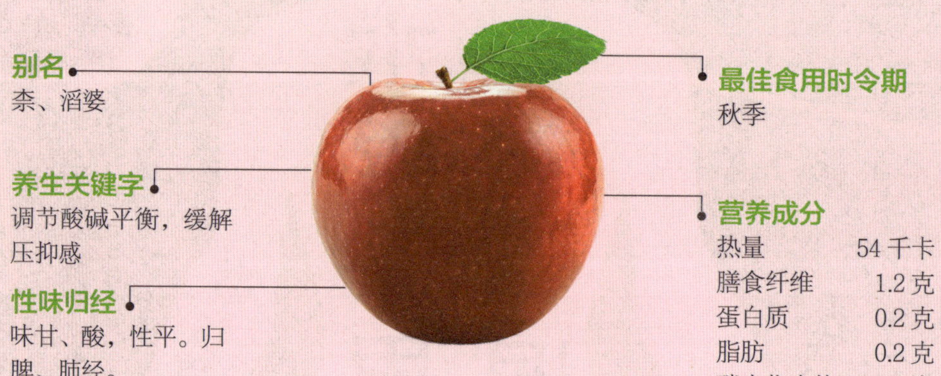

别名

柰、滔婆

养生关键字

调节酸碱平衡，缓解压抑感

性味归经

味甘、酸，性平。归脾、肺经。

最佳食用时令期

秋季

营养成分

热量	54 千卡
膳食纤维	1.2 克
蛋白质	0.2 克
脂肪	0.2 克
碳水化合物	13.5 克

“药性”解密

◆因为苹果是碱性食物，吃苹果可以中和体内过多的酸性物质，增强体力和抗病能力。

◆苹果散发的香气是缓解抑郁和压抑感的良药，有专家指出，苹果的香气对人的心理影响很大，它具有明显的减少心理压抑感的作用。

◆苹果具有提神醒脑、缓解压抑、润肺除烦、生津止渴、通利大便的功效。

饮食宜忌

◆吃苹果时宜细嚼慢咽，这样不仅有利于消化，更重要的是对减少人体疾病大有好处。

◆在饭前不宜吃苹果，以免影响正常的进食及消化吸收。

四季宜忌

中医认为，苹果具有润肺、生津、止渴、除烦等功效，非常适宜秋季食用。现代营养学认为，苹果含有蛋白质、脂肪、碳水化合物、膳食纤维、多种维生素、锌、钙、钾、镁以及苹果酸、柠檬酸、赖氨酸、果酸胶、谷氨酸等营养物质。

搭配宜忌

☑苹果 + 鱼肉

苹果中含有果胶，与鱼肉搭配食用能更好地为人体提供丰富的营养。

☑苹果 + 洋葱

洋葱、苹果中均含有大量的黄酮类物质，对心脑血管有良好的保护作用。二者搭配食用，对冠心病、高脂血症、高血压、脑血栓等病症有较好的辅助食

体质宜忌

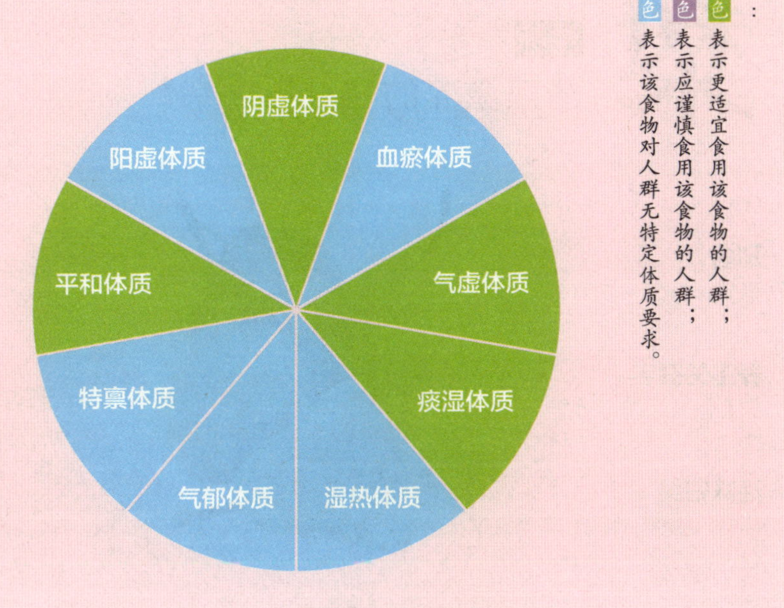

疗作用。

☒ 苹果＋绿豆

苹果含苹果酸，可加速代谢，减少下身的脂肪；且所含的钙量较其他水果丰富，可缓解下身水肿。但是苹果与绿豆同食会出现身体不适，对健康不利。

☒ 苹果＋白萝卜

苹果含有丰富的植物色素，若将其与白萝卜一同食用，经胃肠道的消化分解，可产生抑制甲状腺作用的物质，诱发甲状腺肿大。故苹果不宜与白萝卜一起食用。

挑选·储藏

◆选购苹果时，应挑选个大适中、果皮光洁、颜色艳丽、软硬适中、果皮无虫眼和损伤、肉质细密、气味芳香者。

◆苹果买回家后应由塑料袋中取出，置于阴凉、通风处保存。

健康膳食

苹果虾仁

材料： 虾仁300克，苹果1个，鸡蛋（取蛋清）1个，水淀粉适量，姜、盐、薄荷叶、料酒各少许。

做法：

1. 准备好材料；姜去皮，洗净，切末；苹果洗净，切块；虾仁放入水中浸泡，去虾线，洗净。
2. 虾仁用盐和料酒腌渍片刻，然后再加入鸡蛋清与部分水淀粉搅匀。
3. 油锅烧热，放入姜末爆香，再放入虾仁炒至七分熟，捞起，备用。
4. 将苹果块放入锅中，倒入虾仁，再用水淀粉勾芡，炒至入味，盛盘后用薄荷叶点缀即可。

梨

性凉

清热滋养的“百果之宗”

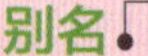

别名

鸭梨、白梨、沙梨

养生关键字

护心保肝，排毒减肥

性味归经

味甘、微酸，性凉。
归肺、胃经。

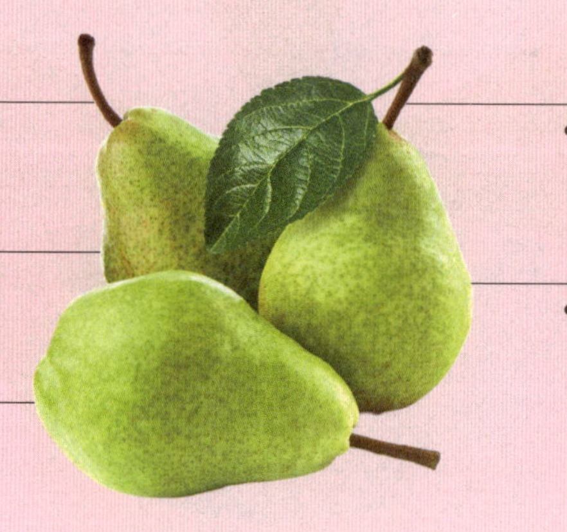

最佳食用时令期

秋季、冬季

营养成分

营养成分	含量
热量	50 千卡
膳食纤维	3.1 克
蛋白质	0.4 克
脂肪	0.2 克
碳水化合物	13.3 克

古籍记载

“润肺凉心，消痰降火，解疮毒、酒毒。”——《本草纲目》

“药性”解密

◆梨富含B族维生素，能保护心脏、减轻疲劳、增强心肌活力、降低血压。

◆梨具有清心润肺、生津止渴、润燥化痰的功效。

◆梨中的膳食纤维含量很高，有助于消化、通利排便、排毒瘦身，是减肥之首选食品。

饮食宜忌

◆为了避免因将梨皮削去后表面氧化变色，可将削过皮的梨浸泡于凉开水中，既可使梨保持新鲜，又可使梨吃起来清脆香甜。

◆脾胃虚寒、发热的人不宜吃生梨，可把梨切块煮水食用。

四季宜忌

梨含有天门冬素酰胺，对保护肾脏有益。同时，梨含有的维生素B_1、维生素B_2，对调节神经系统、增加心脏活力、减轻疲劳有一定作用。而且冬季人们长期待在“暖气房”里，容易诱发“暖气病”，主要表现为嘴唇干裂、咽干声嘶、肌肤干燥等，而吃梨则可以养阴润燥。

搭配宜忌

☑梨＋蜂蜜

梨与蜂蜜一同食用，能清肺降火、止咳化痰、润燥生津、

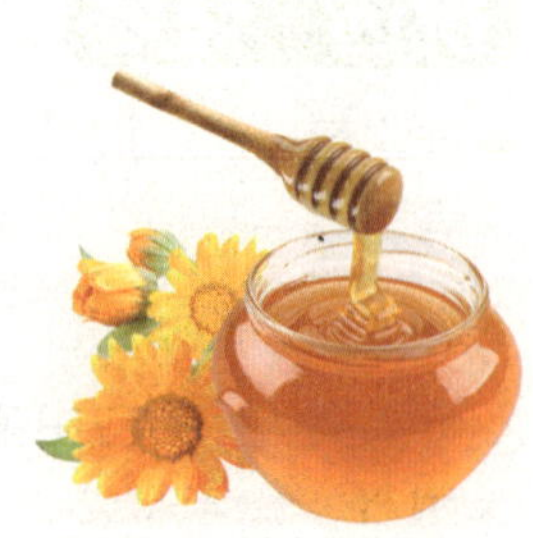

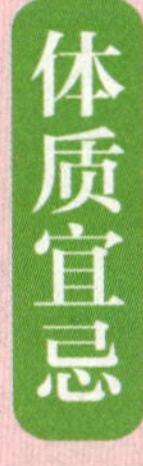

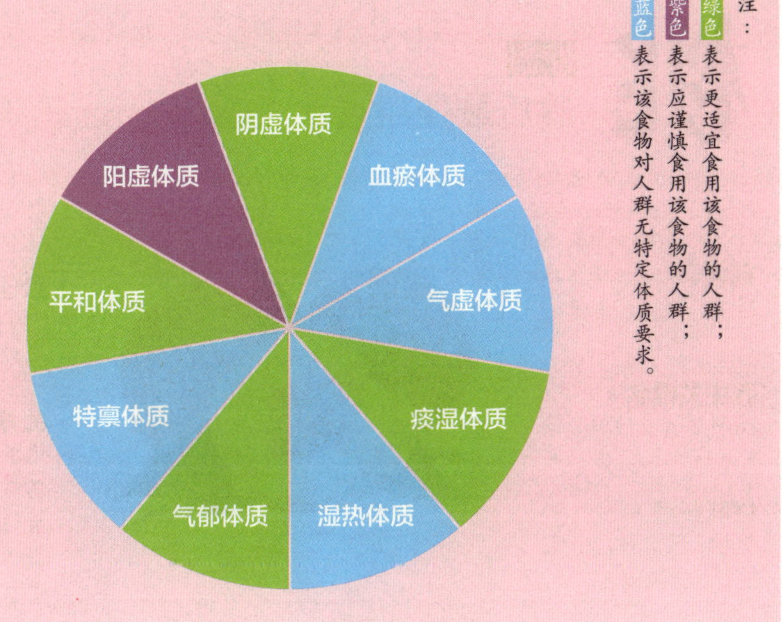

除烦解渴、消散酒毒、祛病养身，对人体健康有益。

☑ 梨＋冰糖

梨性寒，可润肺生津、清肺热、止咳化痰；冰糖有滋润作用。二者同食可以润肺解毒，是一种很常见的搭配。

☒ 梨＋蟹

梨性寒，蟹也属于性寒之物，故二者搭配同食，易引起腹泻症状，损伤肠胃的同时影响健康状况。所以二者不宜同食。

挑选·储藏

◆挑选梨时，以果型饱满，皮薄，无斑疤、无变色、无虫蛀、无破皮，香味浓郁者为佳。

◆置于阴凉处保存即可，不适宜长时间冷藏。如需冷藏，则可用纸袋装着放入冰箱内保存。

健康膳食

秋梨炖牛腩

材料： 牛腩 500 克，秋梨 2 个，西芹 100 克，姜片适量，枸杞子 10 粒，白胡椒粒少许，盐 1/2 小匙，香叶 2 片，大料 1 粒，桂皮 1 片。

做法：

1. 枸杞子洗净，用温水泡发；牛腩切小块；秋梨洗净，切成大块；西芹切段，备用。
2. 油锅烧热，爆香大料、香叶、桂皮、姜片和白胡椒粒，随后放入牛腩块，用中火翻炒上色。
3. 锅中加入足量的水，大火烧沸后撇去浮沫，再转小火慢炖约 50 分钟。
4. 锅中放入盐、秋梨块和西芹段继续炖煮 10 分钟，盛出后撒枸杞子即可。

桃

性温

酒后最佳甜点

别名
桃实、毛桃、蜜桃

养生关键字
清理肠道，预防便秘

性味归经
味甘、酸，性温。归肝、大肠经。

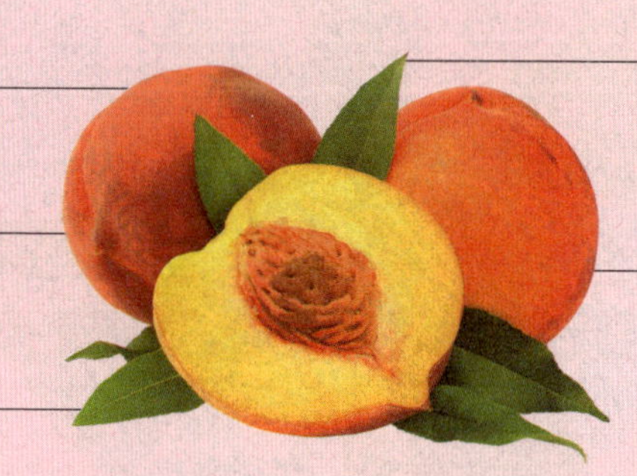

最佳食用时令期
6 月 ~ 8 月

营养成分

热量	51 千卡
膳食纤维	1.3 克
蛋白质	0.9 克
脂肪	0.1 克
碳水化合物	12.2 克

古籍记载

“主血滞风痹，骨蒸，肝虐寒热，产后血病。”——《本草纲目》

“药性”解密

◆醒酒。桃含有烟酸，能有效促进血液循环，可以解酒并改善宿醉，缓解酒后不适，因此很适合作为酒后水果食用。

◆清理肠道，预防便秘。桃中富含果胶与膳食纤维，这类物质到大肠中能吸收大量的水分，有助于促进肠胃蠕动，清理肠道废物，达到预防便秘的功效。

饮食宜忌

◆桃不宜多食，如果食用过多，易导致口干、口渴、咽喉疼痛，易生疮者食用过多，身上还会起疮。因此，桃每次的最佳食用量为1个。

◆未成熟、腐烂的桃均不宜食用。

四季宜忌

夏季正是桃上市的季节。中医认为，桃味甘、酸，性温，具有补中益气、养阴生津、润肠通便、养颜抗衰的功效。桃中还含有丰富的钾元素，可以帮助人体排出多余的盐分，有辅助降低血压的作用。

搭配宜忌

☑桃 + 牛奶

桃中含有丰富的维生素；牛奶中含有大量的优质蛋白质。二者若同时食用，营养更全面，对身体健康大有益处。

☑桃 + 莴笋

桃与莴笋都是口感很好且富含营养价值的食物，二者同食更可以起到利水消肿的作用。

体质宜忌

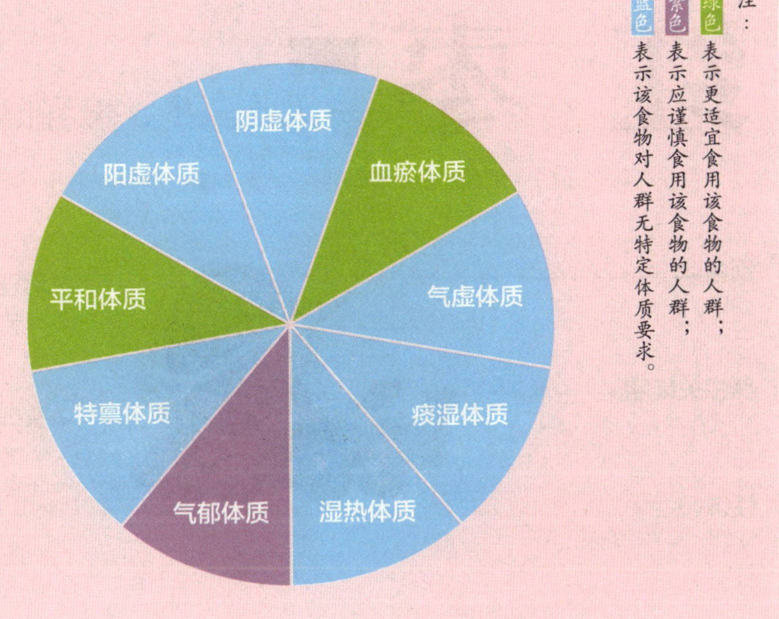

注：
绿色 表示更适宜食用该食物的人群；
紫色 表示应谨慎食用该食物的人群；
蓝色 表示该食物对人群无特定体质要求。

☒ 桃＋白萝卜

白萝卜可促进新陈代谢，有助减少皮下脂肪，且白萝卜中的挥发油和芥子油可刺激肠胃蠕动。但与桃同食易诱发甲状腺肿大。

☒ 桃＋蟹

桃的营养丰富，含有丰富的维生素C和纤维素，能刺激肠道蠕动；而蟹性寒。二者若同食易引发腹痛、腹泻等症状。

挑选・储藏

◆选购桃时，以果体大、形状端正、外皮无伤、有桃毛、果色鲜亮者为佳。

◆桃一般要放在通风、干燥处保存，而不应放在冰箱中，否则会降低口感。

同源延伸

油桃

油桃是普通桃的变种，香、甜、脆一应俱全。油桃风味浓甜（含糖极高），十分适合中国人喜甜的饮食习惯；香味浓郁，清香可口；肉质细脆，爽口异常，甜而不腻。油桃的肉质脆，水分相对少些。

健康膳食

慈姑桃米豆浆

材料： 黄豆50克，慈姑30克，桃1个，绿豆、小米各适量。

做法：

1. 黄豆、绿豆分别用清水浸泡至软，洗净；慈姑去皮，洗净，切碎；桃洗净，去核，切碎；小米淘洗干净，用清水浸泡2小时。
2. 将全部材料一同倒入全自动豆浆机中，加适量水煮成豆浆即可。

红枣 性平

一天吃三枣，美容健体不显老

别名
大枣、枣子

养生关键字
补气养血，补虚安神

性味归经
味甘，性平。归脾、胃经。

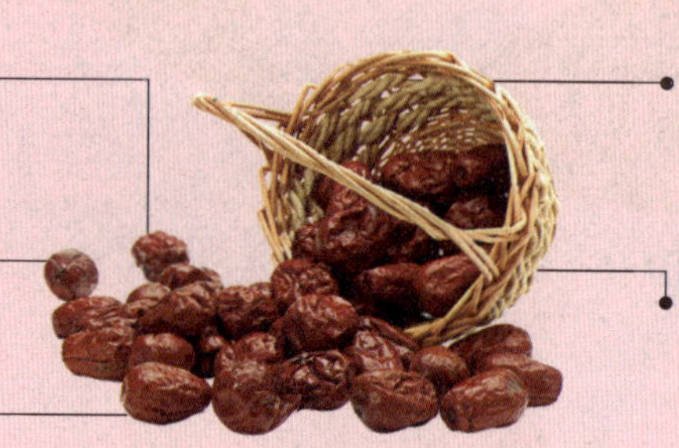

最佳食用时令期
春季

营养成分

热量	317千卡
膳食纤维	9.5克
蛋白质	2.1克
脂肪	0.4克
碳水化合物	81.1克

古籍记载

“补中益气，养血生津。”——《本草纲目》

“药性”解密

◆补虚安神。红枣具有补虚益气、养血安神、健脾和胃的功效，是脾胃虚弱、气血不足、失眠等患者良好的保健品。

◆增强人体免疫力。红枣含有大量的碳水化合物，主要为葡萄糖、果糖、蔗糖以及由葡萄糖和果糖组成的低聚糖等，并含有大量的维生素C、维生素B_1、胡萝卜素、烟酸等多种维生素，能补充能量，增强人体免疫功能，提高机体抗病能力，预防感冒等多种疾病。

◆补气养血，美容驻颜。红枣可补虚养血，经常食用红枣可驻颜祛斑、滋养容颜，女士可以经常食用。

◆强健骨骼。红枣味甘、性温，是滋补佳品，含有丰富的钙，能预防骨质疏松。中老年女性容易发生骨质疏松，建议适量食用红枣进行护养。

饮食宜忌

◆吃红枣一两小时后才能吃高蛋白食品，如海鲜。因为红枣中的维生素C会使这类食品中的蛋白质凝结成块而不易被人体吸收。

◆不宜食用腐烂的红枣。

四季宜忌

红枣历史悠久，自古以来就被列为“五果”（桃、李、梅、杏、枣）之一。红枣最突出的特点是类黄酮、维生素C含量高，因此人们把红枣誉为“天然的维生素丸”，是人体增加免疫力、抗衰老的补品。

体质宜忌

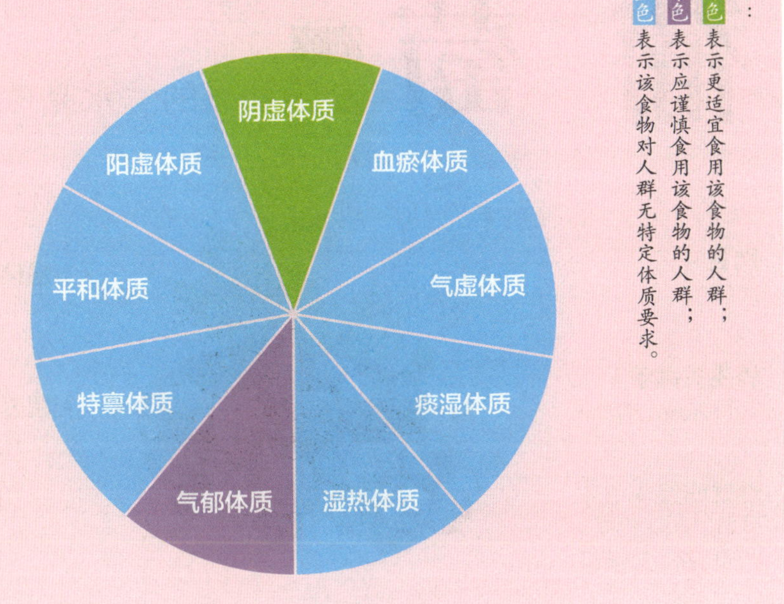

红枣味甘，性温，具有补益脾胃、养血安神、缓和药性的功效。甘味食物能滋补脾胃，春季宜多吃甘味食物，以养肝健脾。

搭配宜忌

☑ 红枣＋核桃

红枣与核桃同时食用，可为人体提供全面的营养，适用于阿尔茨海默病、心脑血管疾病患者。

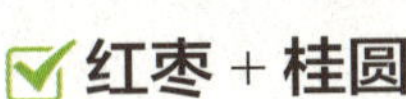

☑ 红枣＋桂圆

红枣与桂圆同食，能为人体提供丰富的营养，不仅可以补血养血，还有安神宁心的功效。

☒ 红枣＋葱

红枣性温、味甘，葱性辛热、助火，二者若搭配同食，易损害人体健康。故二者不宜同食。

☒ 红枣＋虾

红枣含维生素C，而虾含五价砷化合物，二者同食会令五价砷转化成三价砷，即“砒霜”，致中毒。

健康膳食

茯苓红枣豆粥

材料： 大米 100 克，红枣 40 克，红豆 35 克，茯苓 15 克。

做法：

1. 大米用清水淘洗干净。
2. 红豆洗净，放入清水中浸泡 6 小时。
3. 红枣洗净，去核。
4. 锅置火上，加入适量清水，然后放入红豆、茯苓、红枣、大米，大火煮沸后转小火，煮成粥。

葡萄

性平

滋阴补血的“水晶珠”

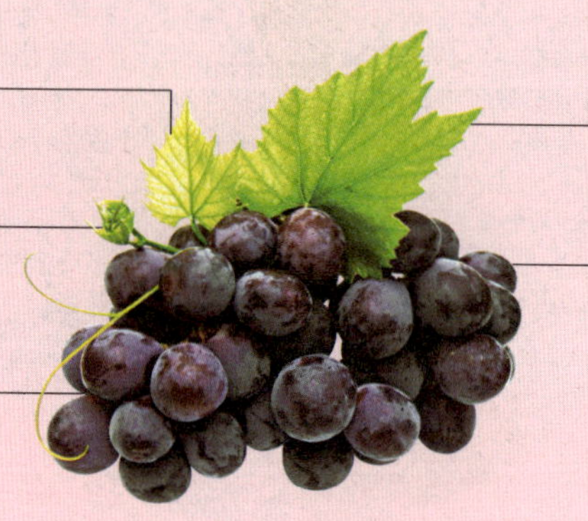

别名
蒲桃

养生关键字
开胃健脾，助消化

性味归经
味甘、酸，性平。
归脾、肝、膀胱经。

最佳食用时令期
8 月、9 月

营养成分

热量	44 千卡
膳食纤维	0.4 克
蛋白质	0.5 克
脂肪	0.2 克
碳水化合物	10.3 克

古籍记载

“治腰脚肢腿痛，煎汤淋洗之良。”——《本草纲目》

“药性”解密

◆葡萄具有除烦解渴、健胃益气、增进食欲、补气养血、利尿消肿、补虚养身、延年增寿的功效。

◆葡萄中含有天然聚合苯酚，能与病毒、细菌中的蛋白质结合，使病毒、细菌失去能力。

◆葡萄所含的十几种氨基酸及卵磷脂，对神经衰弱、肺虚咳嗽、心悸盗汗、纳差、水肿、过劳和心血管系统疾病均有预防和改善作用。

饮食宜忌

◆在洗葡萄的水盆中，放入适量的淀粉或面粉，这样可以保有其原有的状态。

◆从营养角度说，葡萄皮和葡萄籽都含有对人体有益的营养成分，所以，吃葡萄时最好整颗吃，也可把葡萄连皮带籽榨成葡萄汁饮用。

四季宜忌

李时珍在《本草纲目》中记载，葡萄可逐水利尿、益气补血、补脑安神、除烦明目、解渴。

中医认为，葡萄性平，味甘、酸，能补气血、强筋骨、益肝阴、利小便、除烦解渴，还可以预防“秋燥”，很适合燥热耗气伤阴的夏末秋初食用。

搭配宜忌

☑葡萄＋蜂蜜

葡萄汁与蜂蜜冲饮，可除烦止渴，有效减轻咽干津少、食欲不振、热病烦

体质宜忌

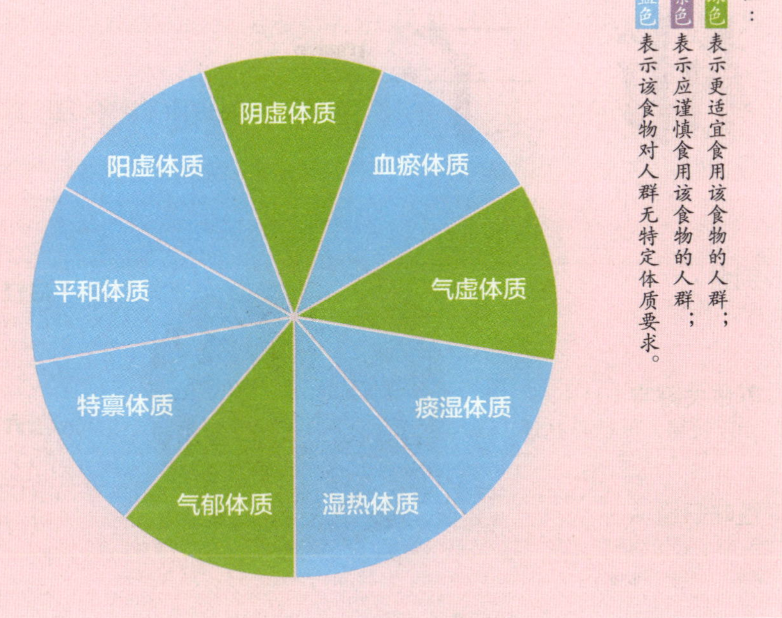

渴等症。

☑ 葡萄＋枸杞子

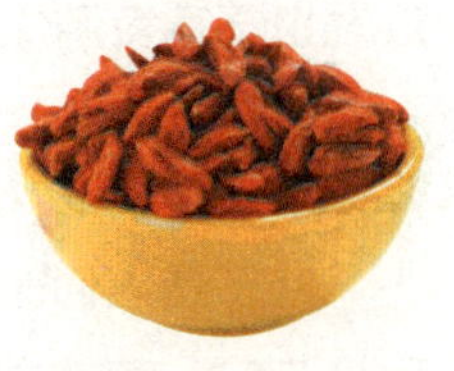

枸杞子含天然多糖、维生素B_1、维生素B_2、维生素E、胡萝卜素，葡萄含维生素C与铁。二者拌汁后饮用，营养、口味俱佳。

☒ 葡萄＋水产品

二者同食会导致呕吐、腹胀、腹痛、腹泻。因为葡萄中含有鞣酸，遇到水产品中的蛋白质，会形成不易消化的物质。

☒ 葡萄＋白萝卜

葡萄含有大量的植物色素，如果与白萝卜一同食用，经胃肠道的消化分解，会产生抑制甲状腺作用的物质，易诱发甲状腺肿大。

挑选·储藏

◆新鲜且成熟适度的葡萄果粒饱满，大小均匀，青子和瘪子较少。优质的葡萄果浆多而浓郁，味甜，并有玫瑰香或草莓香。

◆葡萄的保存依品种不同而不同，一般是放进保鲜袋中再置于冰箱冷藏，可保存3～5天。

同源延伸

无籽露

无籽露是葡萄的一个品种，营养价值很高，鲜葡萄中含糖量高达25%以上，钾、磷、钙、铁等矿物质含量共为3%～5%，还含有多种维生素。新鲜葡萄，可鲜吃，可晒成葡萄干，也可榨汁，酿酒，是水果中的佳品。

柿 子

性寒

清肺养生的“水果王”

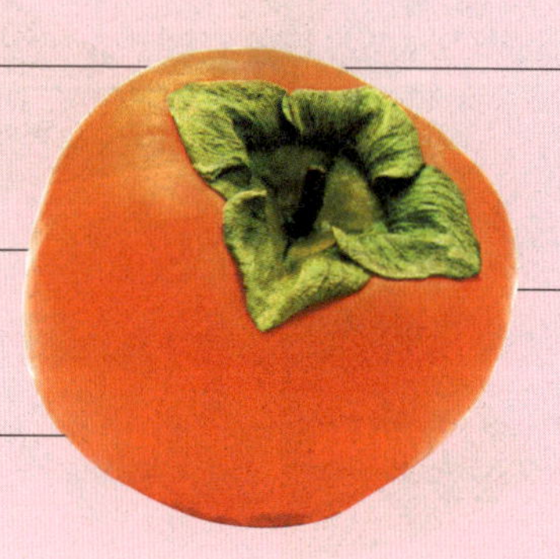

别名
柿、朱果

养生关键字
预防便秘，保护心血管

性味归经
味甘、涩，性寒。
归心、肺、脾经。

最佳食用时令期
10 月～12 月

营养成分

热量	74 千卡
膳食纤维	1.4 克
蛋白质	0.4 克
脂肪	0.1 克
碳水化合物	18.5 克

古籍记载

“有健脾涩肠，治嗽止血之功。”——《本草纲目》

“药性”解密

◆柿子具有润肺生津、降压止血、化痰软坚的功效。

◆柿子中含有许多保护心血管的成分，如儿茶素能降低甘油三酯及总胆固醇的含量，槲皮素及前花青素能减少血管中的自由基，有助于保持血管的弹性。

◆柿子所含的膳食纤维十分丰富，可以说位居水果之冠，故又称为肠胃的最佳“清道夫”，有预防便秘的作用。

◆柿子含碘丰富，故对预防缺碘引起的地方性甲状腺肿大很有帮助。

饮食宜忌

空腹不宜吃柿子，否则易患胃柿石症。也不宜食用生柿子。

四季宜忌

柿子是人们比较喜欢食用的果品，甜腻可口，营养丰富。秋天是吃柿子的季节，柿子不仅营养丰富，而且还可以入药。在临床和民间，常用柿霜来改善肺热咳嗽、口舌生疮等症状。不少人还喜欢在冬季吃冻柿子，别有味道。

搭配宜忌

✔柿子＋黑豆

黑豆味甘性平，有补肾强身、活血利水、解毒的功效，特

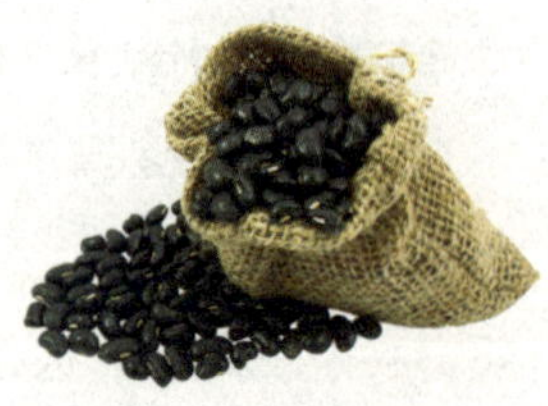

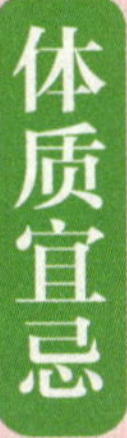

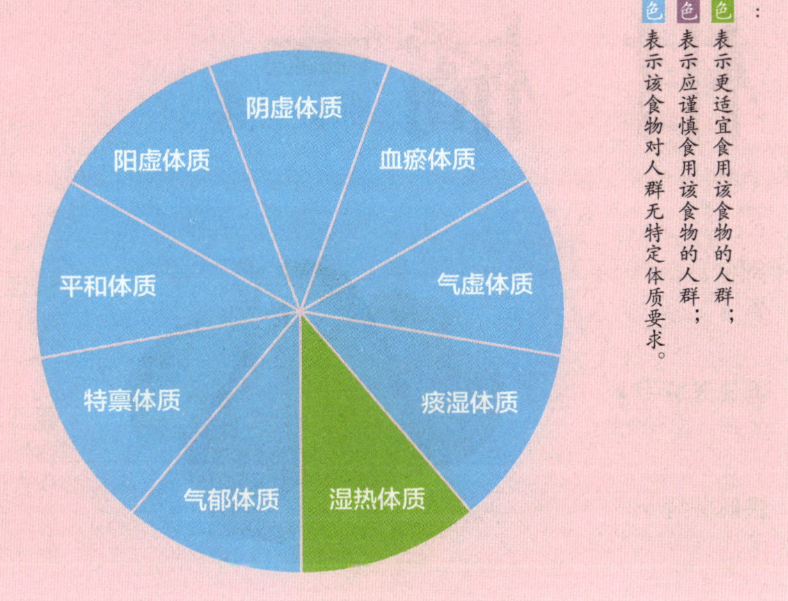

别适合肾虚者食用。与柿子搭配食用，对人体更有滋补作用。

☑ 柿子 + 蜂蜜

柿子富含果胶，是一种水溶性膳食纤维，有良好的润肠通便作用，对于改善便秘、保持肠道正常菌群生长有很好的作用。与蜂蜜一同食用滋润效果更显著。

☒ 柿子 + 海带

海带和鞣酸量大的柿子一同食用，海带中的钙离子可与柿子中的鞣酸结合，影响某些营养的消化吸收，导致胃肠道不适。所以海带不宜与柿子同食。

☒ 柿子 + 白萝卜

柿子的营养较为丰富，脂肪较少，糖类较多，还有淀粉、果胶、鞣酸、多种维生素和矿物质。与白萝卜同食会降低人体对营养物质的吸收。

挑选·储藏

柿子放在冰箱的冷冻室里1～2天，取出解冻后食用，可使柿子迅速脱涩，口感更好。

健康膳食

柿子胡萝卜汁

材料：柿子1个（约200克），胡萝卜半根（约100克），柠檬1个（约100克），冰块少许。

做法：

1. 将柿子和胡萝卜洗净，去皮，切成小块；柠檬洗净，切片。
2. 将切好的柿子块、胡萝卜块、柠檬片一起放入榨汁机中榨成汁。
3. 倒出蔬果汁，加入少许冰块即可。

柑 橘

性微温

保健佳果

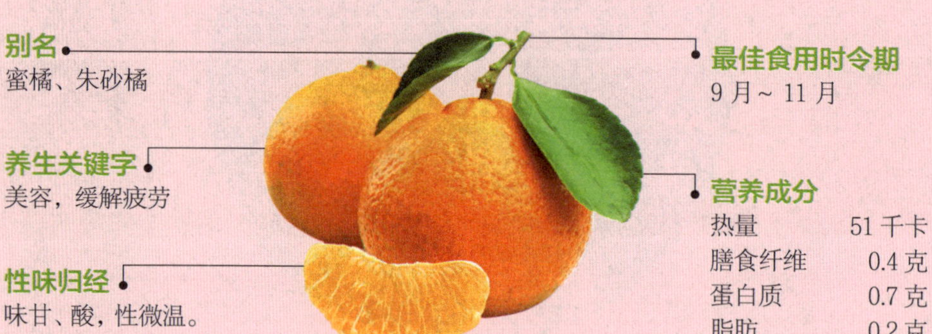

别名
蜜橘、朱砂橘

养生关键字
美容，缓解疲劳

性味归经
味甘、酸，性微温。归肺、胃经。

最佳食用时令期
9月～11月

营养成分

热量	51千卡
膳食纤维	0.4克
蛋白质	0.7克
脂肪	0.2克
碳水化合物	11.9克

古籍记载

"青橘皮乃菊之未黄而青色者，薄而光，其气芳烈。"——《本草纲目》

"药性"解密

◆柑橘全身都是宝。其果肉、皮、核均可入药。外果皮晒干后为"陈皮"，而橘络含有一定量的维生素P，有通络、化痰、理气、消滞等功效。橘核性味苦，有理气止痛的作用，可用来辅助治疗疝气，腰痛等症。

◆美容，缓解疲劳。柑橘富含维生素C与柠檬酸，具有美容、缓解疲劳的作用。

饮食宜忌

◆忌用新鲜橘皮泡茶喝。有不少人认为用新鲜橘皮泡茶既能顺气化痰，又能止咳平喘，且其味芳香。其实这样的做法并不正确，新鲜橘皮泡茶，会将橘皮中的某些有害物质浸出，对健康不利。

◆柑橘不宜多食，一般情况下吃1个就可以满足每天所需的维生素C。

四季宜忌

秋天肺气宜收不宜散，秋天要多食酸，以收敛肺气。中医认为柑橘性微温、味甘、酸，入肺、胃经，具有开胃理气、生津止渴、化痰止咳的功效，非常适宜秋天食用。柑橘中丰富的营养成分还具有降血脂、抗动脉粥样硬化等作用，对预防心血管疾病的发生大有益处。

搭配宜忌

☑柑橘＋冰糖

柑橘的果肉中含有较为丰富的维生素C，比苹果、梨、葡萄等要高几十倍，与冰糖一同食用效果会更好。所以

体质宜忌

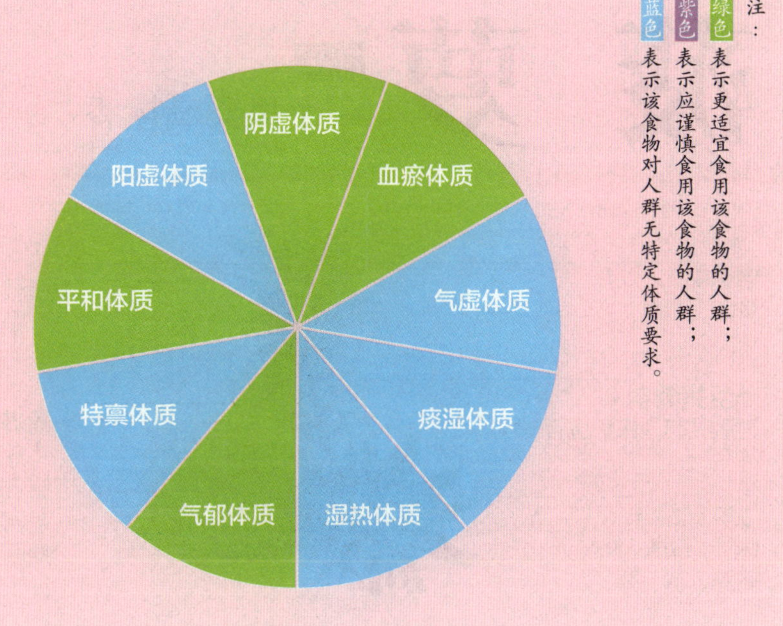

在食用柑橘时不妨与冰糖搭配一起吃。

☑ 柑橘＋玉米

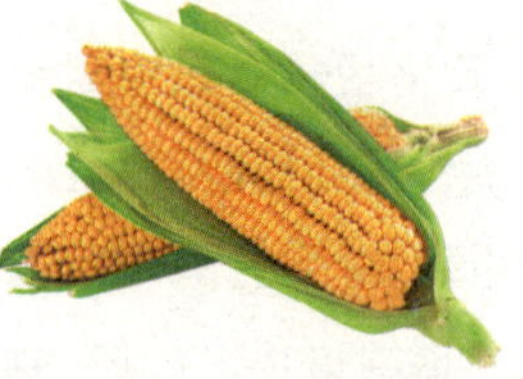

柑橘和玉米均含有丰富的维生素，且维生素种类比较全面，二者搭配同食，维生素可互补，并可促进身体对维生素的吸收，从而有利于人体健康。

☒ 柑橘＋牛奶

刚喝完牛奶就吃柑橘，牛奶中的蛋白质会先与柑橘中的果酸和维生素C相结合而凝固成块，影响消化吸收，而且还会使人腹胀、腹泻、腹痛，故二者一定要间隔一段时间分别食用，不可同食。

☒ 柑橘＋动物肝脏

柑橘含有丰富的维生素C，而动物肝脏富含铜、铁等离子。若将动物肝脏与维生素C含量高的柑橘同时食用，铜、铁极易使柑橘中的维生素C氧化，从而失去原有的营养价值。

挑选 · 储藏

◆选购柑橘时，以中等大小、颜色橙红或橙黄、皮光滑、用两手指轻压时弹性较好者为佳。

◆柑橘可保存的时间很长，置于阴凉通风处，一般可保存2～4周。

同源延伸

丑橘（丑八怪）

丑橘是不同种类柑橘的杂交品种，虽外观丑陋，但风味极好，品质特优，营养价值比同类水果高出很多。可以生津止渴、化痰理气，具有高营养价值、高药用价值，是一种不错的平民价位的水果。

菠 萝

性平

一个凤梨满屋香

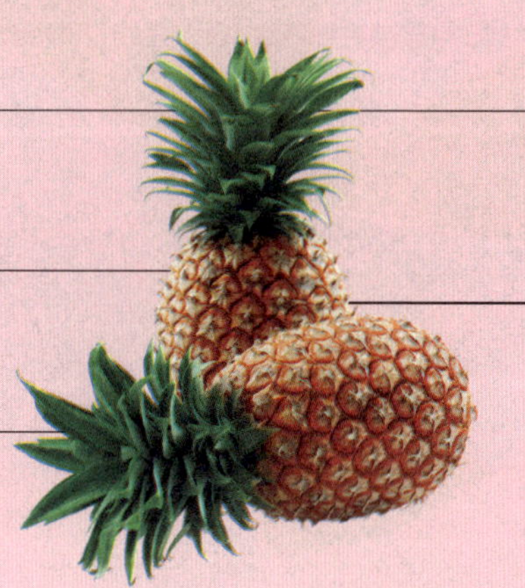

别名

凤梨、黄梨

养生关键字

消脂减肥，保护血管

性味归经

味甘、微酸，性平。
归脾、胃、肺经。

最佳食用时令期

4 月～7 月

营养成分

热量	44 千卡
膳食纤维	1.3 克
蛋白质	0.5 克
脂肪	0.1 克
碳水化合物	10.8 克

古籍记载

“健脾胃、固元气。”——《本草纲目》

“药性”解密

◆菠萝具有改善血液循环、清热解渴、消食止泻的功效。

◆菠萝所含的生物碱及蛋白酶可以抑制血液凝块，所以有助于预防冠状动脉和脑动脉血管栓塞所引起的疾病。

◆菠萝的果汁能有效地分解脂肪，从而达到减肥的目的。

饮食宜忌

◆菠萝要用盐水浸泡后再吃。菠萝汁多、香甜，营养丰富，深受人们喜爱。但是菠萝有些成分吃后容易对皮肤、口腔黏膜有一定的刺激性。因而吃盐水略浸泡后的菠萝能够缓解口腔发痒、不适症状。

四季宜忌

春末夏初正是满街菠萝飘香的时节，菠萝具有生津和胃、解暑益气的作用，而且菠萝能消化溶解肉类蛋白质的酶，有促进消化和吸收的作用，从而达到减肥的目的，芒种时节尤其适用。

搭配宜忌

☑ 菠萝＋猪肉

二者同食，菠萝中的菠萝蛋白酶可以分解猪肉蛋白，有效促进消化。

☑ 菠萝＋冰糖

菠萝营养丰富，且饭后食用可以助消化；冰糖有滋润作用。若二者搭配同食，可生津、止咳、醒酒开胃。

☒ 菠萝＋牛奶

菠萝与牛奶同食，菠萝中的果酸会使牛奶中的蛋白质凝固，影响蛋白质的

体质宜忌

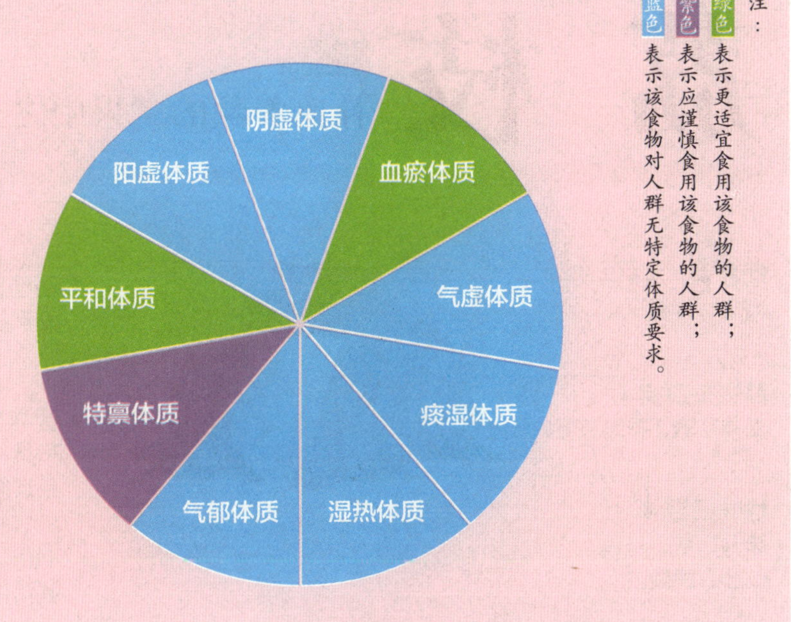

消化吸收。

☒ 菠萝＋白萝卜

菠萝与白萝卜不宜搭配同食，否则会诱发甲状腺肿大，对人体健康产生诸多不利影响。

同源延伸

菠萝莓

菠萝莓外形酷似草莓，果肉呈白色，味道类似于菠萝。菠萝莓外形喜人、滋味好，相信很快会成为人们餐桌上的新水果。此外，菠萝莓营养丰富，口感更佳。

健康膳食

菠萝咕噜肉

材料： 五花肉 300 克，菠萝 150 克，面粉 30 克，泡打粉 4 克，油菜叶 150 克，鸡蛋（取蛋液）1 个，青椒片、红椒片各少许，A. 老抽 3 大匙，五香粉 1/2 小匙，蒜末 1 小匙；B. 白醋 40 毫升，白糖 50 克，番茄酱 25 克，淀粉、盐各适量，姜汁、水淀粉各少许。

做法：

1. 将五花肉切成小丁，加入调料 A 腌渍 10 分钟；菠萝去皮洗净，切滚刀块。
2. 将面粉、淀粉、泡打粉掺在一起加入鸡蛋液，加少量水，放五花肉丁抓匀。
3. 将油菜叶切细丝，用热油炸干制成菜松。油烧至五六成热，将挂糊的五花肉丁炸焦捞出装盘。
4. 锅留底油，放入青椒片、红椒片，加入番茄酱稍炒，再放入姜汁、白醋、白糖、盐、水调匀，用水淀粉勾芡，下入菠萝块和五花肉丁，淋明油出锅撒菜松即可。

荔枝

性温

补血养颜的“果中之王”

别名
离支、丹荔

养生关键字
安神补脑，祛斑美容

性味归经
味甘、酸，性温。
归肝、脾经。

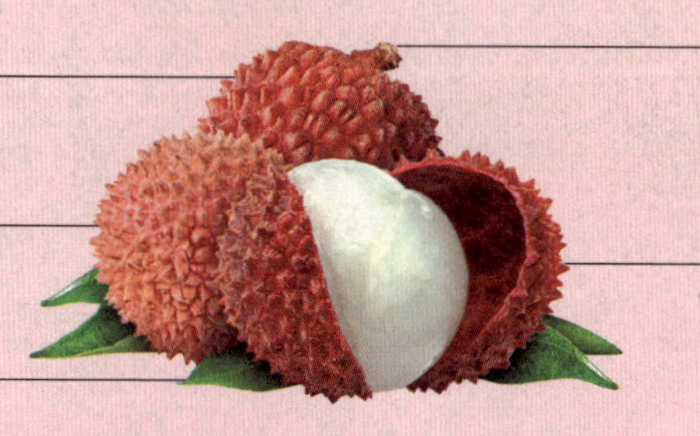

最佳食用时令期
夏季

营养成分

营养成分	含量
热量	71 千卡
膳食纤维	0.5 克
蛋白质	0.9 克
脂肪	0.2 克
碳水化合物	16.6 克

古籍记载

“治瘰疬，疔肿，发小儿痘疮。”——《本草纲目》

“药性”解密

◆荔枝具有益气补血、养心补脾、润肺止咳的功效。

◆提高抗病能力。荔枝含有丰富的维生素C，能增强机体免疫功能，提高人体抗病能力。

◆祛斑美容。荔枝含有多种维生素，尤其是维生素C含量较高，可促进微细血管血液循环，有助于预防雀斑的产生，令皮肤更加光滑，是天然的养颜佳品。

◆安神补脑。现代医学研究表明，荔枝所含的营养成分对大脑组织有补养作用，能够明显改善失眠、健忘、神疲乏力等症状。

饮食宜忌

◆荔枝不宜多食。如多食荔枝，会使血液中果糖增多，而葡萄糖减少，出现低血糖症状。

◆成年人每天吃荔枝一般不超过300克，儿童一次不超过5颗最佳。

◆荔枝性温，不宜多吃。否则容易导致喉干舌燥，严重者还会引起恶心、眩晕等不适。

四季宜忌

荔枝是夏季当令水果，其味甘、酸，性温，入脾、肝两经，有生津益血、健脾止泻、温中理气、降逆、美颜等功效。现代营养学认为，荔枝含有大量的果糖、蛋白质、维生素C、B族维生素、维生素A、柠檬酸、果胶、有机

体质宜忌

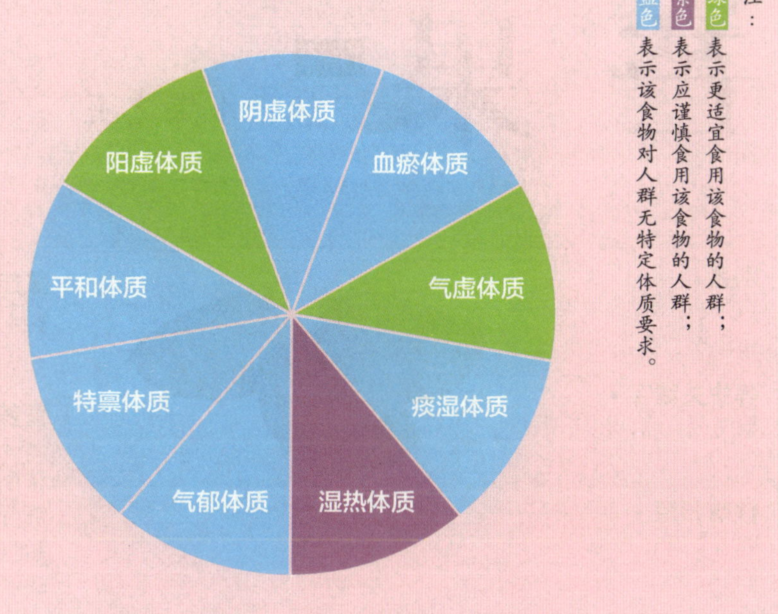

酸和钙、磷、铁、钾等营养养分，适合夏季食用。

搭配宜忌

☑ 荔枝＋红枣

荔枝味酸甜、性温，可滋肝益心、填精髓、补气血、温阳气、止烦渴。与红枣同食可以起到健脾止泻的作用。

☑ 荔枝＋白酒

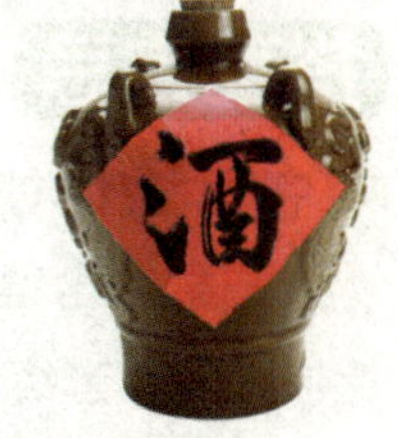

荔枝含有丰富的糖分、多种维生素、柠檬酸、果胶以及磷、铁等，与白酒同食可以健脾开胃，缓解胃脘胀痛。

☒ 荔枝＋黄瓜

荔枝含有丰富的维生素C，而黄瓜含有维生素C分解酶。若二者同食，维生素C会遭到破坏，从而失去其原有的营养价值。

☒ 荔枝＋胡萝卜

胡萝卜中含有一种叫维生素C分解酶的物质，这种物质可以破坏荔枝中的维生素C，降低其原有的营养价值，故二者不可同食。

挑选·储藏

◆选购荔枝时，宜选择新鲜、颗粒饱满、颜色鲜艳者。

◆吃不完的荔枝应逐颗剪下，只留一点小蒂头，然后用1小汤匙盐和水混合，将荔枝浸入盐水后捞起，随即放入塑料袋，置于冰箱中层，可保存1周。

同源延伸

野生荔枝

野生荔枝外观美，富含碳水化合物、各种维生素和矿物质元素，味甜至酸甜，带荔枝或葡萄风味，可口怡人。

芒果

性凉

"热带水果之王"

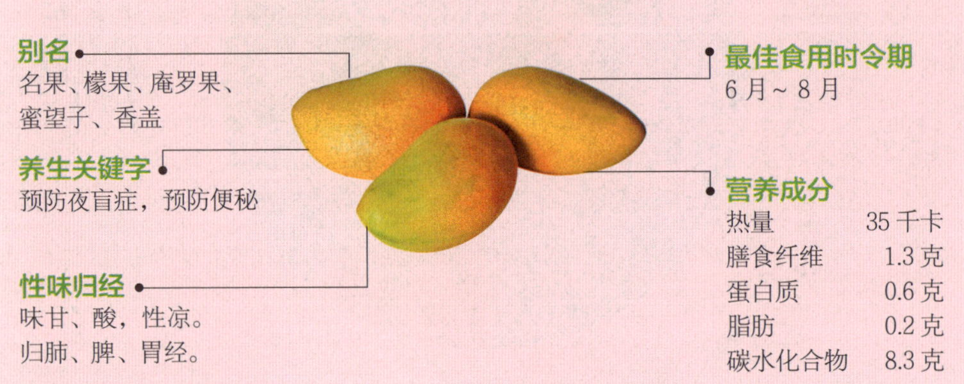

别名

名果、檬果、庵罗果、蜜望子、香盖

养生关键字

预防夜盲症，预防便秘

性味归经

味甘、酸，性凉。归肺、脾、胃经。

最佳食用时令期

6月～8月

营养成分

热量	35千卡
膳食纤维	1.3克
蛋白质	0.6克
脂肪	0.2克
碳水化合物	8.3克

"药性"解密

◆芒果具有益胃止呕、消食导滞、解渴利尿的功效。

◆在水果中，芒果的维生素A含量特别高，有益于保护视力，缺乏维生素A的人易得夜盲症，因此多食芒果可预防夜盲症。

◆芒果中含有大量的膳食纤维，能增加胃肠蠕动，促进排便，对于缓解便秘具有一定的好处。

饮食宜忌

◆过敏体质者不宜吃芒果。容易引起皮炎等不适，应慎重食用。

◆芒果属于味甘性凉、解渴生津的果品。食后能止呕，孕妈妈恶心作呕时，吃芒果有助于缓解孕吐。

◆芒果营养丰富，且味道鲜美，但不宜与大蒜等辛辣食物搭配食用，否则容易损害肾脏，引起身体不适。

四季宜忌

芒果具有清热生津、解渴利尿、益胃止呕等功效，除了食用外，还具有较高的药用价值，其果皮也可入药，为利尿之剂，夏季可适当多食。

搭配宜忌

☑芒果＋牛奶

芒果富含维生素A、维生素C，有保护视力、延缓衰老的功效；牛奶也是美容佳品，不仅可以防止皮肤干燥，使皮肤白皙、有光泽，还可淡化色素沉着。二者一同食用效果更好。

☑芒果＋鸡肉

芒果含有丰富的维生素，且风味独特，与滋补作用较强的鸡肉相配同食，具有促进食欲、补血益气的功效。脾胃虚弱者可选择二者进行食疗。芒果烧鸡有补脾胃、益气血、生津液的功效，尤其适合脾胃虚弱、食欲不振、气血亏虚者食用。

☑ 芒果＋猪肉

二者均为美容养颜之品，同食可使皮肤细嫩光滑、富有弹性。

挑选·储藏

◆挑选芒果时，可以其软硬程度作为判断标准，通常以近蒂头处感觉硬实、富有弹性、颜色鲜艳者为佳；过硬或过软者都不应选择。

◆未成熟的芒果可以放在米缸中催熟；已经熟了的芒果可放于冰箱内储藏。

健康膳食

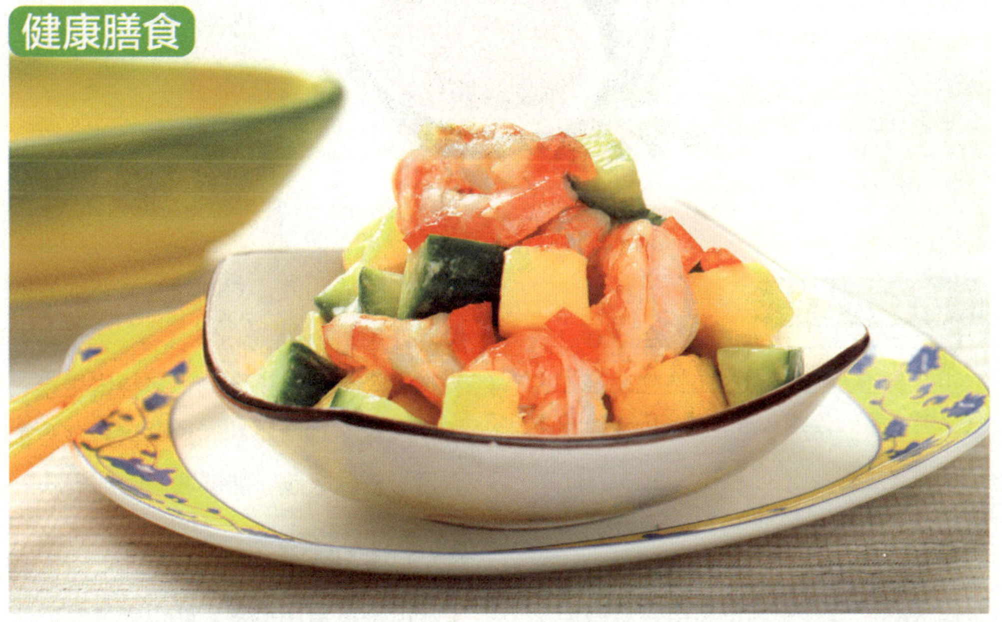

芒果沙拉虾

材料： 大芒果1个，虾仁200克，黄瓜1根，红椒1/2个，A.水淀粉、醪糟各1大匙，盐1小匙；B.鲜奶油1大匙，柠檬汁1小匙。

做法：

❶ 虾仁去虾线洗净，用调料A腌渍15分钟，再用清水洗净，放入沸水锅中氽烫熟，捞起凉凉。

❷ 红椒洗净，切成丁；黄瓜洗净，切成块，用盐腌渍5分钟，洗净后沥干。

❸ 将虾仁、黄瓜块、红椒丁放入碗中。

❹ 食用时将芒果去皮，取果肉，一半切丁，放入做法❸的碗中，另一半放入果汁机中搅拌成芒果泥，与调料B拌匀，淋在虾仁沙拉上拌匀即可。

西瓜

性寒

天然美容品

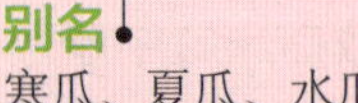

别名

寒瓜、夏瓜、水瓜

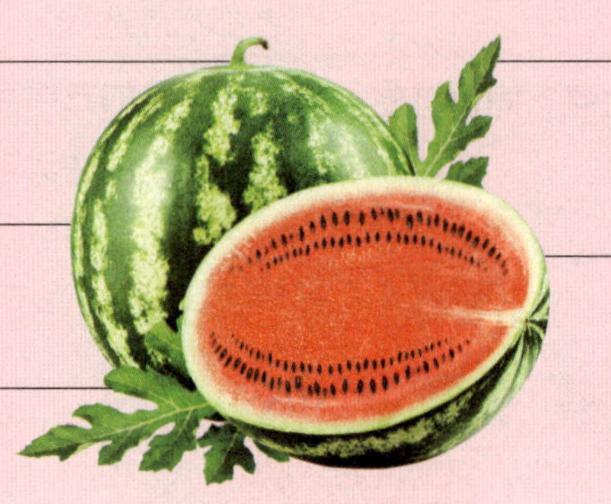

最佳食用时令期

夏季

养生关键字

清热解毒，消肿利尿

营养成分

热量	26 千卡
膳食纤维	0.3 克
蛋白质	0.6 克
脂肪	0.1 克
碳水化合物	5.8 克

性味归经

味甘，性寒。归心、胃、膀胱经。

古籍记载

“消烦解渴，解暑热，疗喉痹，宽中下气，利小水、治痢，解血毒。”——《本草纲目》

“药性”解密

◆西瓜的含水量在众多水果中是首屈一指的，是夏季清热解暑、止渴除烦的最佳果品之一。另外，吃西瓜后排尿量会增加，有利尿的作用，还能帮助体内排出胆色素，从而能使大便畅通。

◆西瓜含有丰富的钾元素，能够迅速补充随汗水流失的钾，有助于预防由此引发的肌肉无力和疲劳感，驱走倦怠情绪。女性在学习、工作之余，吃一块西瓜或喝一杯西瓜汁，会把精神调整到最佳状态。

◆西瓜味甘、性寒凉，具有调中止渴、清热祛火的功效，对咽喉肿痛有很好的缓解作用。

◆西瓜含有碳水化合物、多种维生素、矿物质和多种氨基酸，这些营养成分最容易被皮肤吸收，能够滋润面部皮肤。

饮食宜忌

◆西瓜不宜食用过多。西瓜虽然营养丰富，能消暑止渴，但一次食用过多，会影响胃肠的消化功能，导致食欲下降。

◆西瓜应当与其他食物相隔2个小时食用。因为一起食用时西瓜会在胃中很快被分解，并形成气体，使人感到胃胀、不舒服。

◆西瓜冰冻后不宜马上食用，以免减弱脾胃功能，导致消化不良，甚至出现腹痛、腹泻、呕吐等症状。

◆西瓜不宜与蜂蜜相配食用。西瓜中富

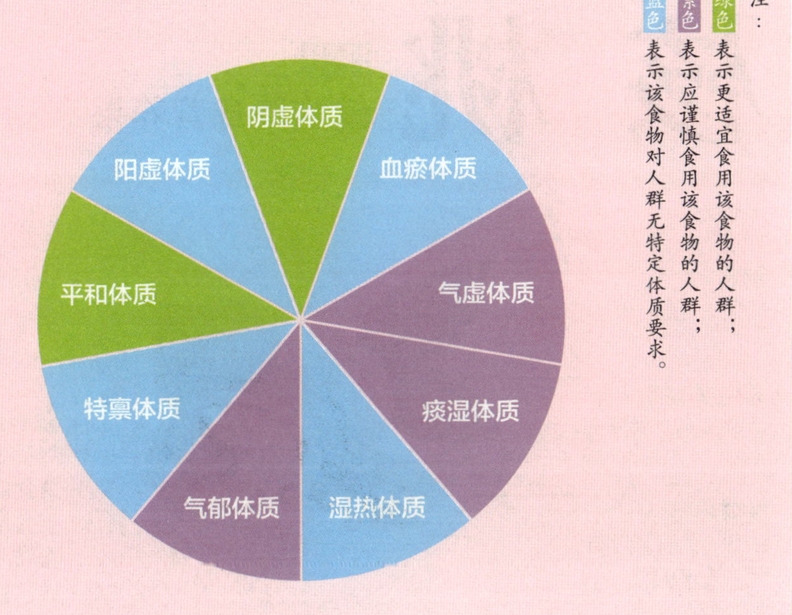

含维生素C，与蜂蜜同食，会加速维生素C的氧化，从而影响人体对营养成分的吸收。

四季宜忌

西瓜甘甜多汁、清爽解渴，是夏季瓜果之王。西瓜含大量的蔗糖、果糖、葡萄糖、丰富的维生素C、有机酸、氨基酸以及钙、磷、铁等矿物质，是夏季清暑解渴的最佳水果。

搭配宜忌

☑ 西瓜＋薄荷

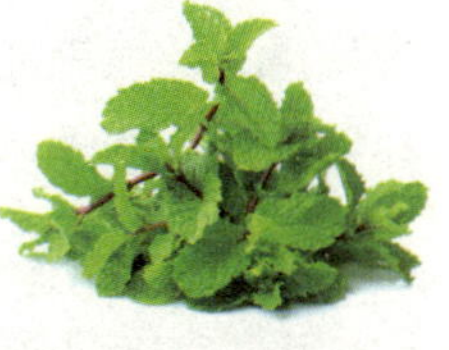

西瓜味甘、性寒，有清热解暑、除烦止渴、通利小便等功效。配合薄荷食用，能改善不良情绪。

☑ 西瓜＋绿茶

西瓜的营养十分丰富，除含有大量水分外，几乎囊括了人体所必需的各种营养成分。同绿茶搭配食用，可起到醒脑、提神、镇静之功效。

☒ 西瓜＋羊肉

羊肉性味甘热；西瓜性寒，属生冷之品。二者同食不仅大大降低了羊肉的温补作用，且有损脾胃，对于阳虚或脾虚患者来说则极易引起脾胃功能失调。

☒ 西瓜＋鱼肉

西瓜中富含水溶性纤维，鱼肉中锌的含量较为丰富。二者搭配同食，不利于人体对锌元素的有效吸收和利用，对身体健康无益。故二者不宜搭配食用。

挑选·储藏

挑选西瓜时，一手托西瓜，另一手轻轻地拍打，或者用食指和中指进行弹打，成熟的西瓜，敲起来会发出沉闷的声音，不成熟的西瓜敲起来声音较脆。

核桃

性温

健脑健身营养果

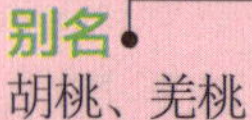

别名

胡桃、羌桃

养生关键字

缓解疲劳，增强脑功能

性味归经

味甘，性温。归肺、肾、大肠经。

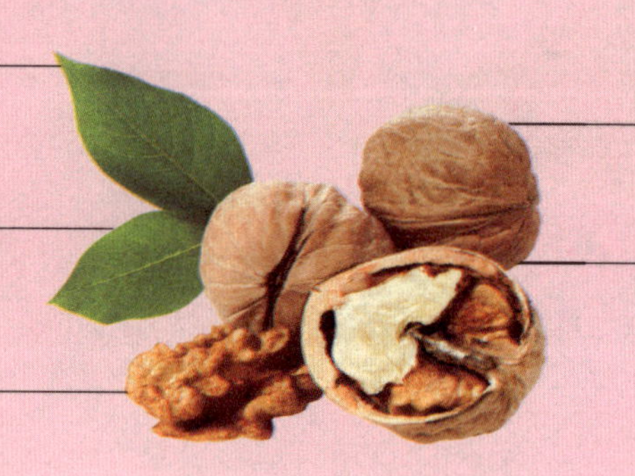

最佳食用时令期

秋季

营养成分

热量	646 千卡
膳食纤维	9.5 克
蛋白质	14.9 克
脂肪	58.8 克
碳水化合物	19.1 克

古籍记载

“杀虫攻毒，治痈肿，麻风，疥癣，梅毒、白秃诸疮，润须发。”——《本草纲目》

“药性”解密

◆缓解疲劳和压力。咀嚼一些核桃仁，具有缓解疲劳和减轻压力的作用。脑力劳动者可以把核桃作为减压、缓解疲劳的小零食。

◆护发润肤。核桃富含维生素E，经常食用有润肤、乌发的作用，可以令皮肤滋润光滑，富有弹性。尤其对预防皮肤衰老作用明显。

◆预防动脉粥样硬化、降低胆固醇。核桃中的油脂含有不饱和脂肪酸，具有预防动脉粥样硬化的作用。此外，核桃中含有的铬具有降低胆固醇、保护心血管的作用。

◆缓解痛经。核桃味甘、性温。中医认为，核桃可作为温补身体的佳品，适用于缓解女性虚寒痛经、血崩不止等症状，适合女性食用。

饮食宜忌

◆核桃油脂含量高，食用过多容易使人上火，尤其是火旺、腹泻者不宜多食。

◆核桃能补肺益肾，而蜜枣由红枣加工而成，比红枣的滋补作用更强，具有健脾和胃、补气养血的作用。二者相配能补充元气、健脾补肾。

◆核桃中含有丰富的胡萝卜素、维生素E，与富含维生素C、膳食纤维、铁的芹菜相搭食用，可达到养血、润发、明目的目的。

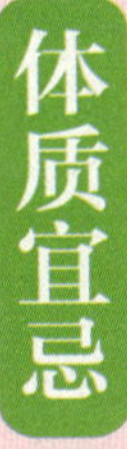

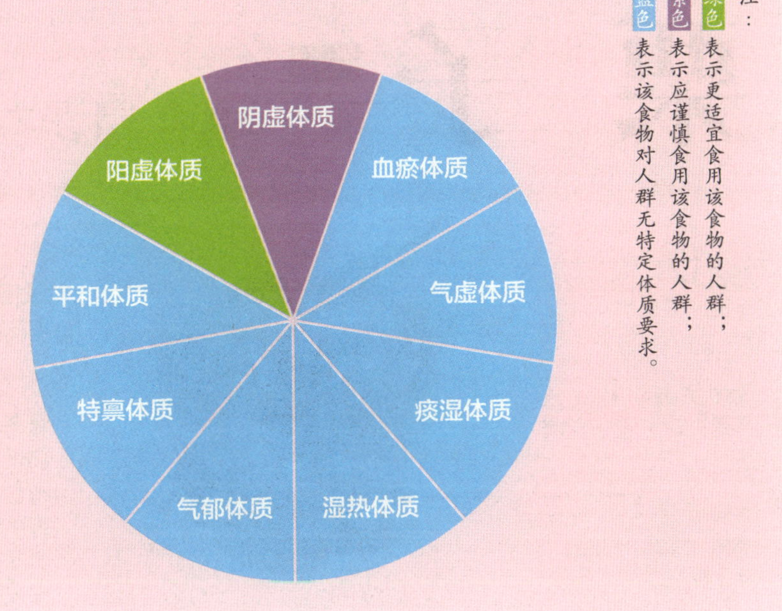

◆核桃营养丰富，且功效颇多，对于患有神经衰弱的人来说，每天吃1～2颗核桃，症状会得到一定的改善。

四季宜忌

核桃中的亚油酸、亚麻酸能减少肠内胆固醇的吸收，促进体内胆固醇在肝内降解为胆汁酸，随胆汁排出体外，还能减少肠道对胆固醇的吸收，对动脉粥样硬化、高血压、冠心病患者十分有益，尤其适宜在秋季食用。

搭配宜忌

☑核桃＋红枣

核桃具有健脑效果，红枣具有补血的作用，二者搭配，有补心安神、健脑补血的功效。

☑核桃＋黑芝麻

核桃和黑芝麻都有补肾乌发的功效，都能使肌肤变得有光泽，同食还能恢复体力。

☒核桃＋鸡肉

鸡肉性寒凉；核桃性温热，且油脂多。二者若搭配同食，寒热不调，易引起胃肠紊乱。加上油脂多，难以消化吸收，易引起腹泻，对身体健康极为不利。所以二者不宜搭配同食。

☒核桃＋黄豆

黄豆营养丰富，有“植物肉”之称，有健脾宽中、润燥消水的功效。而核桃中含有丰富的油脂，同黄豆食用会导致腹胀。

挑选·储藏

◆购买核桃时，一般选色泽光鲜（鲜褐色为佳），手感重的；经漂白过的核桃表面虽然白净，但没有光泽。

◆核桃不宜放在密封袋中保存。

栗子

性温

延年抗衰的“干果之王”

别名
板栗、栗果

养生关键字
延缓人体衰老，止痛止血

性味归经
味甘，性温。归脾、胃、肾经。

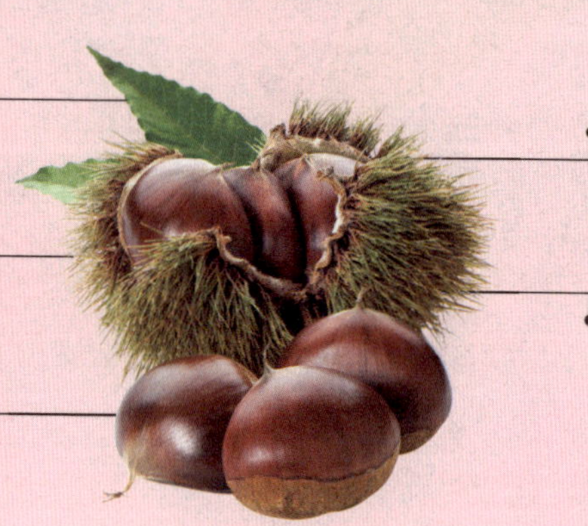

最佳食用时令期
9 月、10 月

营养成分

热量	348 千卡
膳食纤维	1.2 克
蛋白质	5.3 克
脂肪	1.7 克
碳水化合物	78.4 克

古籍记载

“益气，厚肠胃，补肾气，令人耐饥。”——《本草纲目》

“药性”解密

- 栗子具有补脾健胃、补肾强筋、活血止血的功效。
- 栗子中含有丰富的维生素C，能够维持牙齿、骨骼、血管、肌肉的正常功能，可以预防和改善筋骨疼痛、乏力等症状，是延缓衰老的保健佳品。
- 唐代名医孙思邈曾说：“栗，肾之果也，肾病宜食之。”腰膝酸软无力主要是肾虚所造成的，栗子为肾之果，常食可有效缓解因肾虚所致的腰膝酸软、尿频、胃寒腹泻等症。
- 栗子含有不饱和脂肪酸和维生素，可辅助预防高血压和动脉粥样硬化等疾病，保健身体。

饮食宜忌

栗子不能一次食用过多，吃多了容易胀肚，每天只需吃六七颗即可。还要指出的是，栗子中的淀粉含量很高，糖尿病患者尽量不吃为宜。

四季宜忌

栗子营养十分丰富，可供人体吸收和利用的营养成分高达98%，脂肪含量是坚果中最低的。

栗子中所含丰富的不饱和脂肪酸和维生素、矿物质等，能在一定程度上预防和改善高血压、冠心病、动脉粥样硬化、骨质疏松等疾病，是抗衰老、延年益寿的滋补佳品，尤其适合秋季食用。

搭配宜忌

☑栗子＋鸡肉

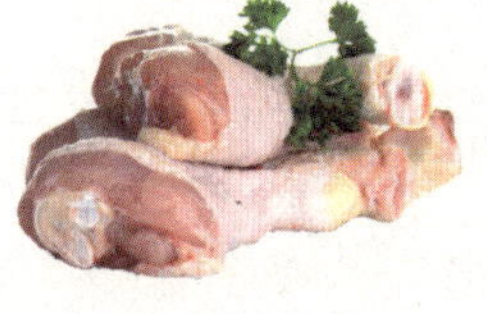

鸡肉可以补脾养血，栗子可以健脾，而脾健则更有利于吸收鸡肉的营养成分，补血功能也会随之增强。

☑栗子＋大白菜

大白菜具有养胃通便、利水除燥的功效；栗子有丰富的营养价值，含有大量淀粉和丰富的蛋白质、脂肪、维生素。大白菜和栗子二者同食有强健身体的作用，尤其适合体质虚弱者食用。

☒栗子＋杏仁

栗子性温，能补肾强筋、活血止血。但栗子与杏仁同食会引起胃痛，影响身体健康，所以二者不宜搭配同食。

健康膳食

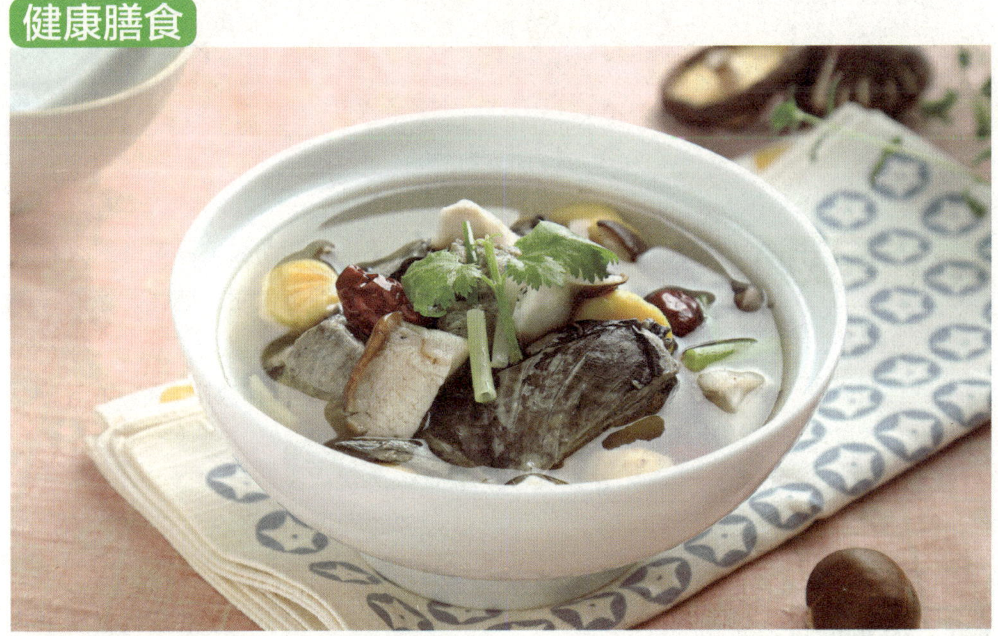

栗子乌鸡煲

材料：乌鸡1只，栗子200克，冬菇50克，红枣30克，姜、葱各少许，盐、香菜各适量，料酒2小匙。

做法：

❶ 乌鸡斩块，加部分料酒和清水，大火煮沸，撇去浮沫，捞出乌鸡，用清水洗净。

❷ 冬菇洗净去蒂；姜去皮切片；葱切段；香菜切碎；红枣洗净；栗子去壳。

❸ 煲中添足水，放入乌鸡块、栗子、冬菇、姜片和剩下的料酒，盖上锅盖，开大火炖煮至乌鸡熟烂，放入红枣、葱段，继续小火炖煮10分钟，加入盐调味，撒上香菜碎点缀即可。

松子

性平

延年益寿"仙丹"

别名
罗松子、松仁
养生关键字
强壮筋骨，缓解疲劳
性味归经
味甘，性平。归肝、肺、大肠经。
最佳食用时令期
冬季
营养成分
热量 644千卡
膳食纤维 12.4克
蛋白质 14.1克
脂肪 58.5克
碳水化合物 21.4克

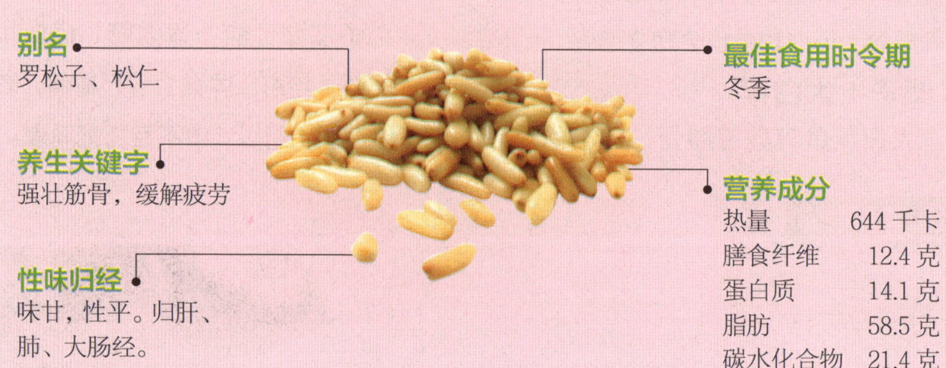

古籍记载

"主治骨节风、头眩、去死肌、变白、散水气、润五脏、逐风痹寒气，虚羸少气补不足，肥五脏，散诸风、温肠胃，久服身轻，延年不老。"——《本草纲目》

"药性"解密

◆强壮筋骨、缓解疲劳。松子含有大量钙、铁、钾等物质，这些能给机体组织提供丰富的营养成分，具有强筋壮骨、缓解疲劳的作用。中老年人常食松子，有极大的保健作用。

◆延缓衰老。松子中的维生素E有软化血管、延缓衰老的作用，是中老年人的理想保健食品。

◆健脑、预防阿尔茨海默病。松子含有大量的不饱和脂肪酸，具有促进大脑发育、增强脑细胞代谢、增强记忆力等作用，是很好的健脑食品。另外，松子对阿尔茨海默病也有很好的预防作用。

饮食宜忌

◆存放时间长了会产生"哈喇"味，不宜食用。

◆不宜多食。由于松子油量大，属于高热量食品，多食容易造成脂肪堆积。

四季宜忌

松子所含的脂肪大部分为油酸、亚麻油酸等不饱和脂肪酸，有软化血管及辅助防治动脉粥样硬化的作用，因此，中老年人在冬季常食松子可起到防止胆固醇增高而引起心血管疾病的作用。另外，经常适量吃些松子，还可以增加营养、滋补强身、延年益寿。

体质宜忌

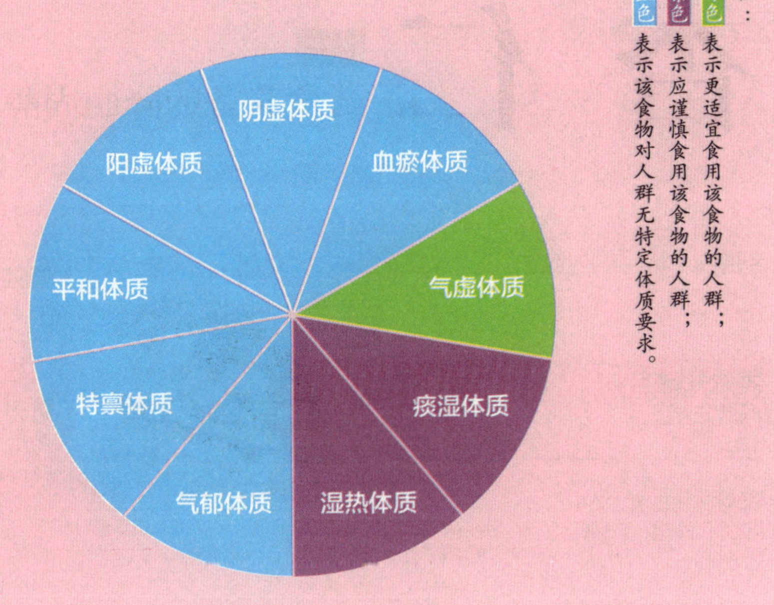

搭配宜忌

☑松子＋红枣

松子含有亚油酸和亚麻酸，可提高细胞的生长速度、减少皮肤病的发生等，是养颜、益寿的绝佳食品。配合红枣共同食用，效果会更加明显。

☑松子＋鸡肉

松子对预防心脏病、脑卒中、心肌梗死的效果比较显著，与鸡肉搭配则为富含维生素E的美味佳肴，对身体健康有益，不妨在日常生活中多搭配食用。

☑松子＋兔肉

兔肉是低脂肪、低胆固醇的健康食品；松子中含有大量的人体必需的脂肪酸。二者同时食用可促进维生素E的吸收，具有美容养颜、益智醒脑之功效。

☑松子＋鳝鱼

松子含有丰富的维生素E和铁，不仅可以减轻疲劳，还能延缓细胞老化、保持青春美丽、改善贫血；鳝鱼的滋阴作用也十分明显。故二者搭配同食，美容养颜的效果更佳。

☒松子＋黄豆

松子不宜与黄豆同食，因为黄豆中的胰蛋白酶对松子中的蛋白质有抑制作用，不利于人体对蛋白质的吸收，严重者还会引发恶心、呕吐。

挑选·储藏

◆选购松子时，以外表干燥不潮湿、颗粒大而饱满、无异味、颜色白净、带清香气味者为佳。

◆松子宜放置于阴凉、通风、干燥处密封保存。

杏仁

性温

药食兼备的降胆固醇良品

别名
苦杏仁

养生关键字
润肺定喘，美容养颜

性味归经
味甘，性温。归肺、大肠经。

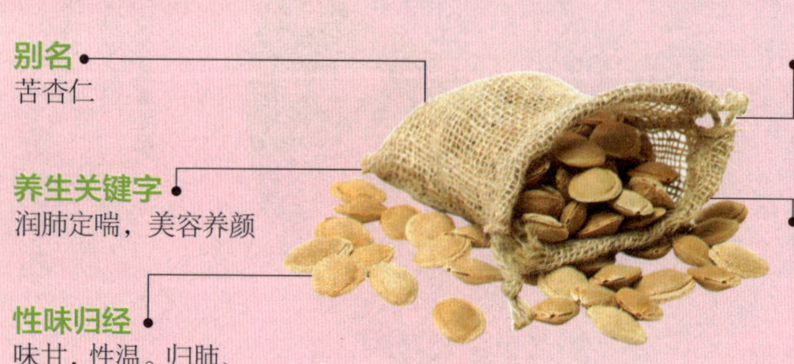

最佳食用时令期
6月、7月

营养成分

热量	578千卡
膳食纤维	8克
蛋白质	22.5克
脂肪	45.4克
碳水化合物	23.9克

古籍记载

“食杏仁多，致迷乱将死，杏树根切碎煎汤服，即解。”——《本草纲目》

“药性”解密

◆中医认为，杏仁能润肺止咳，可缓解咳嗽、气喘、痰多等症，对干性、虚性咳嗽尤为有效。现代医学研究发现，杏仁含有丰富的不饱和脂肪酸，有助于降低胆固醇，预防动脉硬化、心脏病。

◆杏仁富含不饱和脂肪酸，可养血补气，所以常食杏仁能使内脏与皮肤得到滋养。每天适量食用，皮肤和头发也会变得有光泽、润滑。

◆杏仁含有丰富的油酸和亚油酸，而亚油酸有很好的软化血管和预防心脑血管疾病发生的作用。

◆杏仁性温，归肺、大肠经，能滋阴润肺，故可作为食疗佳品来改善咽喉干痛、干咳少痰的肺燥咳嗽等症状。

饮食宜忌

◆杏仁虽然药用、食用价值兼具，但杏仁含有氢氰酸，吃多了会中毒，所以不要过量食用。

◆孕期女性不宜食用杏仁，否则容易造成流产。

四季宜忌

杏仁富含B族维生素、维生素C以及钙、磷、铁等多种矿物质，且其所含的膳食纤维可以增加饱腹感，所以，肥胖者适当选择杏仁作为零食，可以达到控制体重的效果，尤其适宜夏季食用。

体质宜忌

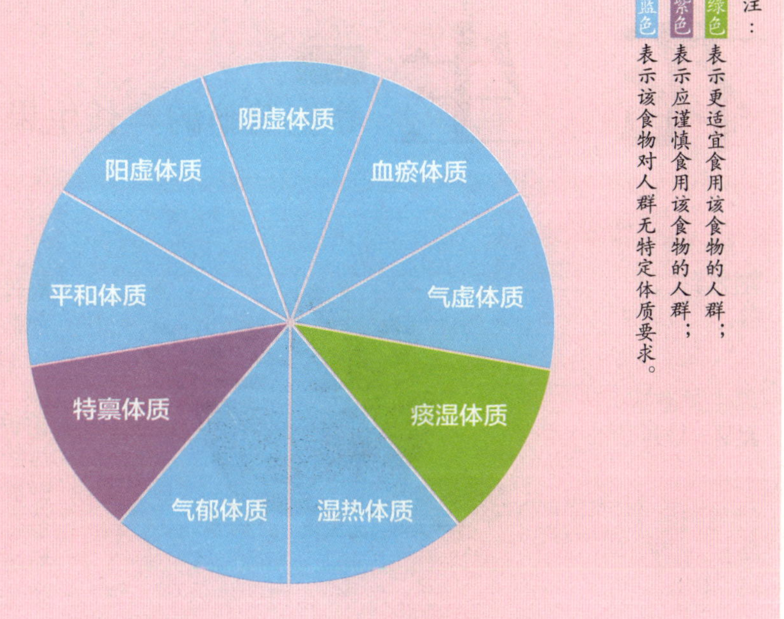

注：
绿色 表示更适宜食用该食物的人群；
紫色 表示应谨慎食用该食物的人群；
蓝色 表示该食物对人群无特定体质要求。

搭配宜忌

☑ 杏仁＋大米

杏仁与大米同食，可为人体提供丰富的营养，对痔疮、便血等病症有明显的改善和缓解作用。

☑ 杏仁＋鸡肉

杏仁与鸡肉搭配食用，不仅味道鲜美，而且能益气补血，增强人体机能，有利于人体健康。

☒ 杏仁＋猪肝

杏仁含有大量的苦杏仁苷，过量食用不利于健康，若与猪肝一同食用会影响人体对蛋白质的吸收和利用。

☒ 杏仁＋猪肉

杏仁加工不当或生食可致中毒，而与猪肉同食会引起腹痛。所以杏仁和猪肉切记不可一同食用。

挑选·储藏

◆选购杏仁时，以外表干燥不潮湿、颗粒大而饱满、无异味、略带清香者为佳。

◆杏仁可用塑料袋密封，置于干燥、通风处保存。

健康膳食

胖大海杏仁炖雪梨

材料： 胖大海 20 克，雪梨块 200 克，杏仁 10 粒，冰糖适量。

做法：

1. 胖大海洗净，热水浸泡至完全涨开，去核、去皮备用。
2. 将泡好的胖大海、雪梨块及杏仁一起放入锅内，加入适量清水大火煮沸。
3. 转小火慢炖 1 小时，放入冰糖煮至糖化即可。

花生

性平

养生健脑的“长生果”

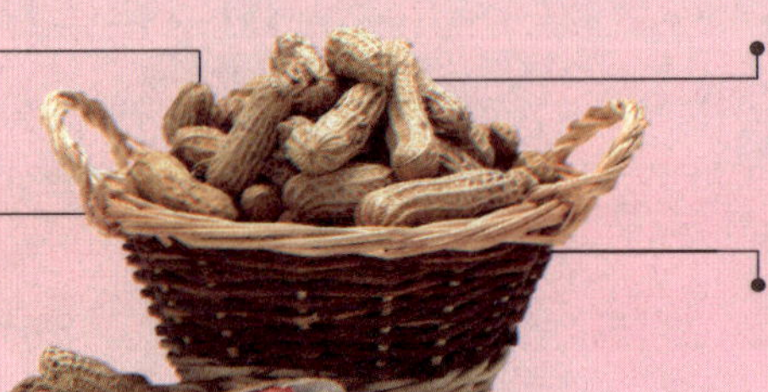

别名

落花生、地果

养生关键字

健脑，增强记忆力

性味归经

味甘，性平。归肺、脾、胃经。

最佳食用时令期

秋季

营养成分

热量	313 千卡
膳食纤维	7.7 克
蛋白质	12 克
脂肪	25.4 克
碳水化合物	13 克

古籍记载

“花生悦脾和胃，润肺化痰，滋养补气，清咽止痒。”——《本草纲目》

“药性”解密

◆花生中富含脂肪和蛋白质，并含有维生素B_1、维生素B_2等多种维生素，特别是含有人体必需的多种氨基酸，有促进脑细胞发育的作用。

◆花生含有丰富的维生素B_2和植物油，蛋白质含量也较高，对滋润肌肤效果也很好。

◆花生含有丰富的蛋白质和脂肪油，对产后女性乳汁不足者有养血通乳、下乳的作用。

◆花生含有丰富的钙，对处于青春发育期的人来说，能有效促进骨骼生长。同时，对预防中老年骨质疏松症也有一定作用。

◆花生油含大量的亚油酸，这种物质可将胆固醇排出体外，从而降低人体胆固醇含量。

饮食宜忌

忌食发霉或发芽的花生。这种花生往往会受到黄曲霉毒素的污染。黄曲霉毒素是黄曲霉和寄生曲霉的代谢产物，具有很强的毒性和致病性。

在花生的诸多吃法中以炖吃为最佳，这种做法更有利于人体吸收其营养物质。

四季宜忌

花生有润肺化痰、利咽止咳、理气通乳的作用。《药性考》中称其“生研用下痰，炒熟用开胃醒脾、滑肠，干咳

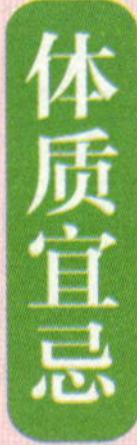

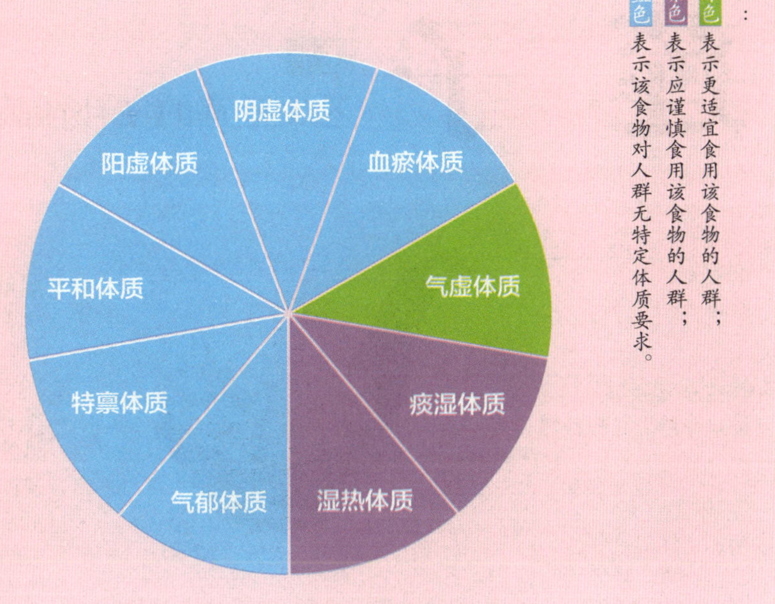

者宜餐，润燥清火。”在咳嗽痰多、肠燥便秘的秋季，可生吃一些花生。

搭配宜忌

☑花生 + 猪蹄

花生与猪蹄同食，不仅可养血止血，还能催乳增乳，适用于产后血虚、乳汁不足的女性。

☑花生 + 红酒

花生和红酒一起食用，不仅增加营养，还能使心脑血管畅通无阻，有利于人体健康。

☑花生 + 啤酒

花生和啤酒搭配同食，可为人体提供丰富的营养，具有一定的健脑益智等功效。

☒花生 + 苦瓜

花生含有一定的油脂，而苦瓜性寒凉，二者不宜同食，以免导致腹泻。

健康膳食

五香煮花生

材料： 花生 500 克，干辣椒 5 个，五香汁 300 毫升，豆蔻 4 个，香叶 3 片，草果 2 个，盐适量。

做法：

1. 花生放入清水中反复搓洗，换水，直至表面无泥沙，用手指轻轻把每个花生都微微捏开。
2. 锅置火上，倒入适量清水，大火烧沸，加入干辣椒、香叶、草果、豆蔻，烧沸后转小火，倒入五香汁，放入盐，焖煮 5 分钟。
3. 在锅中倒入花生，大火烧沸，转小火焖煮 20 分钟，关火。
4. 不要打开锅盖，让花生继续浸泡在汤中入味，食用时捞出即可。

莲子

性平

老少皆宜的滋补佳品

别名
莲心

养生关键字
益心补肾，健脾养胃

性味归经
味甘、涩，性平。
归心、脾、肾经。

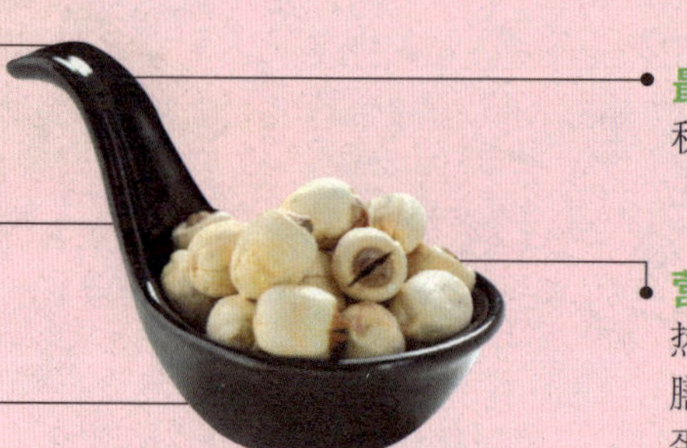

最佳食用时令期
秋季

营养成分

热量	350 千卡
膳食纤维	3 克
蛋白质	17.2 克
脂肪	2 克
碳水化合物	67.2 克

古籍记载

“生则胀人腹，中薏令人吐，食当去之。”——《本草拾遗》

“大便燥者勿服。”——《本草备要》

“莲子交心肾，厚肠胃，固精气，强筋骨，补虚损，利耳目。”——《本草纲目》

“药性”解密

◆莲子入心经，能补五脏之不足，通静脉、补气血，是滋补的佳品，适合产后、病后、身体虚弱的女性食用。

◆莲子具有强身健体、清心安神、滋阴生津的功效。

◆莲子是收敛强壮的补品。现代医学研究发现，莲子营养丰富，含有多种矿物质和丰富的维生素，有促进凝血、维持肌肉弹性的作用，常食有助于强健身体。

◆莲子含有的生物碱，能增强机体免疫力，有缓解心律不齐、降血压的作用，高血压患者不妨常食一些莲子。

饮食宜忌

◆肠燥便秘、腹部胀满、消化不良症状者慎食。

◆莲子中有一个青绿色的胚芽，称为莲子心，虽带有苦味，但却具有较高的药用价值。中医常用莲心辅疗高血压、头晕、心悸、失眠等症。

四季宜忌

秋季容易使人产生忧伤情绪，即人们所说的“悲秋”。而莲子入心、脾、肾经，具有养心安神、收敛浮躁心火的作用，让人宁静且容易入睡，很适合秋季食用。药理研究证实，莲子有镇静、强心、改善更年期症状、抗衰老等多种作用。

搭配宜忌

✅莲子 + 红薯

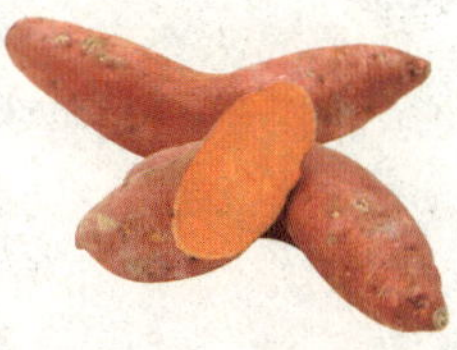

红薯、莲子做成粥，适宜于大便干燥、习惯性便秘等患者食用，同时还具有一定的美容功效。

✅莲子 + 猪肚

莲子和猪肚同时食用，特别适合营养不良和气血两虚患者，补益作用较强。

✅莲子 + 鸭肉

莲子与鸭肉搭配食用，可为人体提供丰富的营养，不仅能补肾健脾，还可滋阴补阳。

✅莲子 + 枸杞子

二者搭配食用，营养丰富，可强身健体、延年益寿、健美抗衰、乌发明目。

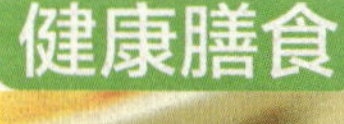

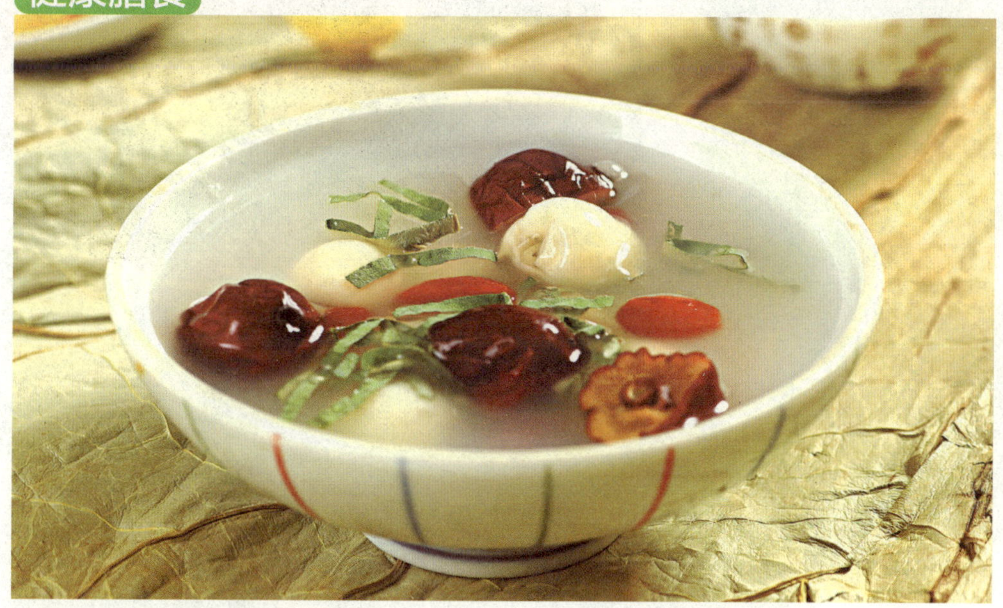

荷叶莲子羹

材料： 干莲子 20 克，新鲜荷叶 1 片（如没有，也可用干荷叶代替），干红枣 30 克，枸杞子少许，冰糖适量。

做法：

1. 将荷叶切成细丝；干莲子和干红枣用水冲洗干净。
2. 锅中放入适量水，加入荷叶丝、干莲子、干红枣和枸杞子，大火烧沸后转小火煮 20 分钟。
3. 最后调入适量冰糖，再继续煮 5 分钟即可。

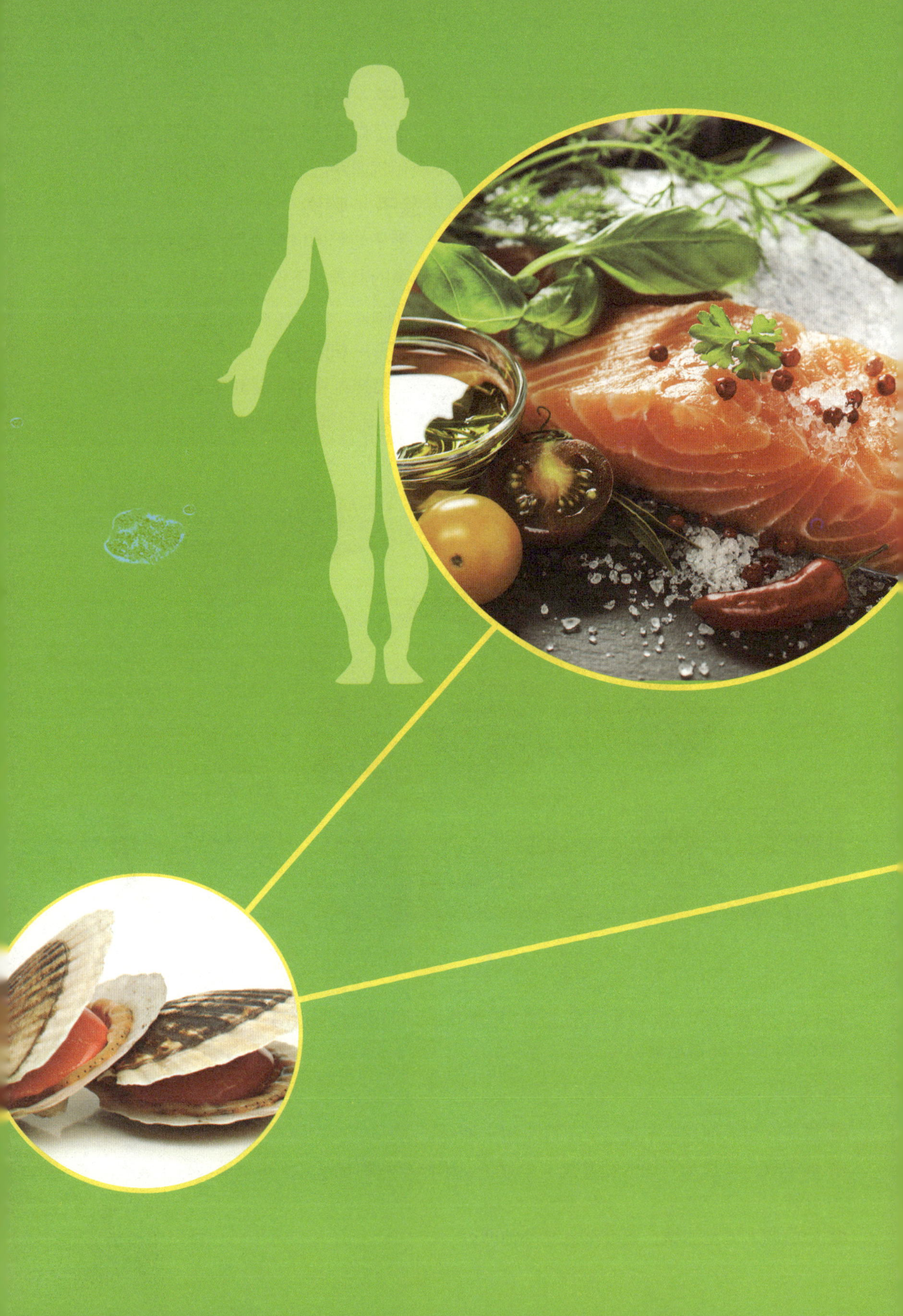

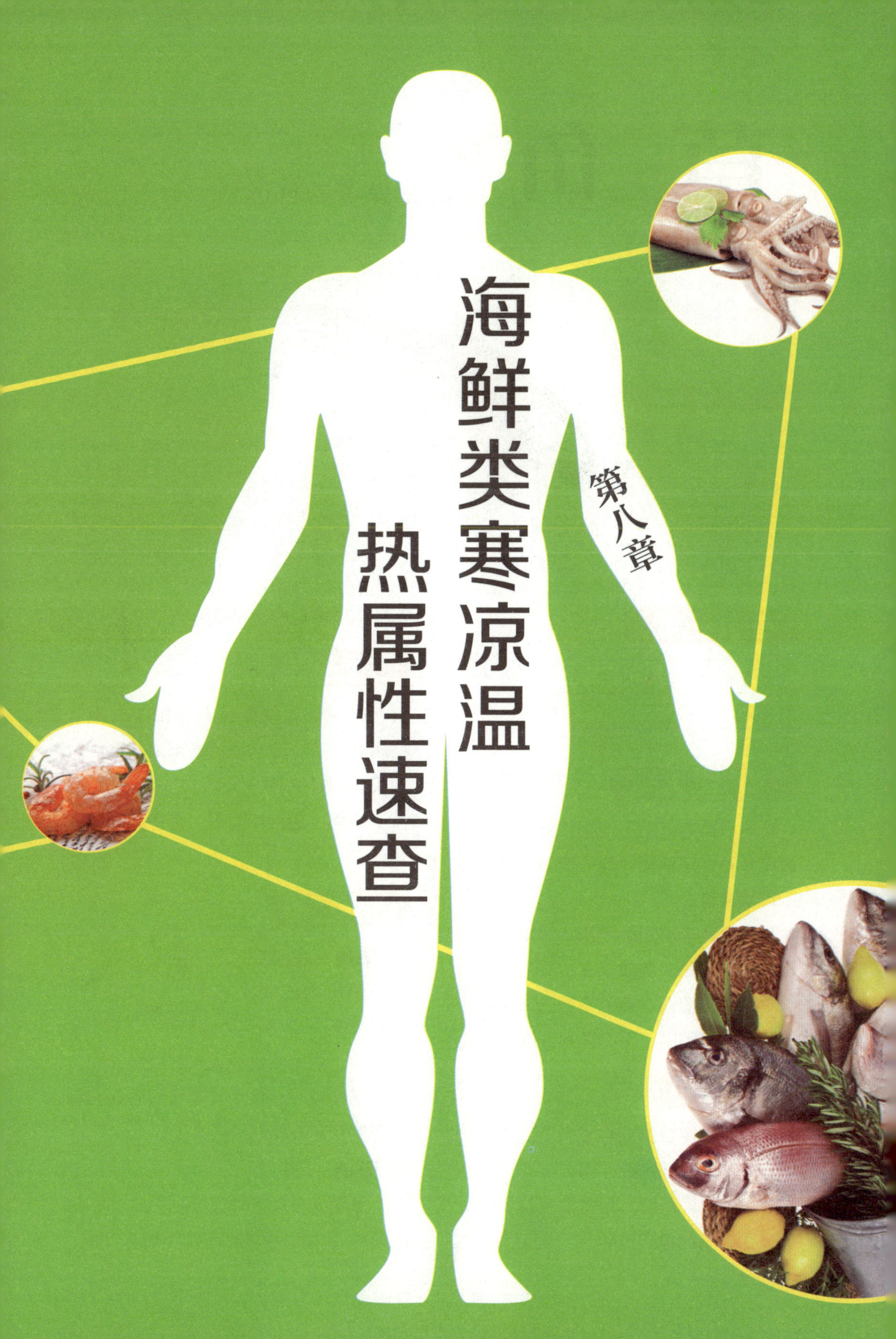
第八章
海鲜类寒凉温
热属性速查

草鱼

性温

心血管患者的首选

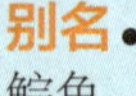

别名
鲩鱼

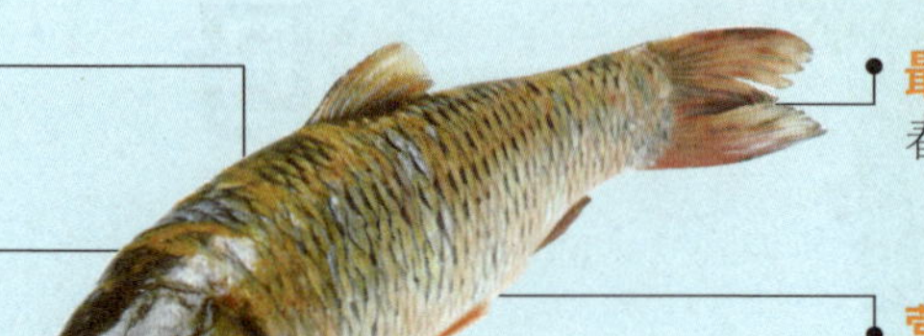

最佳食用时令期
春末夏初

养生关键字
暖胃平肝，降压祛痰

营养成分

营养成分	含量
热量	113 千卡
胆固醇	86 毫克
蛋白质	16.6 克
脂肪	5.2 克

性味归经
味甘，性温。归脾、胃经。

古籍记载

“暖胃和中，平降肝阳。”——《本草纲目》

“药性”解密

◆草鱼含有丰富的不饱和脂肪酸，对血液循环有促进作用，是心血管疾病患者的理想食物。

◆草鱼含有丰富的硒元素，经常食用有抗衰老、养颜的功效。

◆对于身体瘦弱、食欲不振的人来说，草鱼肉嫩而不腻，可以开胃、滋补。

饮食宜忌

◆头痛者可用草鱼加葱或香菜同煮，能起到一定的辅助治疗作用。

◆草鱼要保证新鲜，且煮时火候不能太大，否则易把鱼肉煮散。

◆肺结核患者应慎食草鱼。

四季宜忌

中医认为草鱼有暖胃和中、平肝祛风的功效，非常适合春末夏初食用，对胃有很好的养护作用。广东民间与油条、鸡蛋、胡椒粉同蒸，有护眼明目的功效。

搭配宜忌

✓草鱼＋豆腐

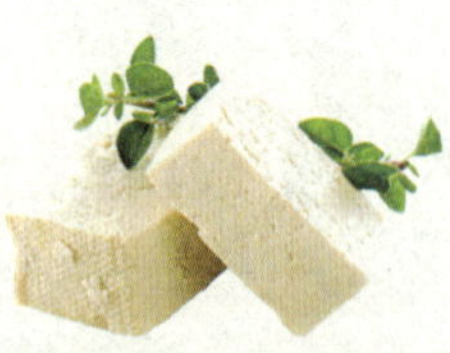

草鱼肉内含有较多的不饱和脂肪酸，豆腐中含有大量黄豆异黄酮。二者搭配在一起食用，对于冠心病和脑梗死的预防及缓解很有帮助。

✓草鱼＋醋

草鱼入冬后，处于半休眠状，不再吃食，腹内粪便较少，肌厚肉紧，最适

体质宜忌

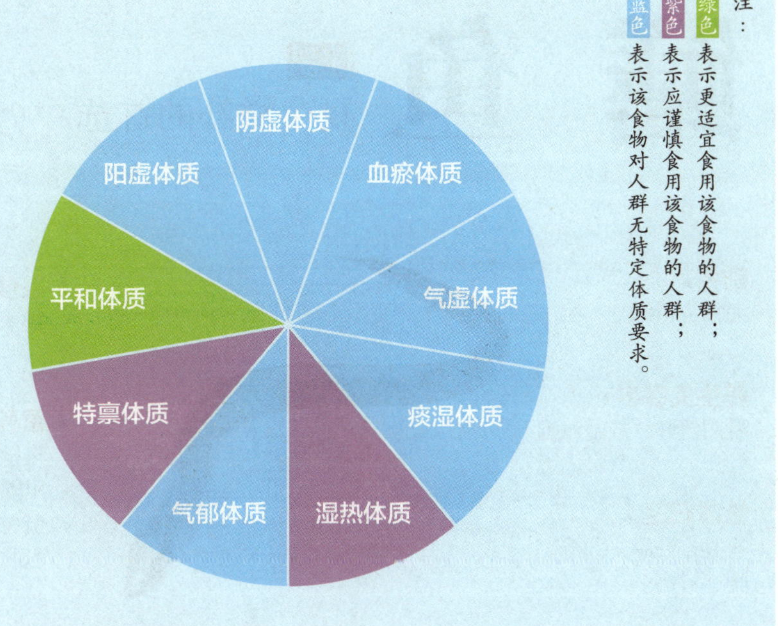

注：绿色 表示更适宜食用该食物的人群；紫色 表示应谨慎食用该食物的人群；蓝色 表示该食物对人群无特定体质要求。

合用醋腌制草鱼，不但味道好且营养价值高。

草鱼 + 黑木耳

黑木耳与草鱼一同食用，脂肪含量低，蛋白质含量高，可补虚利尿，对身体有益，尤其适合减肥人群和老年体弱者食用。

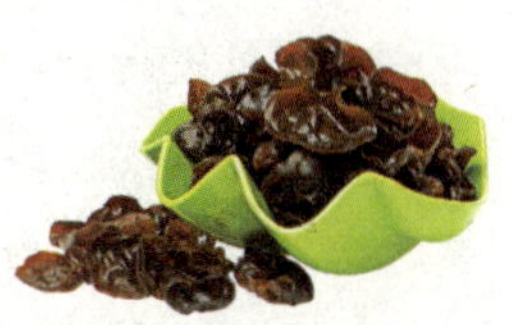

草鱼 + 油条

草鱼味甘性温，与油条搭配一同食用，可以护眼明目，适合老年人温补强身。

健康膳食

西湖醋鱼

材料： 草鱼 1 条（约 1250 克），白糖 3 大匙，醋、老抽各 2 大匙，酒 1 大匙，姜、葱、胡椒粉、水淀粉、香油、盐各适量，香菜叶少许。

做法：

❶ 草鱼剖去内脏洗净；葱洗净分成两份，一份切成葱花，一份切成段；再将姜去皮分成两份，半份拍碎，半份切丝，备用。

❷ 将鱼肚剖为两片（注意不可切断），放进锅中，注满清水，加葱段、拍碎的姜、酒，煮沸后用小火焖 10 分钟，捞起，盛入碟中，然后将姜丝铺在鱼身上。

❸ 油锅烧热，放葱花爆香，然后把葱花去掉，将葱油倒入碗中。注 2 杯清水入锅中，加白糖、盐、醋、老抽、胡椒粉煮沸，用水淀粉勾芡，再注入葱油，制成味汁。

❹ 最后将做法❸的味汁盛起淋在鱼上，淋上香油，装盘后用香菜叶点缀即可。

鳝鱼

性温

夏令滋补的首选

别名
海蛇、黄鳝
养生关键字
温阳健脾，补益气血
性味归经
味甘，性温。归肝、脾、肾经。
最佳食用时令期
夏季
营养成分
热量 89千卡
胆固醇 126毫克
蛋白质 18克
脂肪 1.4克
碳水化合物 1.2克

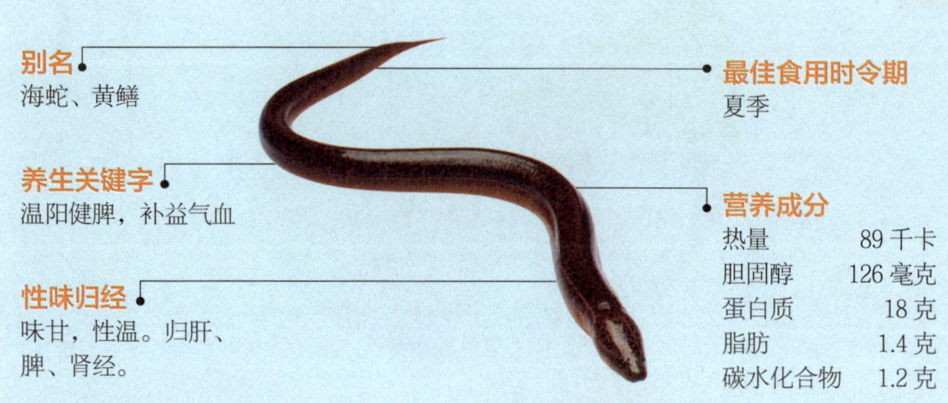

古籍记载

“补虚损、强筋骨、祛风湿。”——《本草纲目》

“药性”解密

◆从鳝鱼中提取的黄鳝素A和黄鳝素B对降血糖和恢复机体血糖的调节功能有显著作用。

◆鳝鱼肉有助于改善内痔出血、气虚脱肛、子宫脱垂及贫血等症。

◆鳝鱼具有温阳健脾、补益气血、祛风通络、滋补肝肾的功效。

饮食宜忌

鳝鱼最好能现杀现烹，死久了的鳝鱼有毒，不宜食用。而且鳝鱼也不宜食用过多，否则不仅不易消化，而且有可能引发痼疾。

四季宜忌

“小暑里的鳝鱼赛人参”是无锡的一种古老说法，无锡人素来有在小暑吃鳝鱼进补的传统。中医认为，鳝鱼味甘、性温，可补虚损、除风湿、强筋骨，极其适合夏季食用。近年来科学家们还发现，鳝鱼中含有鳝鱼素，具有一定的降血糖和调节血糖的功效，可作为改善糖尿病症状的辅助食品。

搭配宜忌

鳝鱼＋青椒

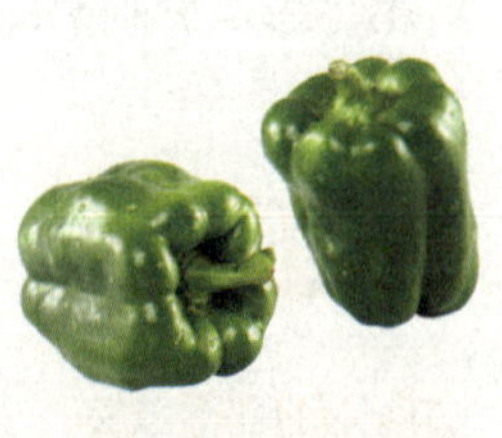

青椒与鳝鱼同时食用，对糖尿病患者能起到很好的降血糖作用，所以说青椒与鳝鱼相宜。糖尿病患者可搭配食用。

体质宜忌

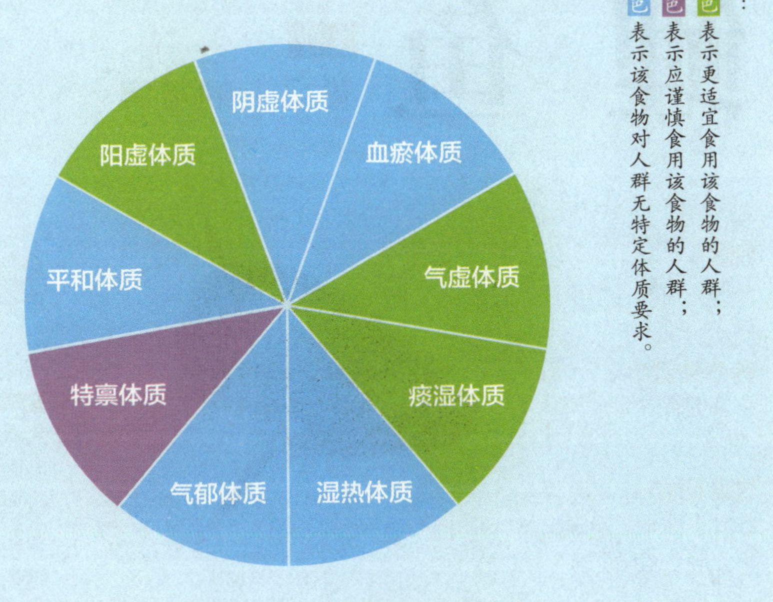

注：绿色表示更适宜食用该食物的人群；紫色表示应谨慎食用该食物的人群；蓝色表示该食物对人群无特定体质要求。

☑ 鳝鱼＋莲藕

鳝鱼与莲藕都含有丰富的营养物质，二者荤素搭配食用，既能滋养身体，又能维持人体酸碱平衡，是强肾壮阳的辅助食疗良方，对体倦、乏力等症有缓解功效。

☒ 鳝鱼＋菠菜

鳝鱼性温味甘，可补中益气、除腹中冷气；而菠菜性凉滑利、下气润燥。二者性味、功能皆不相协调，而且鳝鱼多脂，菠菜冷滑，故同食较易导致腹泻。

☒ 鳝鱼＋葡萄

鳝鱼含有丰富的蛋白质和钙等营养成分；葡萄含有较多的鞣酸，鞣酸可以与鳝鱼中的钙结合生成一种新的不容易消化的物质，使鳝鱼原有的营养价值降低，故二者不宜同食。

健康膳食

蒜薹炒鳝鱼丝

材料： 新鲜鳝鱼肉200克，蒜薹100克，红椒丝25克，盐、鸡精、蒜末、姜丝各少许，料酒、蚝油、水淀粉各适量。

做法：

1. 将蒜薹择洗干净，切段；鳝鱼肉洗净切丝；其余材料备齐。
2. 蒜薹段、鳝鱼丝分别入沸水锅中氽烫片刻，捞出沥干，备用。
3. 炒锅烧热，加油，加红椒丝、蒜末、姜丝炒香。
4. 烹入料酒，倒入鳝鱼丝煸炒片刻。
5. 倒入蒜薹段略炒，加盐、鸡精、蚝油炒至熟透入味。
6. 以水淀粉勾芡，出锅装盘即可。

鲤鱼

性平

餐桌上的常客

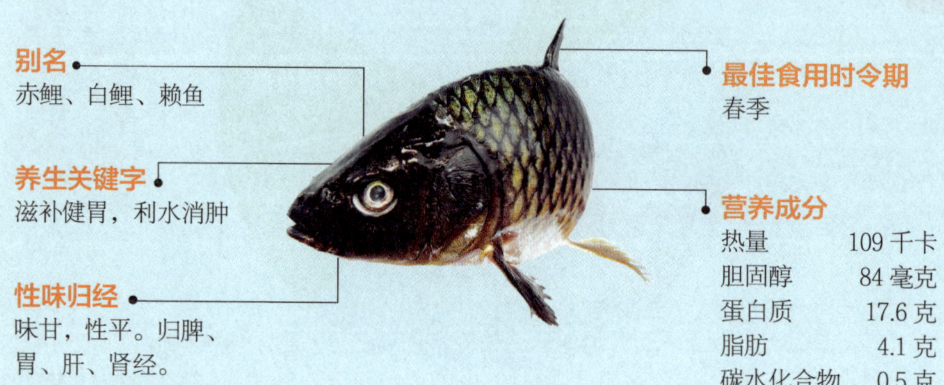

别名

赤鲤、白鲤、赖鱼

养生关键字

滋补健胃，利水消肿

性味归经

味甘，性平。归脾、胃、肝、肾经。

最佳食用时令期

春季

营养成分

热量	109 千卡
胆固醇	84 毫克
蛋白质	17.6 克
脂肪	4.1 克
碳水化合物	0.5 克

古籍记载

“烧末，能发汗，定气喘、咳嗽，下乳汁，消肿。”——《本草纲目》

“药性”解密

◆补脾健胃、改善食欲不振。鲤鱼肉嫩味美，经常用来烧菜、煮汤，其入脾、胃经，具有开胃健脾的作用，对改善食欲不振有帮助。

◆降低胆固醇。鲤鱼中含有的不饱和脂肪酸较多，能降低胆固醇，对预防动脉粥样硬化有很好的作用。

◆减肥。鲤鱼肉蛋白质组织结构松软，致使鱼肉易被人体吸收。同时，鲤鱼的脂肪含量较低，且多为不饱和脂肪酸。这种高蛋白、低脂肪的特点使鲤鱼尤宜形体虚胖者食用，具有减肥的作用。

◆明目健脑、止痛。鲤鱼的鱼眼有助于改善脑卒中、视力减退等症；鱼脑可止痛、健脑。

◆利水消肿。鲤鱼味甘、性平，具有利尿消肿、止咳下气的功效。可以改善各种水肿、腹胀、黄疸等症。

饮食宜忌

◆烹调鲤鱼时加热时间不宜过长，以免使氨基酸脱去氨基与葡萄糖结合，形成有毒的糖基化终产物，损伤血管内壁，加速动脉粥样硬化。

◆去鲤鱼“白筋”的方法是，在鲤鱼两侧靠近腮和尾处各横切一刀（不能切透），然后从切口处找到两根“白筋”的头，将它们抽出来。

◆烹制鲤鱼等水产时不宜放味精。

◆鲤鱼为发物，素体阳亢及疮疡者应慎食。

体质宜忌

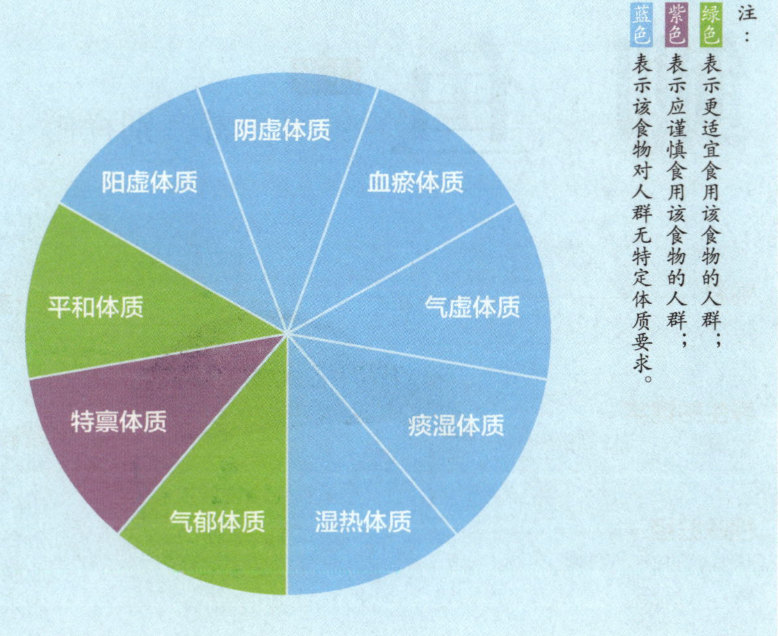

◆ 鲤鱼不宜和鸡蛋搭配食用。

四季宜忌

鲤鱼具有补脾健胃、利水消肿、通乳、止咳的功效。春分属仲春，这个时候人体肝气旺，易克脾土，雨水较多，易生湿，饮食要注意健脾祛湿。因此，春季很适合吃鲤鱼。

搭配宜忌

☑ 鲤鱼 + 红枣

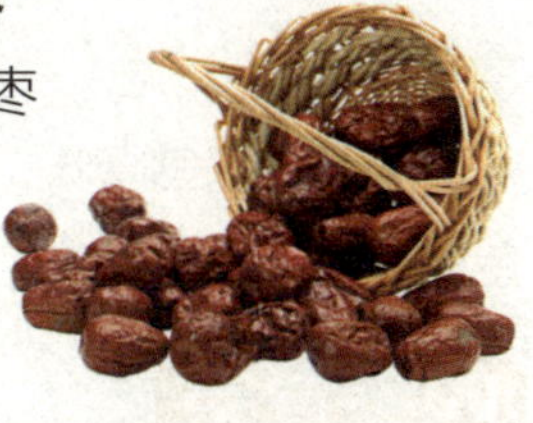

将鲤鱼和红枣同煲，可改善体质，增强免疫力，还有驱头风的作用，味道也会更加鲜美。

☑ 鲤鱼 + 冬瓜

鲤鱼与冬瓜一同食用，不仅是一道鲜美的汤品，还是对人体十分有益的滋补佳品。

☑ 鲤鱼 + 红豆

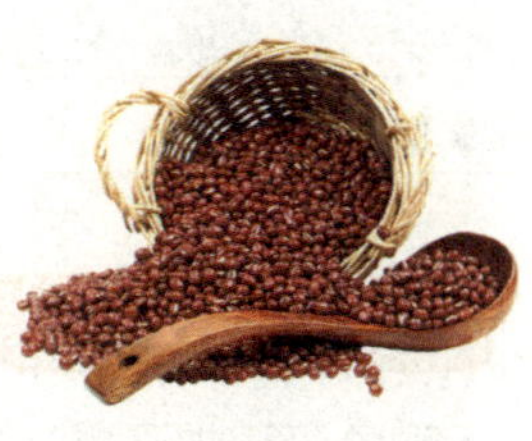

红豆甘酸咸冷，可下水肿、利小便、解热毒、散恶血；而鲤鱼也能利水消肿。故二者同食，利水作用会更强。

☒ 鲤鱼 + 咸菜

鲤鱼与咸菜同食后，咸菜中的亚硝酸盐与鲤鱼中的蛋白质会化合为亚硝胺，是一种致癌物质，不宜食用。

挑选 · 储藏

一般而言，身体扁平、结实的鲤鱼肉多；腹胀体宽的鲤鱼油厚、肠脏集积，肉较少。挑选鲤鱼时，以颜色鲜艳、肉身有弹力、鱼鳃颜色鲜艳、鱼眼黑白分明者为宜。

鲫鱼

性平

冬季佳肴，别样鲜

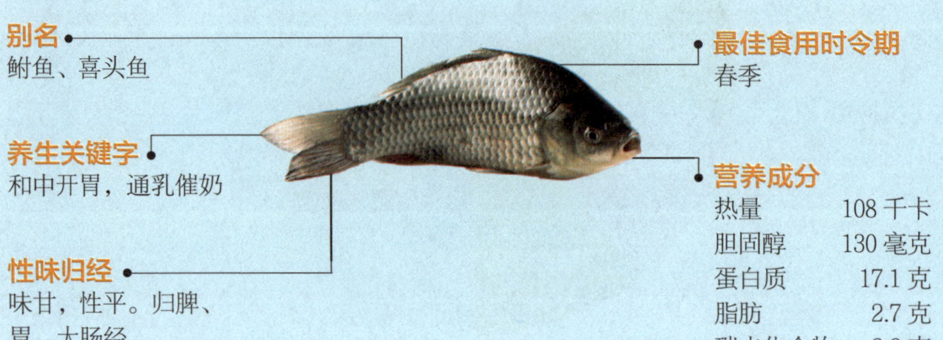

别名

鲋鱼、喜头鱼

养生关键字

和中开胃，通乳催奶

性味归经

味甘，性平。归脾、胃、大肠经。

最佳食用时令期

春季

营养成分

热量	108 千卡
胆固醇	130 毫克
蛋白质	17.1 克
脂肪	2.7 克
碳水化合物	3.8 克

古籍记载

“取汁涂瘑疮、阴蚀疮，杀虫止痛；点喉中，治骨鲠、竹刺不出。”——《本草纲目》

“药性”解密

◆鲫鱼可和中开胃、通乳催奶、活血通络，民间常给产后女性炖食鲫鱼汤，有良好的催乳作用。

◆鲫鱼有补脾健胃的作用，可用于食欲不振、消化不良、呕吐、乳少、子宫脱垂、四肢无力等病症的调补。还能辅助防治动脉粥样硬化，并有一定的降血糖作用。常食对身体有滋补作用。

◆鲫鱼所含的优质蛋白质容易被人体消化吸收，适用于疲劳过度引起的身体瘦弱、倦怠乏力、抵抗力低下等症状。先天不足、后天失调以及手术后、病后体虚形弱者，也应经常吃一些鲫鱼，有助于恢复元气。

饮食宜忌

◆鲫鱼的咽喉齿（位于鳃后咽喉部的牙齿）有较重的泥腥味，洗鲫鱼时最好将其去掉。

◆鲫鱼不宜与鸡、羊肉同食，食之易生热，因此阳盛之体和素有内热者更不宜食用。

◆茶水可去除鱼腥味，在烹制之前，把鱼放入温茶水中浸泡5~10分钟即可。

四季宜忌

鲫鱼具有补脾开胃、通乳、除湿利水、活血通络的功效。春季适量吃些鲫鱼，不仅可以养护脾胃，还有助于健脾

体质宜忌

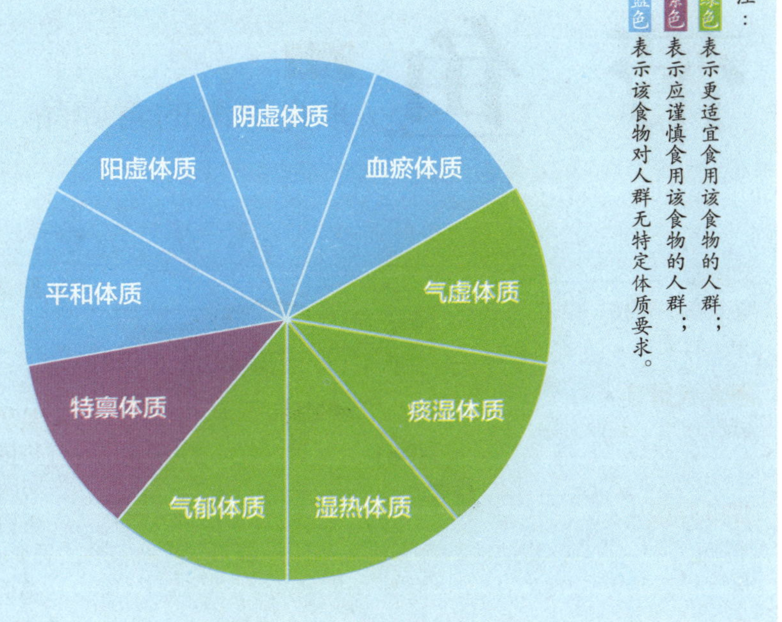

除湿。

搭配宜忌

☑ 鲫鱼 + 豆腐

鲫鱼中含有蛋白质和钙，而豆腐也是补充这两种营养的上佳食物，二者相配炖汤，滋补效果更好。

☑ 鲫鱼 + 莼菜

鲫鱼与莼菜一同食用，对身体很有益处，有调中和胃、止呕止痛、健脾利水、消炎解毒之功效。

☑ 鲫鱼 + 香菇

鲫鱼营养丰富，香菇可滋补清肠。二者同食可透疹解毒、清利小便，所以平时不妨常搭配二者一同食用。

☑ 鲫鱼 + 西红柿

西红柿的营养价值很高，各种维生素含量均很丰富。与鲫鱼一同食用，对身体的补益功效十分显著。

☑ 鲫鱼 + 竹笋

鲫鱼与竹笋搭配同食，可为人体提供丰富的营养，促进人体健康，适用于小儿麻疹、风疹、水痘初起等症。

☒ 鲤鱼 + 猪肉

鲫鱼忌与猪肉同食，因二者会产生反应，对健康不利。鱼类皆有鱼腥，一般不与猪肉配食。

挑选・储藏

◆选购鲫鱼时，以鱼眼睛略凸，眼球颜色黑白分明并且有光泽的为佳。

◆刚买回的鲫鱼如果暂时不烹调，可养在清水里或用浸湿的纸贴在鱼的眼睛上，防止鱼视神经后的死亡腺离开水后断掉。用此法，死亡腺可以保持一段时间，从而延长鱼的保鲜期。

带鱼

性平

来自深海的营养品

别名

柳鞭鱼、带柳、裙带鱼、晦刀鱼

养生关键字

健脾补气，益肾安胎

性味归经

味甘，性平。归脾、胃经。

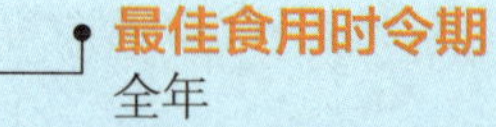

营养成分

热量	127 千卡
胆固醇	76 毫克
蛋白质	17.7 克
脂肪	4.9 克
碳水化合物	3.1 克

古籍记载

《本草从新》：“（带鱼）甘温。补五脏，祛风杀虫。”

“药性”解密

◆带鱼含丰富的镁元素，对心血管系统有很好的保护作用，有利于预防高血压、心肌梗死等心血管疾病。

◆带鱼具有养肝补血、泽肤养发、暖胃补虚的功效，并且含有丰富的不饱和脂肪酸，具有降低胆固醇的作用。

饮食宜忌

◆带鱼腥气较重，不适合清蒸。

◆吃带鱼时，不要将鱼身表面的银白色油脂去除。因为它们是辅助防治疾病的关键营养物质。

搭配宜忌

☑ **带鱼 + 豆腐**

带鱼含有优质蛋白质、不饱和脂肪酸、DHA和维生素A、维生素D，可补虚劳。与豆腐同食，人体能吸收更全面的营养。

☑ **带鱼 + 苦瓜**

带鱼与苦瓜一同食用，有保护肝脏、降酶的功效，非常适合肝病患者及转氨酶升高者食用，对身体健康十分有益。

☑ **带鱼 + 牛奶**

带鱼与牛奶一同食用，能健脑补肾、滋补强身。最适合中老年人和儿童食用。

☒ **带鱼 + 南瓜**

带鱼含有烟酸、钙、磷、铁等营养成分，是很好的补虚、养肝及促进乳汁生成的食物，但与南瓜同食对身体不利。

紫 菜

性寒

理想的营养佳品

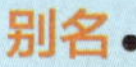

别名

索菜、子菜、紫英

养生关键字

补中益气，降低胆固醇

性味归经

味甘、咸，性寒。归肺经。

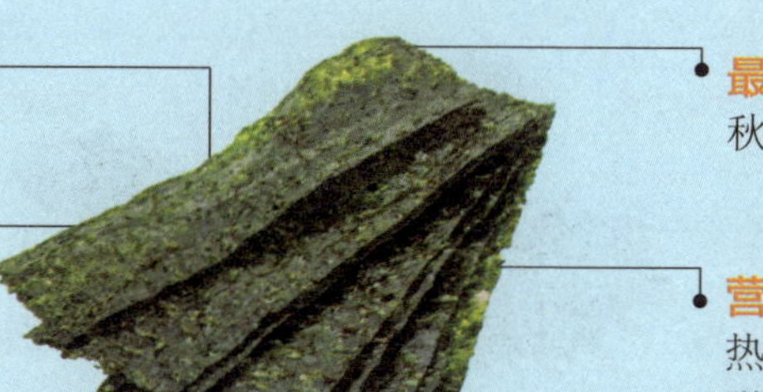

最佳食用时令期

秋季

营养成分

热量	250 千卡
膳食纤维	21.6 克
蛋白质	26.7 克
脂肪	1.1 克
碳水化合物	44.1 克

“药性”解密

◆紫菜中含丰富的钙、铁元素，可以补血，促进儿童的骨骼、牙齿生长，是贫血者、缺钙者的保健菜。

◆紫菜具有化痰软坚、清热利尿、清肺化痰、补肾养心的功效。

◆紫菜能够降低血浆中的胆固醇含量，预防和改善甲状腺肿大。

四季宜忌

紫菜味甘、咸，性寒，有清热化痰的作用，尤其适用于秋季食用。现代医学研究认为，紫菜富含胆碱、维生素和钙、铁，能增强记忆力，改善贫血症状。紫菜还富含膳食纤维，可以保持肠道健康。

搭配宜忌

☑ 胡萝卜 + 紫菜

胡萝卜与紫菜搭配食用，不仅有利于清肺热、止咳化痰，还有助于排毒解暑、理气化积。

☑ 紫菜 + 车前子

车前子可清热利尿、渗湿通淋，与紫菜煎汤饮服，对水肿、脚气病有较好的辅助食疗效果。

☒ 柿子 + 紫菜

紫菜富含钙离子，与含鞣酸过多的柿子同食易生成不溶性结合物，故二者不宜同食。

挑选・储藏

紫菜很容易因受潮而变质，因此储存紫菜时，须放入密封的罐子或袋子中，并且置于低温干燥处。

海参

性平

海产中的佼佼者

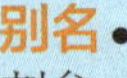

别名
刺参

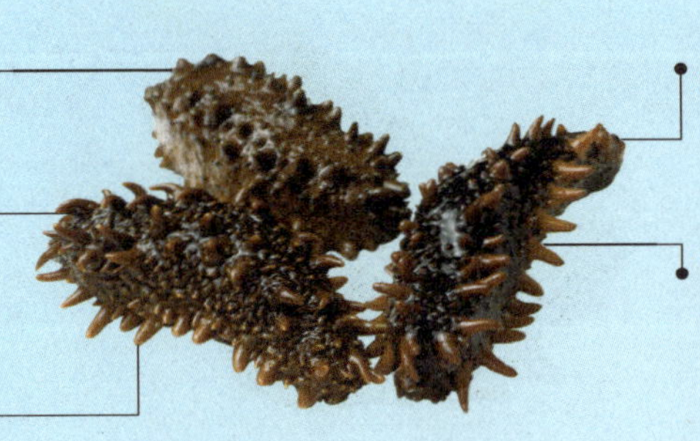

最佳食用时令期
夏季

养生关键字
滋阴补肾，养血益精

营养成分

热量	262 千卡
胆固醇	62 毫克
蛋白质	50.2 克
脂肪	4.8 克
碳水化合物	4.5 克

性味归经
味咸，性平。归心、肾经。

古籍记载

《本草纲目拾遗》："海参，味甘咸，补肾，益精髓，摄小便，壮阳疗痿，其性温补，足敌人参，故名海参。"

"药性"解密

◆海参有补肾壮阳的功效，对精血虚者尤佳。

◆海参含有黏多糖和海参素，能提高机体的免疫力，强身健体。

◆新鲜海参中的维生素E能够抑制过氧化脂质的生成，防止脂褐质沉积在皮肤，有助于预防老年斑。

饮食宜忌

◆不宜多食。因为海参虽然营养丰富，但其性滑利，所以不宜多食。尤其是脾胃虚弱、痰多、便稀溏者更不宜过多食用。

◆海参多为干制品，食用前需要水发，水发时需注意切勿碰油，以免造成海参变质。此外，海参有盐分析出，因此需要较长时间，才能发透。

◆在开肚去肠时，不可碰破腹膜，否则膜破后再水发时海参易腐烂。

四季宜忌

海参有着"海中人参"之称，因为它和我国东北长白山的人参一样，属于延年益寿的珍品。海参益气养阴，是一种高蛋白、低脂肪的营养食品，很适合夏季进补，但是为了避免海参中的过多蛋白质加重肾脏负担，老年人一次不宜食用过多。

体质宜忌

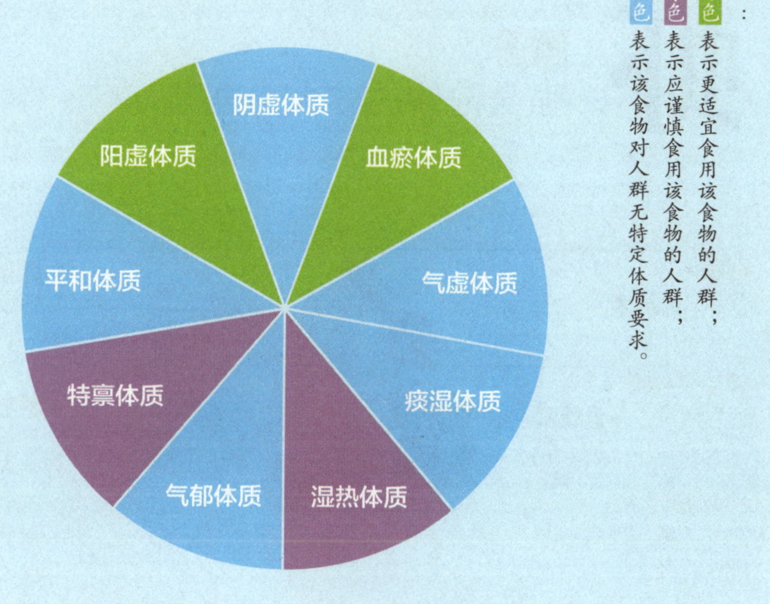

注：绿色表示更适宜食用该食物的人群；紫色表示应谨慎食用该食物的人群；蓝色表示该食物对人群无特定体质要求。

搭配宜忌

☑ 海参＋菠菜

海参营养价值很高；菠菜有强大的补血作用。二者一同食用能补血补铁、生津润燥，对人体健康十分有益，是一组很好的食物搭配。

☑ 海参＋竹笋

海参与竹笋相宜，因为二者搭配食用可以滋阴润燥、清热养血，对人体健康大有好处。

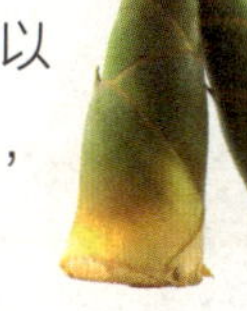

☒ 海参＋柿子

海参如果与柿子一同食用，会引发腹痛、恶心、呕吐等症状，所以一定要避免将二者搭配食用。

☒ 海参＋醋

如果烹制海参时加醋，会使蛋白质凝结紧缩，影响口感及味道。

健康膳食

酱汁焖海参

材料： 水发海参700克，葱段20克，姜块10克，蒜6瓣，小油菜100克，甘草片5克，老汤适量，盐、红豉油、味精、香油各1小匙，老抽、料酒各1大匙。

做法：

❶ 水发海参洗净，放入锅中，加葱段、姜块、少许盐、料酒和适量水煮3分钟，捞出，沥干；小油菜汆烫一下，捞出，铺在盘底，备用。

❷ 锅中加油烧热，放入蒜瓣、红豉油、老抽、甘草片、老汤煮30分钟，只留汤。

❸ 放入海参，小火熬煮1小时，加剩余盐、味精，收浓汤汁后关火晾凉，取出海参，摆在小油菜上，淋上香油即可。

虾

性温

强身健体的“大力丸”

别名
长须公、虎头公

养生关键字
通乳清毒，补肾壮阳

性味归经
味甘、咸，性温。归脾、肾经。

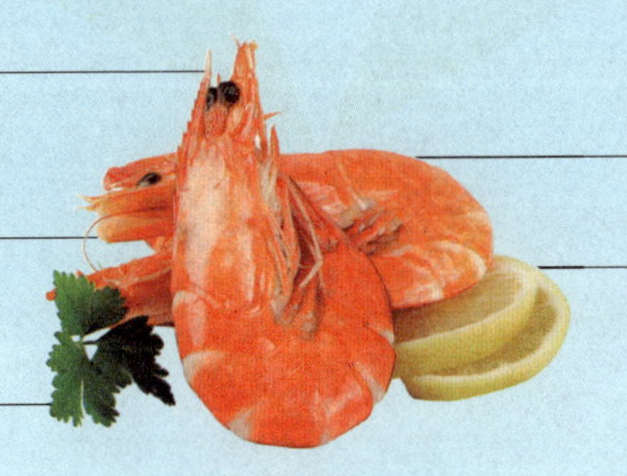

最佳食用时令期
冬季

营养成分

热量	93 千卡
胆固醇	193 毫克
蛋白质	18.6 克
脂肪	0.8 克
碳水化合物	2.8 克

古籍记载

“作羹，治鳖瘕，托痘疮，下乳汁。法制壮阳道，煮汁吐风痰，捣膏敷虫疽。”——《本草纲目》

“药性”解密

- 虾具有通乳清毒、补肾壮阳的功效。
- 虾营养较为丰富，其中的镁对心脏活动具有重要的调节作用，能很好地保护心血管系统，减少血液中胆固醇含量，有利于防止动脉粥样硬化的发生。

四季宜忌

虾具有补肾壮阳、滋补益气的功效。现代营养学认为，虾富含蛋白质、脂肪以及铜、锌、磷、钙、铁等矿物质和氨基酸等营养成分，尤其适宜男性于严冬季节食用。

搭配宜忌

☑ 虾＋葱

虾的营养价值很高，口感也好，与葱同食还能起到益气、下乳的作用，适用于产后缺乳的女性。

☒ 虾＋黄瓜

虾与黄瓜若一同食用有可能会引发痢疾，对健康不利。所以日常生活中要避免搭配。

挑选·储藏

- 买虾的时候，要挑选虾体完整、甲壳密集、外壳清晰鲜明、肌肉紧实、身体有弹性，并且体表干燥洁净的。至于肉质疏松、颜色泛红、闻之有腥味的，则不宜食用。
- 可将虾洗净后，装进保鲜袋放入冰箱冷冻，但不要超过3天。

鱿鱼

性平

排毒养颜的能手

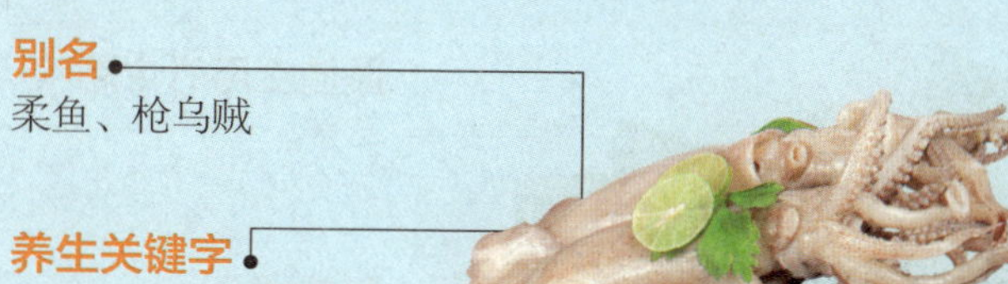

别名

柔鱼、枪乌贼

养生关键字

补肝止带，强筋壮骨

性味归经

味甘、咸，性平。归肝、胃经。

最佳食用时令期

秋季

营养成分

营养成分	含量
热量	313 千卡
胆固醇	871 毫克
蛋白质	60 克
脂肪	4.6 克
碳水化合物	7.8 克

“药性”解密

◆鱿鱼有保护神经纤维、活化细胞的作用，经常食用鱿鱼有助于延缓身体衰老。

◆鱿鱼能够促进肝脏解毒排毒，可改善肝脏功能。

◆鱿鱼所含的多肽和硒等微量元素有抗病毒、抗辐射的作用。

饮食宜忌

◆鱿鱼不宜食用过多，也不宜生食，以免引发腹泻。鱿鱼不宜与啤酒同食，以免引发食物中毒。

◆鱿鱼中的胆固醇只存在于内脏中，烹调前宜将内脏去除，少食胆固醇。

四季宜忌

鱿鱼中含有丰富的钙、磷、铁元素，这些都是维持人体健康所必需的营养成分，对骨骼发育和造血十分有益，可预防贫血，十分适合秋季滋补。

搭配宜忌

☑ 鱿鱼＋竹笋

鱿鱼与竹笋一同食用，不但可以营养互补，且能提高菜肴的鲜味，是一举两得的搭配。

☑ 鱿鱼＋黑木耳

鱿鱼有滋阴养胃、补虚润肤的功效，对肝脏具有解毒、排毒的功效；黑木耳富含铁，造血功能极强。两者搭配有较高的营养价值。

挑选·储藏

选购鱿鱼时，先以味道来判断，闻起来不要有刺鼻的霉味。另外，鱼干体形完整、光滑洁净、表面微有些白粉的为好。

海带

性寒

海洋中的长寿菜

别名

昆布、海带菜、江白菜、海带草

养生关键字

除湿止痒，清热利水

性味归经

味咸、无毒，性寒。归肝、肾经。

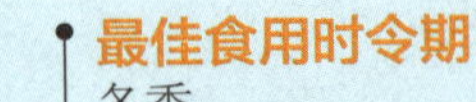

最佳食用时令期

冬季

营养成分

热量	16 千卡
膳食纤维	0.9 克
蛋白质	1.1 克
脂肪	0.1 克
碳水化合物	3 克

古籍记载

《本草纲目》：“消痰软坚，泄热利水，止咳平喘。”

《本草经疏》：“昆布，咸能软坚，其性润下，寒能除热散结，故主十二种水肿、瘿瘤聚结气、瘘疮。”

《本草汇》：“昆布之性，雄于海藻，噎症恒用之，盖取其祛老痰也。”

《名医别录》：“主十二种水肿，瘿瘤聚结气，瘘疮。”

《药性论》：“利水道，去面肿，去恶疮鼠瘘。”

崔禹锡《食经》：“治九瘘风热，热痹，手脚疼痹，以生啖之益人。”

“药性”解密

◆海带中富含碘，有助于预防地方性甲状腺肿大和维持甲状腺的正常功能。

◆海带中含有丰富的甘露醇，对改善脑水肿、青光眼有效。

◆海带中的褐藻酸有预防白血病及骨痛病的作用，亦有一定的止血功效，并有助于减少放射性元素锶在肠道中的吸收。

饮食宜忌

◆用淘米水泡发海带，既易发易洗，烧煮时也易酥软。

◆吃海带后不宜马上喝茶，因为海带中的铁会与茶中的鞣酸发生反应，进而阻碍身体对铁的吸收。

四季宜忌

人怕冷与机体摄入某些矿物质较少有关。如钙在人体内含量的多少，可直接影响心肌、血管及肌肉的伸缩性和兴奋性；血液中缺铁常表现为产热量少、

体质宜忌

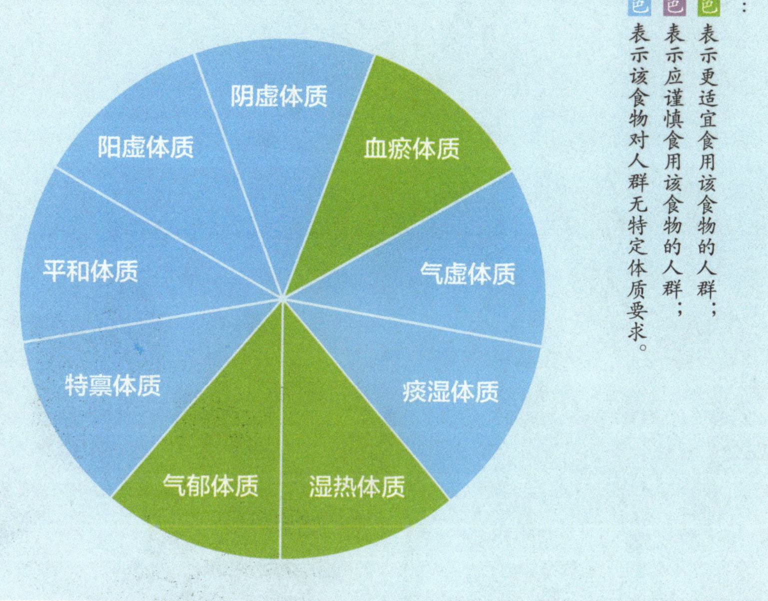

体温低等。因此，补充富含钙和铁的食物可提高机体的御寒能力，而海带正是人类摄取钙、铁的重要来源。故寒冷的冬季应多食海带。

搭配宜忌

☑ 海带＋豆腐

豆腐营养丰富，含有的皂苷能降低对胆固醇的吸收，同时也加强了碘的代谢，与海带一同食用可补偿人体碘的损失，维持机体碘元素的平衡。

☑ 海带＋黑芝麻

二者同食，有美容、抗衰、防老的功效。海带富含碘和钙，对血液有净化作用，能促进甲状腺素的合成。黑芝麻可改善血液循环，促进新陈代谢。故二者可以经常搭配食用。

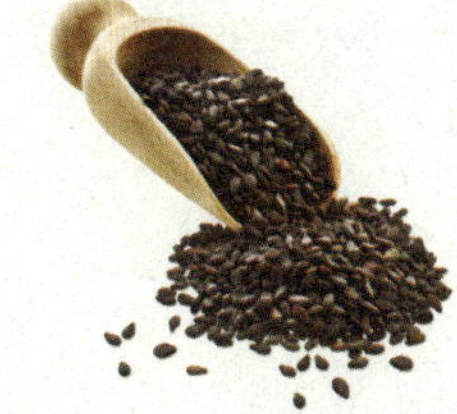

☑ 海带＋排骨

海带与排骨搭配食用，不仅营养丰富，而且还能增强人体机能，对皮肤瘙痒有一定的缓解作用。

☒ 海带＋猪血

海带与猪血相忌。若二者同时食用，易引起便秘。故最好不要将二者搭配食用，尤其是便秘患者更要避免一同食用。

挑选・储藏

◆选购海带要注意三点：一是海带上要有“白霜”；二是叶宽厚、色浓绿、紫中微黄、无枯黄叶；三是手感不黏。

◆针对全球海洋污染的现状，最好将海带放于清水中浸泡2小时以后再烹调，这样可以减少污染物对人体健康的不利影响。

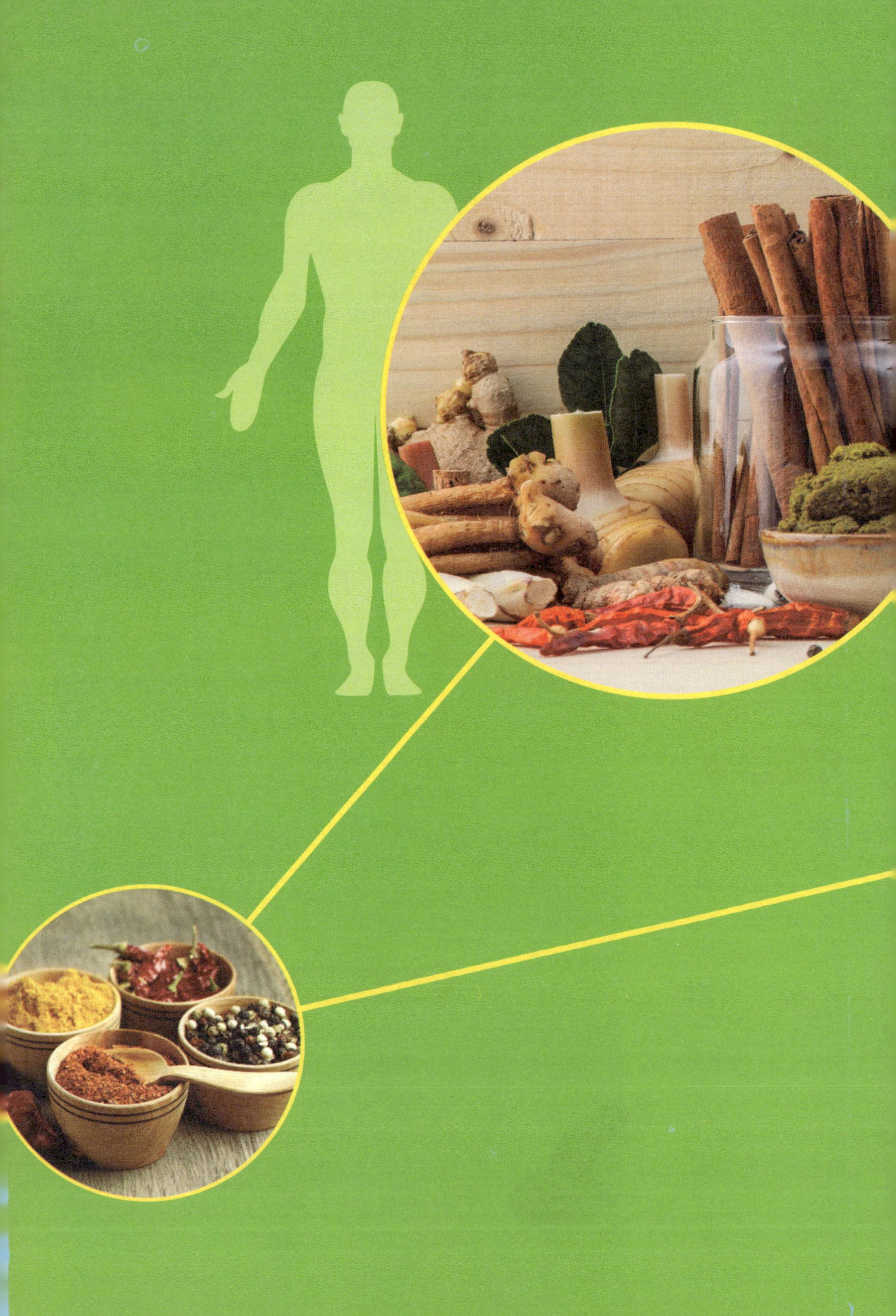

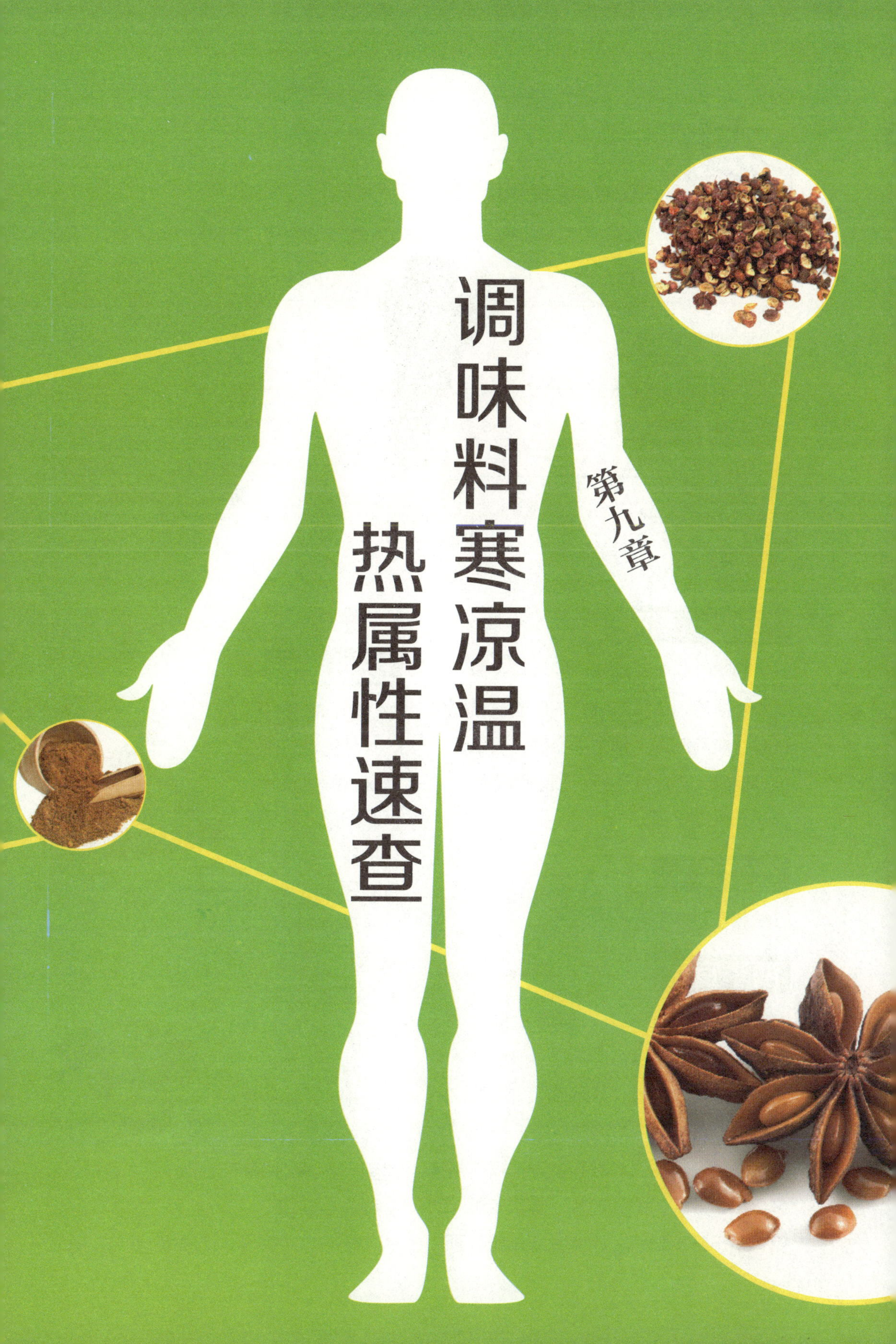

调味料寒凉温
热属性速查
第九章

葱

性温

散寒解表的良药

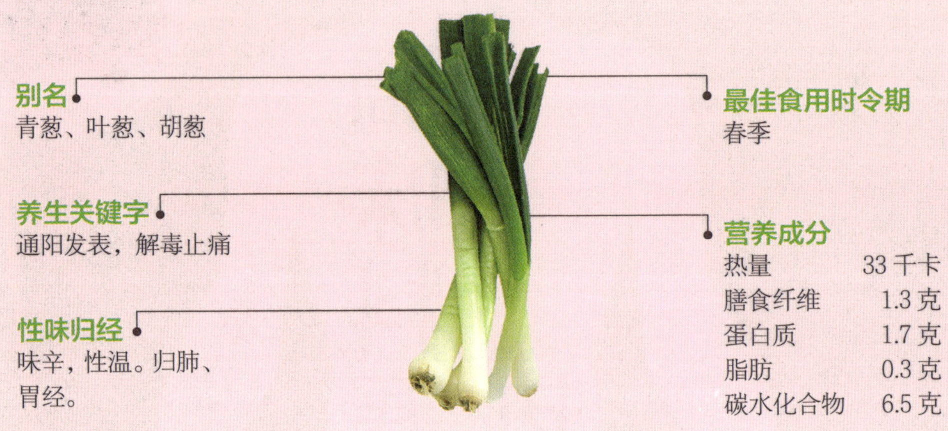

别名

青葱、叶葱、胡葱

养生关键字

通阳发表，解毒止痛

性味归经

味辛，性温。归肺、胃经。

最佳食用时令期

春季

营养成分

热量	33 千卡
膳食纤维	1.3 克
蛋白质	1.7 克
脂肪	0.3 克
碳水化合物	6.5 克

“药性”解密

预防心脑血管疾病。经常食用葱可以软化血管、稀释血液，不但能改善冠状动脉血液循环，预防冠心病，而且还可以促进大脑血液运行，预防脑卒中及脑动脉粥样硬化。

饮食宜忌

感冒多汗患者不宜食葱。

四季宜忌

葱具有通阳发表、解毒止痛、祛痰、利尿、增强食欲的功效。春季是人体阳气升发的季节，应顺应天地阴阳之气，采取科学的饮食方法，使阳气得以宣达。葱辛辣性温，具有发汗祛痰、解瘀化毒、散寒通阳等功效。春季吃葱不仅有助于升发阳气，还能驱寒杀菌，预防感冒。

搭配宜忌

☑ 葱 + 牛肉

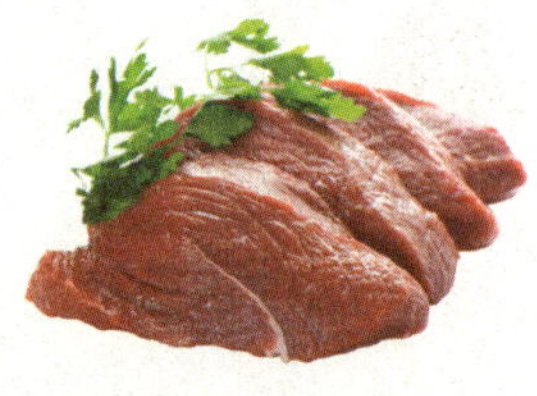

牛肉可补脾健身，葱具有降低胆固醇、杀菌等功效，二者同食对风寒感冒、头痛鼻塞、面目水肿、疮疡疼痛有缓解作用。

☑ 葱 + 香菇

葱与香菇相宜，二者一同食用，有消热杀毒、降血脂的作用，是一种对身体有益的搭配，不妨经常搭配食用。

☒ 葱 + 糖类

葱与糖类相忌，二者若一同食用容

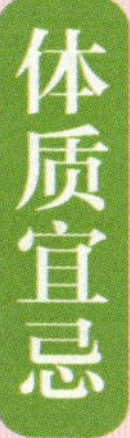

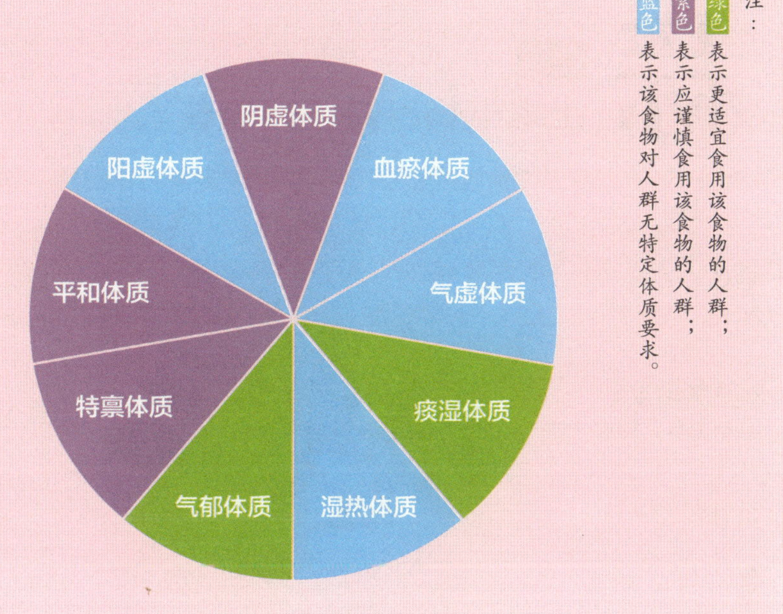

易引起憋气、胸闷等不适症状，所以为了保证身体健康，应尽量避免二者一同食用。

☒ 葱＋山楂

山楂性微温、味酸甘，入脾、胃、肝经，有消食健胃、活血化瘀、收敛止痢之功效；葱气味辛热。二者共食会伤及脾胃，有损健康。

挑选·储藏

◆选购葱时，白色的部分宜扎实密致，绿色的部分最好能遍及其尖端。此外，整根葱又以白、绿分明为佳。

◆把葱切碎放在盒子里，底下铺放一层纸巾，放冰箱冷藏。因冰箱有干燥作用，可去除葱的水分变成干葱。食用时，只要用油加热爆香即可。

健康膳食

葱香虾仁粥

材料： 大米100克，虾仁50克，葱、盐各适量，味精少许。

做法：

1. 大米淘洗干净，入清水中浸泡1小时；虾仁洗净，去虾线；葱洗净，切末，备用。
2. 锅置火上，加适量清水煮沸后倒入浸泡好的大米，大火煮沸后转小火熬至黏稠。
3. 加入虾仁煮至粥沸，然后再加盐、葱末、味精，搅拌均匀，最后煮至入味即可。

蒜

性温

土地里长出的“抗生素”

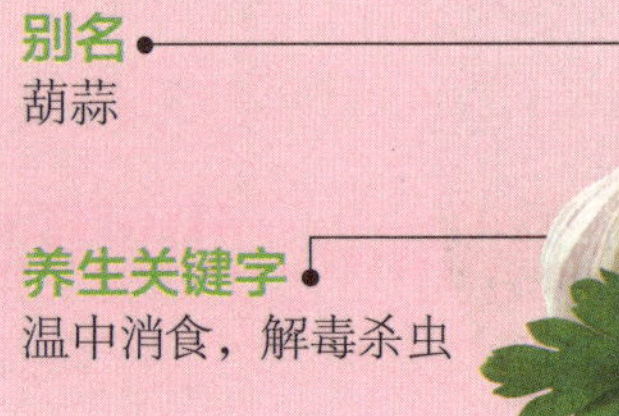

别名
葫蒜

养生关键字
温中消食，解毒杀虫

性味归经
味辛，性温。归脾、胃、肺经。

最佳食用时令期
春季

营养成分

热量	128 千卡
膳食纤维	1.1 克
蛋白质	4.5 克
脂肪	0.2 克
碳水化合物	27.6 克

“药性”解密

◆适量吃些大蒜不仅会使大脑健康不衰，还有调节人体免疫系统的功能。

◆预防心脑血管疾病的发生。大蒜有抗血小板凝结、降低血浆浓度、降低胆固醇的功效，能辅助预防心脑血管等疾病的发生。

◆杀菌。大蒜有较强的抗菌消炎作用，对许多细菌有抑制和杀灭的作用，被称为“天然抗生素”。

饮食宜忌

◆胃炎患者、视力障碍者、阴虚火旺者不宜食用。

◆大蒜中含有的大蒜素遇热时会很快失去作用，所以大蒜适宜生食，食用大蒜最好捣碎成泥，而不是用刀切成蒜末。并且要先放10~15分钟，让其中的蒜氨酸和蒜酶在空气中充分结合产生大蒜素后再食用。

◆大蒜对胃黏膜有刺激作用，不宜空腹食用。另外，吃完大蒜后不要喝茶，以免胃疼。

四季宜忌

大蒜味辛辣，性温，具有强力杀菌、解毒消炎、排毒清肠、预防感冒等作用。立春后阳气升发、人体新陈代谢增强，是养生的好时机。同时，春季也是各种病菌和微生物繁殖、复苏的季节，疾病很容易流行，此时可以通过多吃大蒜来杀菌解毒。

搭配宜忌

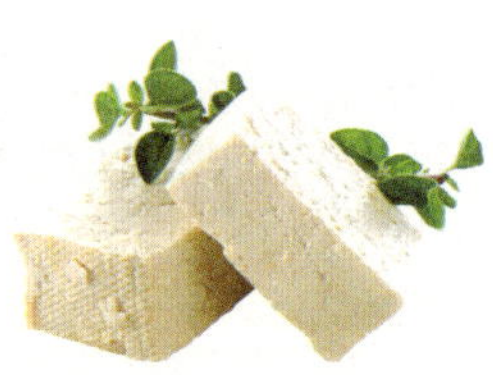

☑蒜＋豆腐

蒜和豆腐一同食用，能降血

体质宜忌

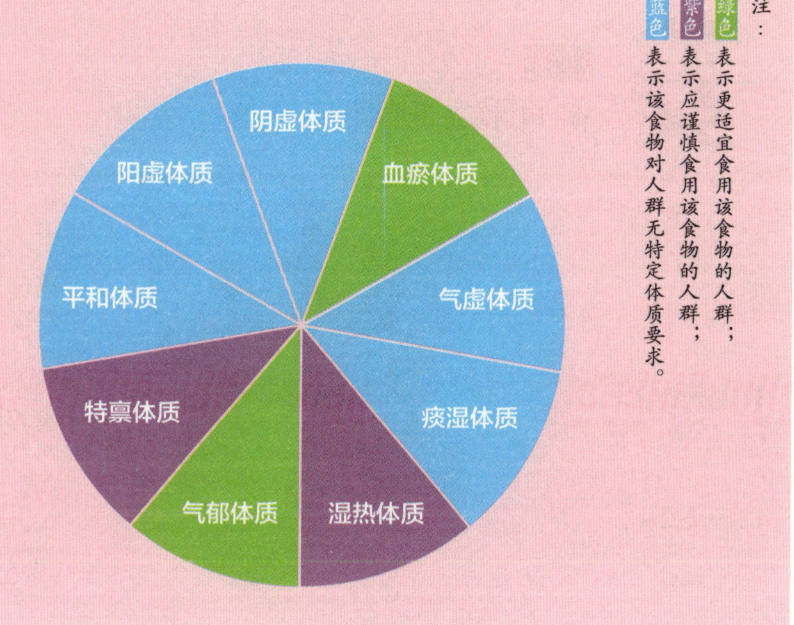

压、降血脂、降血糖、促进血液循环，对人体极为有益，尤其适合中老年人食用。故蒜与豆腐相宜。

☑ 蒜 + 猪肉

肉类中含有大量的B族维生素，搭配蒜同食可延长B族维生素在体内的停留时间，让人体充分吸收猪肉的营养价值。故二者适宜搭配同食。

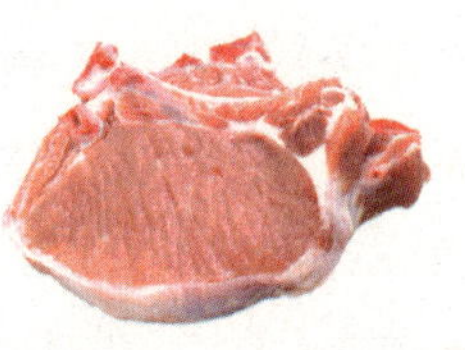

☒ 蒜 + 鲫鱼

鲫鱼可补阴血、通血脉、补体虚，还有益气健脾、利水消肿、清热解毒、通络下乳、祛风湿病痛之功效，尤其适合产后哺乳的女性食用。但鲫鱼同大量的蒜食用会导致胃肠痉挛，对人体健康极为不利。

☒ 蒜 + 山楂

山楂性微温，味甘酸，入脾、胃、肝经，有消食健胃、活血化瘀、收敛止痢之功能。但与蒜同食易导致植物神经功能紊乱。故二者不适宜搭配同食。

挑选·储藏

◆选购大蒜以个大、瓣少、肉嫩、味辣者为佳。从颜色看，紫色辣味较重，白色辣味较轻，可根据自己的需要进行选购。

◆保存大蒜时，可将其放入网袋中，然后悬挂在室内阴凉通风处即可。

姜

性温

御百邪，助阳气

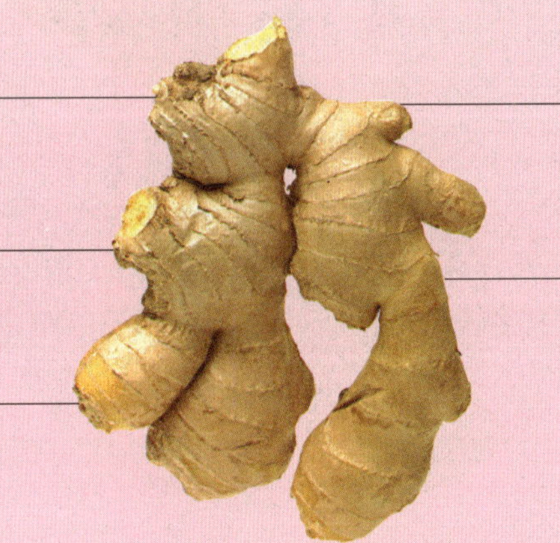

别名

生姜、鲜姜、均姜

养生关键字

发表散寒，温胃止呕

性味归经

味辛，性温。归肺、胃、脾经。

最佳食用时令期

夏季、冬季

营养成分

热量	46 千卡
膳食纤维	2.7 克
蛋白质	1.3 克
脂肪	0.6 克
碳水化合物	10.6 克

古籍记载

“生用发散，熟用和中。”——《本草纲目》

“药性”解密

◆健胃，促进食欲。姜所含的姜辣素能刺激舌头上的味觉神经，刺激胃黏膜上的感受器，并通过神经反射促使胃肠道充血，增强胃肠蠕动，促进消化液的分泌，使消化功能增强，从而起到开胃健脾、促进消化的作用。

◆杀菌解毒。姜的挥发油有杀菌解毒作用，若在炒菜时放些姜，既可调味又可解毒。

◆抗衰老。姜所含的姜辣素进入体内后，能产生一种抗氧化酶，可减少自由基，从而能起到延缓衰老的作用。

饮食宜忌

◆把姜加入菜肴中时，姜皮最好不要去掉，这样可以充分发挥姜的整体功效。

◆姜不宜一次吃得过多或长时间过量食用，否则可能会适得其反。

◆烂姜变质后会产生一种致病物质，对身体有害，不宜吃。

◆姜有生姜、老姜之分。生姜嫩者味轻、老者味重，若用作菜肴或腌渍以嫩姜为宜，若作调味或药用则用老姜。

四季宜忌

姜含有挥发性姜油酮和姜油酚，具有活血、祛寒、除湿、发汗等功能。伤风感冒时，吃几片姜或喝姜汤能促进血液循环，使全身发热出汗，从而减轻感冒症状。

在夏季，饮用姜汤，有助于防治

体质宜忌

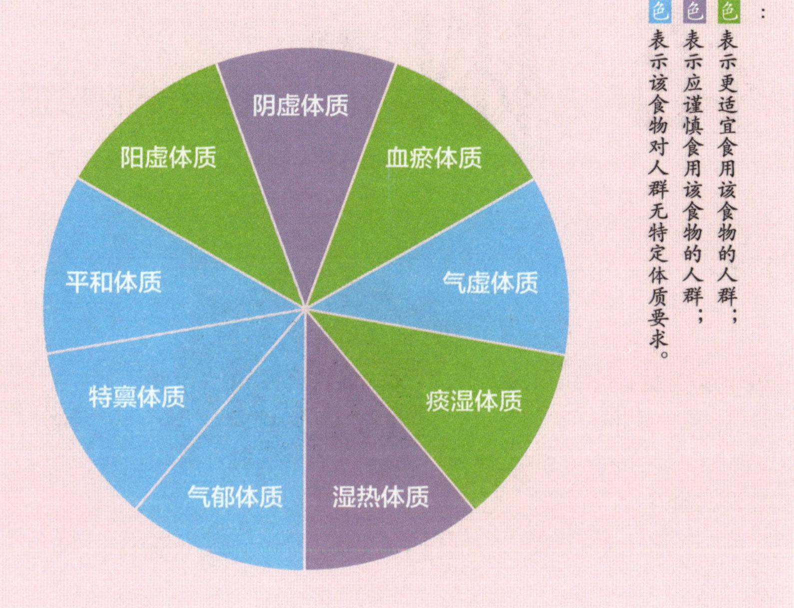

注：
绿色 表示更适宜食用该食物的人群；
紫色 表示应谨慎食用该食物的人群；
蓝色 表示该食物对人群无特定体质要求。

“空调病”。

在民间，很多人冬季通过喝姜汤来改善轻微的风寒感冒。体质偏寒、平时怕冷者还可以多吃些姜来预防冻疮，因此冬季适宜多吃姜。

搭配宜忌

☑姜＋荸荠

姜与荸荠榨汁同饮，能和胃、降逆、止呕，适用于缓解肝胃有热所致的妊娠呕吐。

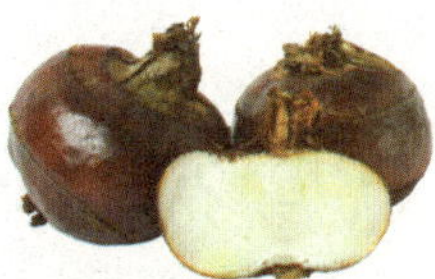

☑姜＋皮蛋

皮蛋中富含维生素E，可抗老化；而姜中的抗氧化酶则有抗衰老的作用，二者同食，抗衰防老效果更佳。

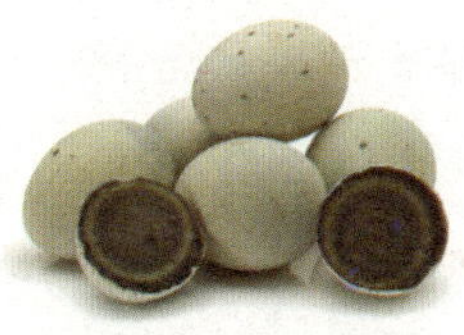

☒姜＋牛肉

牛肉味甘，性温，无毒，有安中益气、养脾胃、止渴之功效，但同姜食用易上火。

☒姜＋兔肉

兔肉性平，味辛，无毒，有解热止渴、健脾养胃之功效，但同姜食用，会破坏兔肉的营养物质。

挑选·储藏

◆凡是外表微黄、断面姜肉比较白嫩，且表皮已经脱落的姜，大多是被硫磺熏烤过的，含有铅、硫、砷等有毒物质，不宜选购。

◆储藏姜时，在花盆或脸盆底部，垫上一层半干的沙子，放上一层鲜姜后再铺上一层半干的沙子。在整个储存过程中还要经常洒点水，以保证适宜的湿度，防止姜变干或烂掉。

花椒

性温

让人欲罢不能的味道

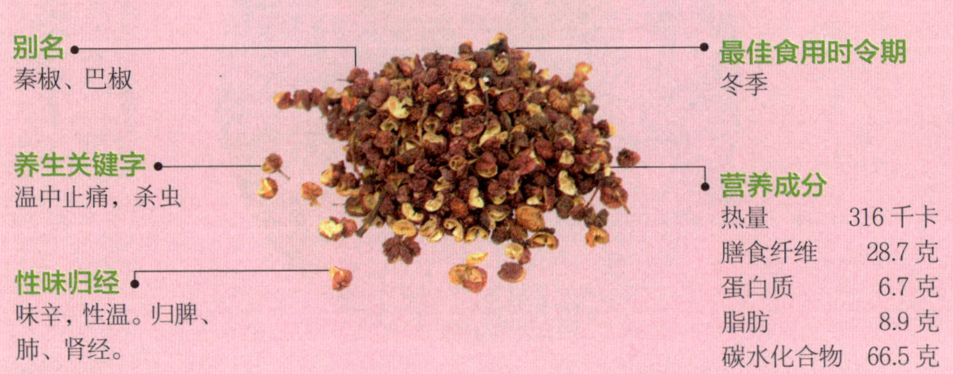

别名
秦椒、巴椒

养生关键字
温中止痛，杀虫

性味归经
味辛，性温。归脾、肺、肾经。

最佳食用时令期
冬季

营养成分

热量	316 千卡
膳食纤维	28.7 克
蛋白质	6.7 克
脂肪	8.9 克
碳水化合物	66.5 克

古籍记载

“花椒坚齿，乌发，明目，久服好颜色，耐老，增年，健神。”——《本草纲目》

“药性”解密

◆解腥，增加食欲。花椒含有挥发油，所以能闻到芳香气味，也正是因为这个原因，它可以祛除各种肉类的腥臊臭气，调节口感，而且还能促进唾液分泌，增加食欲。

◆杀虫解毒。服食花椒水有驱虫作用，能驱除体内寄生虫，而且花椒还有抑菌作用，对炭疽杆菌、溶血性链球菌、白喉杆菌、假白喉杆菌、肺炎双球菌、金黄色葡萄球菌、枯草杆菌等都有一定的抑制作用。

饮食宜忌

◆做各种肉类、鱼类汤品时，可加入十几粒花椒，能有效减少肉类和鱼类的异味，如羊肉的膻味、鱼的腥味。

◆花椒性温，容易上火者应该少吃；孕妇多食会损伤胎气；哺乳期的女性更应少吃，因为花椒有回乳的作用，食用后容易导致断乳。

◆炖鸡时仅放适量的油、盐、葱、姜、老抽等，味道就会很鲜美。如果再放入花椒等浓味的调料，反而会把鸡的鲜味驱走。因鸡的肉质本身就含有谷氨酸钠，这是“自带味精”。所以，炖鸡汤时，不宜使用花椒、味精调味。

◆炒菜时，在锅中热油后放入花椒粒，待炒至发黑后捞出，再往锅中放入其他材料快炒，可使成菜香气扑鼻。

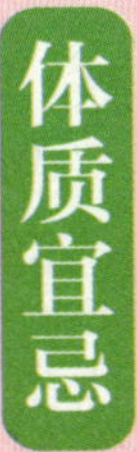

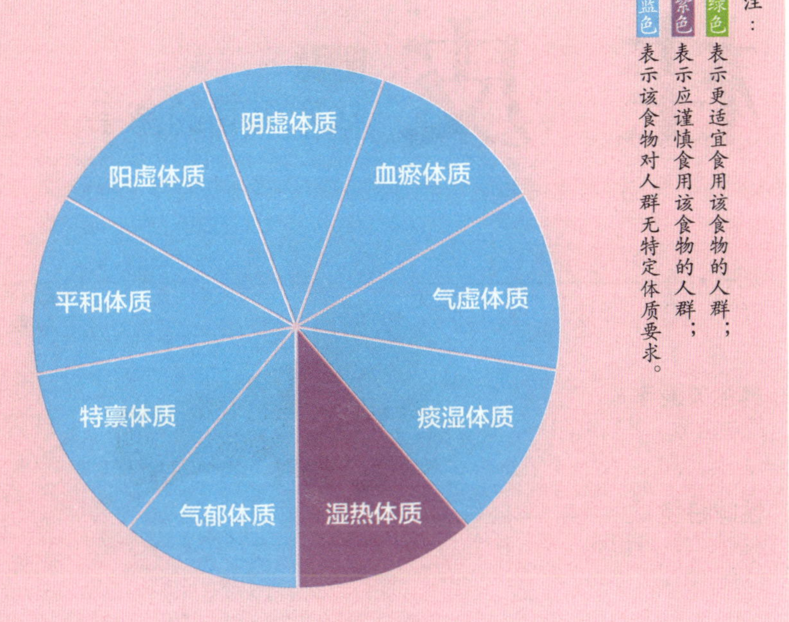

注：
绿色 表示更适宜食用该食物的人群；
紫色 表示应谨慎食用该食物的人群；
蓝色 表示该食物对人群无特定体质要求。

四季宜忌

花椒除了有温中止痛、杀虫的作用外，还是制作菜肴的芳香佐料。冬天炒菜时多放上一把花椒，不仅能够温阳驱寒，还能杀菌防病、增强机体免疫力。在冬季可适量多食用。

搭配宜忌

☑ 花椒＋狗肉

狗肉与适量花椒一同食用，狗肉会越嚼越香，不会有花椒麻木的感觉，所以花椒能更好地体现狗肉的香鲜味道，一同食用是不错的搭配方法。

☑ 花椒＋豆腐

花椒和豆腐搭配食用，有解毒健胃、补钙的功效，能促进生长发育。

☒ 花椒＋羊肉

花椒、羊肉都属性温食物，二者搭配食用，容易使人上火，有内热、体虚者更不宜食用。

挑选·储藏

◆挑选花椒时，以颜色为棕褐或深红、干燥而富油润感者为佳。

◆花椒宜放在干燥密闭的容器中保存，通常情况下可保存3个月左右。

同源延伸

毛叶花椒

毛叶花椒是花椒的一个变种。本变种分为两类：一类的小叶薄纸质，干后两种颜色明显不同，叶背淡灰白色，果梗纤细而延长；另一类的小叶厚纸质，叶面及果梗无毛，侧脉在叶面凹陷呈细裂沟状，小叶两面近于同色，干后红棕色，果梗较粗。

桂 皮

性热

祛寒提香的高手

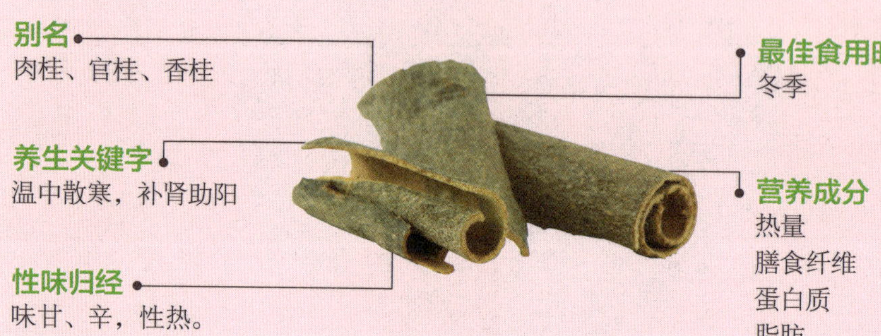

别名
肉桂、官桂、香桂

养生关键字
温中散寒，补肾助阳

性味归经
味甘、辛，性热。
归肾、脾、心、肝经。

最佳食用时令期
冬季

营养成分

热量	182 千卡
膳食纤维	2.7 克
蛋白质	4.4 克
脂肪	0.2 克
碳水化合物	1.9 克

古籍记载

“桂，善平肝木之阴邪，而不知善助肝胆之阳气，惟其味甘，故最补脾土，凡肝邪克土而无火者，用此极妙。”——《本草正》

“药性”解密

◆增强食欲。桂皮有一种特殊的香气，这种香气不仅能去腥提味，更有沁人心脾、开胃健脾的作用。用桂皮调味，可使人胃口大开、食欲高涨。

◆维护前列腺健康。桂皮中含有一种有机物，可增强前列腺组织血流量，维护前列腺健康，对前列腺增生有较好的预防及改善作用。

◆预防糖尿病。桂皮中的有益成分可加速糖代谢，对 2 型糖尿病有一定的预防作用，尤其对老年 2 型糖尿病的改善有一定效果。

饮食宜忌

◆桂皮的吃法多种多样，可制作桂皮水、桂皮茶（将2匙干燥桂皮粉倒入1杯开水中，浸泡约10分钟后过滤即可，加点蜂蜜口感更好）。

◆桂皮性热，所以便秘、痔疮患者最好不要食用，以免增加内热，使症状加重。此外，孕妇也最好不要食用桂皮，以免对胎儿造成伤害。

◆受潮发霉的桂皮不宜食用，否则对健康不利。每次的食用量不可过多，否则会影响菜肴本身的味道。

四季宜忌

桂皮性热，味辛、甘，入心、脾、肝、肾经，可补火助阳、散寒止痛、暖

体质宜忌

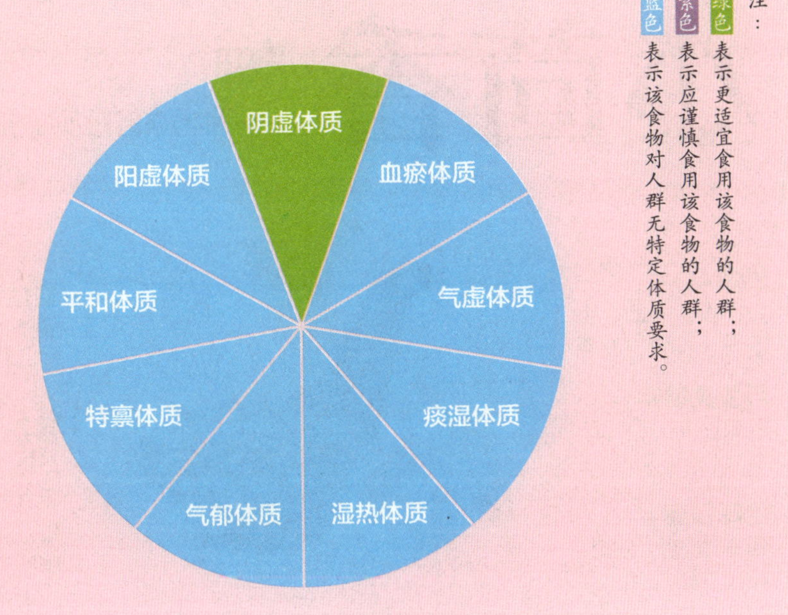

脾胃、通血脉。《本草纲目》中记载，桂皮补血气，暖宫散寒。寒冷的冬季，喝一杯桂皮茶可以温经通络、暖身驱寒。

搭配宜忌

☑ 桂皮 + 狗肉

桂皮可补火助阳，与狗肉搭配炖食，可增强人体机能，对于肾虚所致腰膝酸软、遗尿、小便频数等症有较好的辅助食疗效果。

☑ 桂皮 + 牛奶

桂皮与牛奶搭配同食，可温补肾气、强健体力、促进血液循环，适用于体寒、痛经和月经不调的女性。

☑ 桂皮 + 大米 + 红糖

桂皮与大米、红糖同煮食，能健脾补肾、散寒止痛，对脾肾阳虚所致的脘腹冷痛、食欲不振等症有辅疗效果。

挑选 · 储藏

在选购桂皮时，要注意优质的桂皮外表呈灰褐色，里面呈赭赤色。如果放在口中嚼，以味道先甜后辛辣的为佳。

温馨提示

从桂皮中提取的桂皮精油有很好的减肥瘦身作用，配入少量的迷迭香精油和马郁兰精油，再加入适量的身体按摩基底油，一起调匀后涂在需要减肥的部位，按摩 20 ~ 30 分钟，然后用毛巾包裹该部位，让该部位的多余脂肪和水分排出体外，就可以达到减肥的目的了。

另外，桂皮精油还可以缓解感冒及全身肌肉酸痛等不适症状，对痛经、消化不良和肠胃胀气也有很好的缓解作用。

小茴香

性温

提味增鲜的厨房之宝

别名
谷茴香、谷茴、土茴香、谷香、香子

养生关键字
散寒止痛，和胃理气

性味归经
味辛，性温。归肾、脾、胃经。

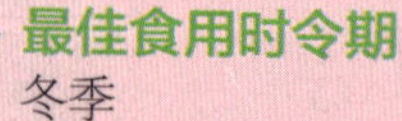

最佳食用时令期
冬季

营养成分

热量	318 千卡
膳食纤维	33.9 克
蛋白质	14.5 克
脂肪	11.8 克
碳水化合物	55.5 克

古籍记载

“活血通经，散瘀止痢。”——《开宝本草》

“药性”解密

◆抗菌杀菌。小茴香含有挥发油，油中有茴香脑等物质，具有抗菌杀菌的作用。

◆健胃行气。小茴香油能刺激胃肠神经，促进消化液分泌，增加胃肠蠕动，排除体内积存的气体。

◆去膻增香。小茴香有冲淡腥膻气味、增加香气、促进食欲的作用。

饮食宜忌

◆小茴香可作调味品，也可以入药，有一定的祛病疗疾功效。

四季宜忌

小茴香性温、味辛，具有散寒止痛、和胃理气的功效。现代药理研究表明，小茴香还有抗溃疡、镇痛等作用，而且小茴香中所含的挥发油有一定的抗菌作用，冬季食用效果不错。

挑选 · 储藏

◆茴香有大小茴香两种。优质的小茴香粒大较长、黄绿光亮、无杂质，若颗粒较小、颜色泛灰、香味较淡则为劣质品。大茴香，即是大料，也叫八角，与小茴香性能相似。挑选大茴香，也应以气味香浓、瓣粒整齐、瘦长者为佳。

◆为避免茴香本身的香味散失，最好将茴香放在密封的容器中保存，并将密封容器放置于干燥通风处。

胡椒

性热

闻名世界的麻香调料

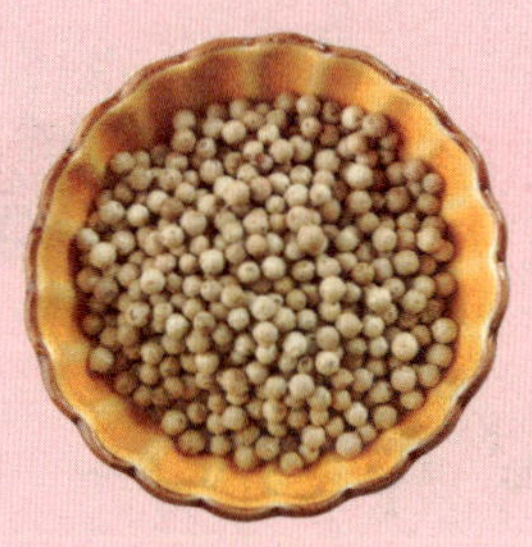

别名 浮椒、玉椒

养生关键词 温中散寒

性味归经 味辛，性热。归胃、大肠经。

“药性”解密 胡椒的主要成分是胡椒碱，也含有一定量的芳香油、粗蛋白、淀粉及可溶性氮，具有祛腥、解油腻、助消化的作用，其芳香的气味能令人胃口大开；胡椒性温，可用于由胃寒所致的胃脘痛、呕吐，以及腹冷所致的泄泻、肠鸣。

饮食宜忌 把胡椒粒砸碎后，用开水冲开，然后与红糖水一起泡 2 ~ 3 天后口服，可缓解胃寒引起的胃痛；头昏失眠、性情急躁者忌食胡椒；暑热夏季，在炒菜、做汤时宜加 5 ~ 10 克的胡椒粉，有利于促进排汗；无论是黑胡椒还是白胡椒，都不宜放入锅中以高温油炸，应在菜肴或汤羹即将出锅时添加少许，均匀拌入。

大料

性温

给人温暖的调味料

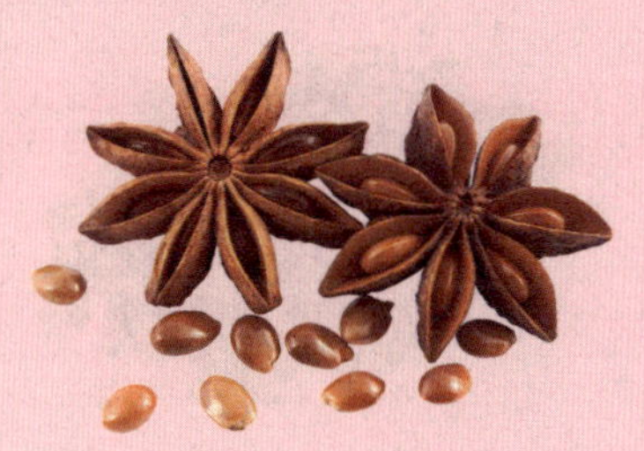

别名 八角、大茴香

养生关键词 温中理气，健胃温肾

性味归经 味辛，性温。归肝、胃、脾、肾经。

古籍记载 《品汇精要》：“主一切冷气及诸疝痛。”《本草蒙筌》：“主肾劳疝气，小肠吊气挛疼，干、湿脚气，膀胱冷气肿痛。开胃止呕，下食，补命门不足。（治）诸瘘，霍乱。”《医林纂要》：“润肾补肾，舒肝木，达阴郁，舒筋，下除脚气。”

“药性”解密 温肾散寒、温中理气、健胃止呕。大料挥发油中的茴香脑具有刺激作用，能促进肠胃蠕动，可缓解腹部疼痛；对呼吸道分泌细胞有刺激作用，从而能促进其分泌，因此可用于祛痰。

挑选·储藏 挑选大料，应以气味香浓、瓣粒整齐、色泽棕红、荚边裂缝较大、瘦长者为佳。

豆蔻

性温

增强免疫力的香料

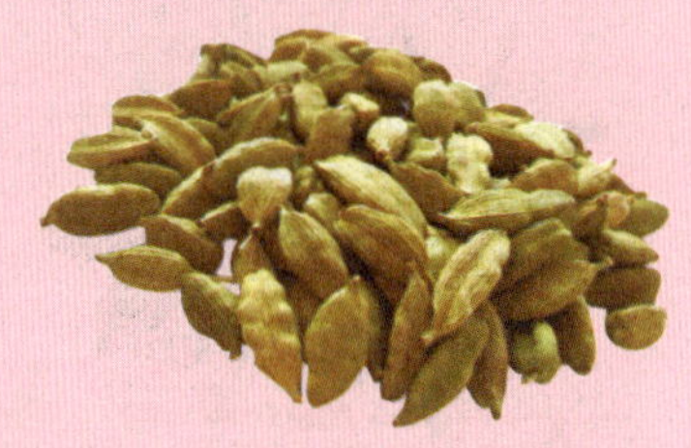

别名 三角豆蔻

养生关键词 高脂肪、高热量

性味归经 味辛、苦，性温。归肺、脾、胃经。

“药性”解密 研究表明，豆蔻所含的有效成分能增强人体免疫功能，提高抗病能力。豆蔻中普遍含有豆蔻素、樟脑、龙脑等成分，这也是豆蔻香味的主要来源。这些成分不仅能去除肉食杂味，更有开胃健脾、促进食物消化的作用。

饮食宜忌 豆蔻性温，脾胃气滞、食欲不振者食用豆蔻有较好的改善作用。但阴虚内热或胃火偏旺者则不宜再食豆蔻，否则会加重内热。就烹调而言，红豆蔻可直接放入锅中炖煮；草豆蔻需研磨成末，在食物将熟之时放入；白豆蔻则不能热炒，否则会失去香味。

青蒜

性温

天然的“青霉素”

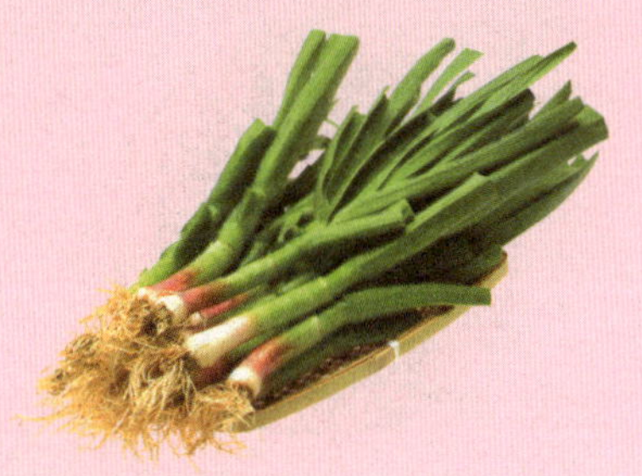

别名 蒜苗

养生关键词 杀菌消炎

性味归经 味辛，性温。归脾、胃、肺经。

“药性”解密 青蒜含有辣素，具有杀菌消炎的作用，而且作用能力较强，有类似于青霉素的作用，对于很多寄生虫及病原菌都能有一定的杀灭作用。

饮食宜忌 青蒜不宜烧得过烂，否则会影响口感，同时也会破坏辣素等营养成分；青蒜不宜过量食用，每天食用量以不超过 60 克为宜，否则容易造成肝功能障碍，影响视力。

挑选·储藏 优质的青蒜叶茎饱满柔嫩，粗壮整齐，不易折断，没有黄叶。储存青蒜可放置于阴凉通风处保存，大约可存放 1 周。

附录1 食物寒凉温热速查表

食物属性	主要食物
寒性食物	马齿苋、蒲公英、酱瓜、苦瓜、苦菜、蟹、盐、甘蔗、西红柿、柿子、茭白、蕨菜、荸荠、海带、海藻、竹笋、西瓜、甜瓜、香蕉、桑葚、蛏肉、冬瓜、田螺、青蒿、百合、猪皮、槐花等
凉性食物	小麦、大麦、茄子、白萝卜、橄榄、荷叶、丝瓜、油菜、白菜、芹菜、莲藕、绿豆、豆腐、梨、橙子、芒果、薏米、鸭蛋、菠菜、芥菜、慈姑、柚子、黄瓜等
温性食物	姜、葱、洋葱、蒜、韭菜、小茴香、刀豆、香菜、油菜子、南瓜、高粱、杏、杏仁、木瓜、桂圆、桃、石榴、荔枝、栗子、红枣、核桃仁、鳝鱼、淡菜、虾、蚶、鳙鱼、鲢鱼、海参、鸡肉、羊肉、羊奶、猪肝、猪肚、鹅蛋、佛手、薤白、陈皮、鳟鱼、香椿、樱桃等
热性食物	花椒、辣椒、肉桂、白芥子、酒等
平性食物	红薯、紫菜、土豆、南瓜子、黄花菜、香菇、香椿、芋头、扁豆、豌豆、胡萝卜、豇豆、黑豆、红豆、黄豆、蚕豆、粳米、玉米、花生、白果、白砂糖、桃仁、酸枣仁、莲子、黑芝麻、李子、葡萄、银耳、黑木耳、黄鱼、海蜇、泥鳅、鲳鱼、青鱼、鲤鱼、猪肺、猪心、猪肾、猪肠、鹅肉、猪蹄、鸭肉、鲫鱼、鳗鲡鱼、鸡蛋、鸽蛋、燕窝、鹌鹑、鹌鹑蛋、蜂蜜、蜂王浆、糯米、醋、乌梅、芡实、牛肉、牛奶、枇杷、菱角、蘑菇、荞麦等

附录2 食物五味速查表

五味	主要食物
酸味	西红柿、醋、红豆、马齿苋、蜂王浆、橄榄、柠檬、杏、枇杷、橙子、山楂、桃、石榴、椰子、荔枝、乌梅、柚子、芒果、李子、葡萄、香橼、佛手、鳟鱼等
甘味	莲藕、茄子、茭白、白萝卜、丝瓜、洋葱、竹笋、土豆、菠菜、芥菜、黄花菜、青蒿、南瓜、圆白菜、扁豆、芋头、豌豆、胡萝卜、大白菜、芹菜、冬瓜、瓠瓜、黄瓜、豆腐、肉桂、绿豆、黄豆、蚕豆、刀豆、薏米、荞麦、粳米、糯米、高粱、玉米、小米、小麦、大麦、黑木耳、蘑菇、红薯、蜂蜜、蜂王浆、羊奶、牛奶、银耳、甘蔗、柿子、橄榄、苹果、杏、荸荠、梨、百合、花生、白果、白砂糖、甜瓜、木瓜、西瓜、西瓜皮、桃仁、山楂、菱角、桃、香蕉、椰子、罗汉果、桑葚、樱桃、荔枝、柚子、榛子、黑芝麻、栗了、芒果、红枣、酸枣仁、无花果、莲子、葡萄、核桃、桂圆、百合、泥鳅、黄鱼、鲳鱼、青鱼、鲢鱼、鳙鱼、鳗鲡鱼、龟肉、鲤鱼、鲫鱼、鳝鱼、田螺、虾、海马、蛇肉、酒、猪肉、猪肠、猪肺、猪皮、猪肝、猪肚、羊肉、鸡肉、鹅肉、牛肉、蛙肉、鸽蛋、鹌鹑、鹌鹑蛋、火腿、燕窝、鸭蛋、枸杞子、南瓜子、松子、香菇、芡实等
苦味	苦菜、苦瓜、香椿、蒲公英、槐花、豆豉、慈姑、茶叶、香橼、佛手、薤白、杏仁、桃仁、海藻、猪肝等
辛味	葱、生姜、香菜、芥菜、白萝卜、洋葱、白芥子、香花菜、油菜子、油菜、青蒿大蒜、芹菜、芋头、韭菜籽、肉桂、花椒、辣椒、茴香、韭菜、香橼、陈皮、佛手、酒等
咸味	盐、苋菜、大麦、小米、紫菜、海带、海藻、海蜇、海参、蟹、田螺、猪心、猪血、猪蹄、猪肾、淡菜、蛏肉、龟肉、鸭肉、鸽蛋等

附录3　了解节气，科学养生

二十四节气客观地反映了季节更替和气候变化情况，不但对农事活动有很大影响，也提醒我们在各个节气交替时的气候变化中，要根据自身体质状况，采取相应的饮食养生方法。

立春

初春季节阳气初升，我们的饮食应该秉着“宜食辛甘发散之品，不宜食酸收之味”的原则，选择一些柔肝养肝、疏肝理气的食品，如辛温发散的红枣、豆豉、葱、香菜、花生等。

雨水

雨水时节肝旺脾弱，饮食应以祛除风湿和调养脾胃为主，少酸多甘，以养脾脏之气。可经常食用红枣、山药、蜂蜜、银耳、沙参、韭菜、荠菜、茼蒿、春笋、香椿、芋头、荸荠、萝卜、莲藕、豌豆苗、百合等食物。

惊蛰

惊蛰处于冬春交替时期，气温变化幅度加大。由于春季风气当令，阳气升发、气候渐暖，风与温邪相结合，易从热化而多发各种传染病。因此，惊蛰节气是传染病多发的日子，要预防季节性传染病的发生，应多吃清淡食物，如糯米、芝麻、蜂蜜、乳品豆腐、鱼类、蔬菜、甘蔗等。

春分

由于春分节气平分了昼夜、寒暑，人们在保健养生时应注意保持人体的阴阳平衡状态。此节气的饮食调养，应当根据自己的实际情况选择能够维持机体功能协调平衡的膳食。如在烹调鱼、虾、蟹等寒性食物时，可佐以葱、姜、酒、醋类温性调料，以防止菜肴性寒偏凉，食后有损脾胃。

清明

每年4月5日前后为清明节，即大自然已经到了转暖的时候，万物开始复苏，可以春耕播种了。

古人说“食酸咸甜苦，即不得过分食。春不食肝，夏不食心，秋不食肺，冬不食肾，四季不食脾，如能不食，此五脏万顺天理。”故在清明这一节气中，一定要注意肝和肺的保养，对呼吸系统疾病尤其是花粉过敏症状也要重视。

饮食调摄方面，须定时定量，不暴饮暴食。形体肥胖者，须少食甜食，多食瓜果蔬菜。

谷雨

谷雨，有“雨水生百谷”的意思，从这一天起，雨量开始增多。谷雨是春季的尾声，从中医养生来说，仍以养肝为主。此节气中，人体的消化功能正处于旺盛时期，正是补益身体的大好时机。应适当食用一些具有补血益气功效的食物，这样不但可以提高身体素质，还能为安度盛夏打下基础。谷雨季节，应多吃时令蔬菜，如香椿、菠菜、韭菜等。

立夏

立夏表示夏天的开始。立夏之后，天气逐渐转热，饮食宜清淡，应以易消化、富含维生素的食物为主，大鱼大肉和油腻辛辣的食物要少吃，以免出现痤疮、口腔溃疡、便秘等病症。清晨，可食葱头少许；晚饭，宜饮红酒少量，以畅通气血。具体到膳食调养上，应以低脂、低盐、多维生素、清淡为主。

立夏以后的饮食原则是“春夏养阳”，而养阳重在“养心”。养心可以多喝牛奶，多吃豆制品、鸡肉、瘦肉等，既能补充营养，又可达到强心的作用。平时多吃蔬菜、水果及粗粮，可增加膳食纤维、维生素C和B族维生素的供给，能起到预防动脉粥样硬化的作用。立夏时节可多吃鱼、香蕉、苹果等；少吃动物内脏、鸡蛋黄、肥肉、鱼子、虾和过咸的食物。

小满

小满时节，饮食调养上宜以清爽清淡的素食为主，常吃具有清利湿热作用的食物，如红小豆、薏米、绿豆、冬瓜、丝瓜、黄瓜、山药、鲫鱼、草鱼、鸭肉等；忌食甘肥滋腻、生湿助湿的食物，即动物脂肪、海产鱼类、酸涩辛辣、性属温热助火之品及油煎熏烤之物，如生葱、生蒜、生姜、芥末、胡椒、辣椒、茴香等。

芒种

芒种的饮食调养应以清补为原则，此时要多食蔬菜、豆类、水果，如菠萝、苦瓜、西瓜、荔枝、芒果、绿豆、红小豆等。这些食物含有丰富的维生素、蛋白质、脂肪、糖等，不但能供给人体所必需的营养物质，还可提高机体的抗病能力。

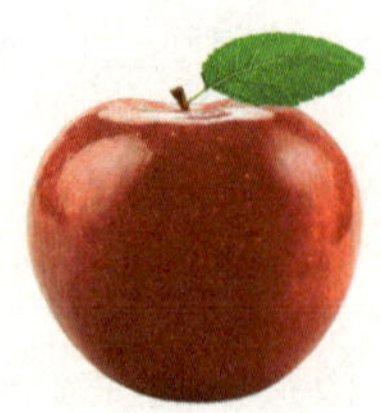

芒种时节要防止血钾过分降低，适当补充钾还有利于改善体内钾、钠平衡。粮食中荞麦、玉米、红薯、黄豆等含钾较高；水果以香蕉含钾最高；蔬菜以菠菜、苋菜、香菜、油菜、甘蓝、芹菜、毛豆等含钾较高。

夏至

夏至饮食宜清淡不宜肥甘厚味，要多食杂粮以寒其体，不可过食热性食物，以免助热；冷食瓜果当适可而止，不可过食，以免损伤脾胃；厚味肥腻之品宜少勿多，以免化热生风，激发疔疮之疾。中医认为，夏至宜多食酸味以固表，多食咸味以补心，味苦之物能助心气而制肺气。夏令饮食宜多食“三鲜”，地上“三鲜”为苋菜、蚕豆和杏仁，树上“三鲜”为樱桃、梅子和香椿。

小暑

小暑是伏天的开始，民间度过伏天的办法，就是吃清凉消暑的食品。

俗话说“头伏饺子二伏面，三伏烙饼摊鸡蛋”。这种吃法便是为了使身体多出汗，从而排出体内的各种毒素。

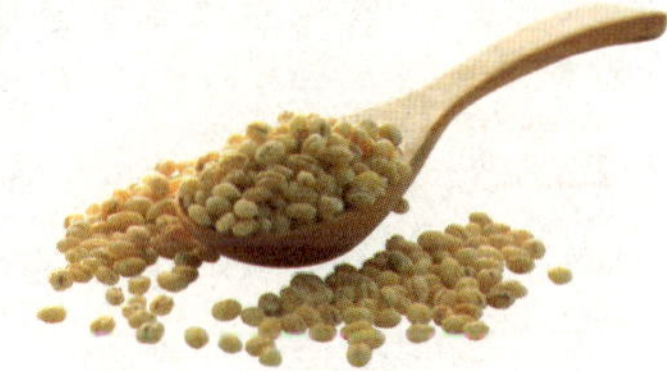

此外，天气热的时候要喝粥，比如用荷叶、土茯苓、扁豆、薏米、猪苓、泽泻等材料煲成的消暑汤或粥。

大暑

大暑是一年里最热的时候。盛夏高温对农作物生长十分有利，但对人体而言却是阴暑等病的多发时节。阴暑多是因贪凉、露宿太过、久卧空调房、通宵开电扇、汗后冷水淋浴、大量饮用生冷甜腻食品而引起的疾病。

大暑时节，脾脏旺盛，肝肾处于衰弱状态，饮食上要继续益肝补肾，滋肺养心。大暑时节宜食苦瓜、莲藕等清热消暑的食物，忌食太多生冷凉食和辛辣香燥的食品以及酒、葱、蒜等刺激性食物。

立秋

每年8月7日或8日为立秋，又称交秋。秋是肃杀的季节，立秋预示着秋天的到来。由于盛夏的余热未消，立秋素有“秋老虎”之称。这种炎热的气候，往往要延续到九月的中下旬。此后，天气才能真正凉爽起来。因此，在这个节气中仍需要注意防暑降温。

中医认为，酸味收敛肺气，辛味发散泻肺，而秋天宜收不宜散，所以，此时要尽量少吃葱、姜等辛味之品，适当多食酸味果蔬。

处暑

每年8月23日前后为处暑节气，又称暑退。“处”含有躲藏、终止的意思，“处暑”表示炎热的暑天结束了。处暑时节，“一场秋雨一场凉”的气候特征明显，这种昼热夜凉的气候，对人体阳气的收敛形成了良好的条件。

秋季正是各类瓜果蔬菜大量成熟上市的时候，瓜类蔬菜营养丰富，还具备一定的药用价值。同时，瓜类蔬菜含糖量少，而且几乎没有脂肪，不会让人发胖，是处暑时节最好的养生品。

白露

白露时节秋高气爽，在饮食方面应该以润燥益气、健脾清肺为主，平时要注意多饮水，多吃蔬菜、水果，如柑橘、香蕉等，但不宜食用西瓜等寒凉水果。

凡是因过敏引发支气管哮喘的病人，此时应少吃或不吃鱼虾海鲜、辣椒等刺激性食物，牛奶等高蛋白质的食物以及种子类的食物如芝麻、腰果等；宜多食清淡、易消化且富含维生素的食物。此外，哮喘病人不宜吃得过咸。

秋分

秋分是昼夜时间相等的节气，因此，人们在养生中也应本着阴阳平衡的规律，使机体保持“阴平阳秘”的原则。要尽量少食葱、姜等辛味之品，适当多食酸味甘润的果蔬。同时宜多选用百合、银耳、梨、莲藕、芝麻、鸭肉等，以润肺生津、养阴清燥。

寒露

寒露节气气候最大的特点是“燥”邪当令，而燥邪最容易伤肺伤胃。所以，此节气养生的重点是养阴防燥、润肺益胃，同时要避免过度耗散精气津液。

寒露时节的饮食养生应在平衡饮食五味的基础上，适当多食甘、淡滋润的食品，既可补脾胃、养肺润肠，又可缓解咽干口燥等症。常食的水果有梨、柿子、香蕉等；蔬菜有胡萝卜、冬瓜、莲藕、银耳及豆类、菌类、海带、紫菜等。

霜降

霜降是脾胃病高发季节，特别是溃疡患者更易复发，因此，这个时节应格外注意调理脾胃。饮食调理上应强调平补，也就是“不凉不热”，具体来说就是要多吃些“性较和平、补而不燥、健脾养血”的食物。霜降节气宜食全麦面、小麦仁、豆芽、豆浆、花生、萝卜、百合、黑木耳、梨、苹果、葡萄、枸杞子、红枣等。

立冬

立冬是一个十分重要的节气，又是人们进补的最佳时期。每逢这天，无论南北方，人们都以不同的方式进补山珍野味，只有这样，到了寒冷的冬天，才能抵御严寒的侵袭。立冬养生要注意一个“藏”字，从而达到敛阴护阳、养精蓄锐的目的。冬季需要“先天之本”——肾脏来保证生命活动的正常运转，此节气必须防寒养肾。

小雪

小雪节气的前后，天气时常是阴冷晦暗、光照较少，人体也易受天气影响，出现心情低沉、情绪低落，此时容易引发或加重抑郁症。这个季节宜吃的温补食品有羊肉、牛肉、鸡肉等。小雪时节还应该多吃一些新鲜蔬菜和水果、豆类、乳类、花生和动物内脏等，增强大脑功能，稳定情绪。

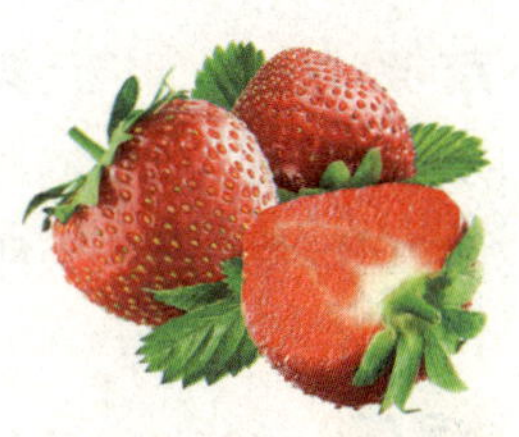

大雪

每年的12月7日或8日是大雪，大雪节气后，我国北方开始出现大幅度降温、降雪天气。我国有“冬天进补，开春打虎”的说法。大雪时节进补能提高人体免疫力，改善畏寒的症状，还能调节物质代谢，贮存能量，有助于体内阳气的升发。此时宜温补助阳、补肾壮骨、养阴益精。大雪时节的食补应供给富含蛋白质、维生素和易于消化的食物。

冬至

冬至过后，各地都进入一年中最寒冷的阶段，也就是人们常说的“进九”。在冬至这个进补的最佳时期进行食补，可为抵御冬天的严寒补充元气。在冬至应少食生冷食物，饮食要以温补为主，但不宜过量进补。还要多吃新鲜蔬菜、水果以补充维生素，保证滋阴潜阳、热量高的膳食结构，切忌过于燥热。

小寒

自古就有“三九补一冬，来年无病痛”的说法。小寒时节，应在日常饮食中多食用一些温热食物以补充能量，防御寒冷气候对人体的侵袭。日常可多吃的食物有生姜、葱、蒜、红枣、桂圆、羊肉、虾等。

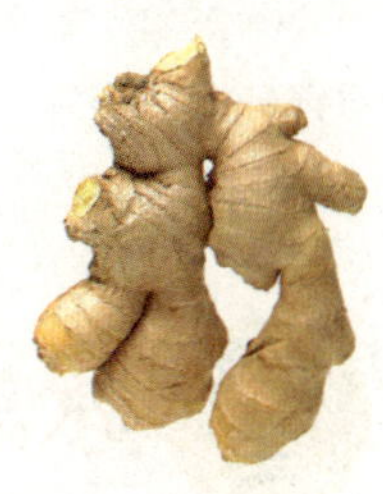

大寒

大寒时节一般都比较干燥，所以要多喝白开水，补充体内水分。此时人们往往会在不同程度上感到鼻干咽燥、皮肤干涩或口渴欲饮、干咳少痰、大便秘结等症状。因而，大寒进补，重在“防燥”。蜂蜜中含有与人体血清浓度相近的多种矿物质，还含有丰富的果糖、葡萄糖、维生素C等多种有机酸以及铁、钙等有益人体健康的微量元素，因此，蜂蜜是大寒时节理想的滋补佳品。

附录 4　切勿踏入的饮食误区

病从口入，近年来癌症发病率越来越高。一个“癌”字三个“口”，一口不清洁的空气、一口被污染的水、一口不安全的食物，当这些物质源源不断地进入到人体内、堆积如“山”的时候，“病”就来了。因此，要实现真正健康的生活，就必须把好“口”关。以下为几个切勿踏入的饮食误区。

误区一　洗过的蔬菜下锅前不控干

千万不要以为这样能保存住蔬菜里的维生素，蔬菜从水中捞出后就迅速投入油锅中大火快炒，不仅会“炸锅”溅油，而且会越炒水溢出越多，使蔬菜中大量可溶性营养成分随汁液扩散到汤汁中，不仅影响成菜的营养价值，也影响成菜的口感和风味。所以，若蔬菜经水洗涤或汆烫后，在烹调前必须把蔬菜表面的水沥尽控干，尤其是叶菜类。

误区二　剩菜加热继续吃

蔬菜中除含丰富的矿物质和维生素外，还有相当多的硝酸盐和亚硝酸盐，特别是韭菜、芹菜、萝卜、莴笋等，这些蔬菜在新鲜时及刚炒熟时，硝酸盐以本身形式存在；但当蔬菜过夜或重新加热时，硝酸盐可以被细菌作用还原成亚硝酸盐。当大量亚硝酸盐摄入体内，进入血液中，可与血液中的血红蛋白形成高铁血红蛋白或亚硝基血红蛋白，使血红蛋白失去携氧功能，使人体呈缺氧状态。因此，蔬菜最好现炒现吃，不要吃隔夜的剩菜。

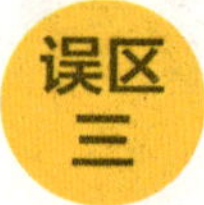

误区三　水果留在饭后吃

很多人喜欢饭后吃水果，水果所含的热量高于蔬菜，在某些程度上可以代替部分主食。但如果经常过量食用水果，同样可因热量过剩而使身体发胖。

不过在饭前30分钟左右吃一些水果或饮一些果汁，水果内所含的果糖能使体内所需的热量得到满足，对食物的需求减少，特别是对脂肪的需要量大大降低，有抑制食欲的作用。这样有助于防止体内脂肪的积存，从而减轻体重。实验还表明，餐前饮用果汁的人，在进餐后所吸收的热量比平时减少20%～40%，这也有利于减肥。

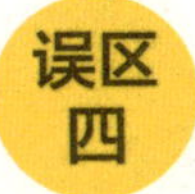

吃烂水果中尚未腐烂的部分

水果腐烂后会产生真菌，有相当一部分真菌在繁殖过程中会产生有毒物质。这些有毒物质可以从腐烂部分通过果汁向未腐烂部分扩散，使未腐烂部分同腐烂部分一样含有微生物的代谢物，尤其是真菌毒素。所以，尽管去除了腐烂部分，剩下的水果仍然不可以吃。

误区五 酸菜未腌透就吃

很多人知道亚硝酸胺类化合物是致癌物质，但是却依然禁不住腌菜的诱惑。未腌透的酸菜含有更多的亚硝酸盐，进入人体血液循环中，将正常的低铁血红蛋白氧化为高铁血红蛋白，使红细胞失去携氧功能，从而更容易导致全身缺氧，出现胸闷、气促、乏力、精神不振等症状。

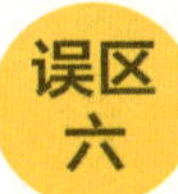

野菜健康无污染

不少人认为，野菜是自然生长的，没有施用过化肥、农药，应该是“绿色”食品。这种想法并不科学。由于绿色植物对于大气具有净化作用，不仅能吸附空气中的尘埃和固体悬浮物，而且对空气和土壤中的有害气体、化学成分具有过滤作用。如果这些野菜生长在污染地带，受污染就是很自然的事，并且污染物还较难清洗干净。有些长势茂盛的野菜，经常是生长在垃圾堆或者被污染的河道附近，因为这些地方的“养料”特别丰富，所受污染也特别严重。

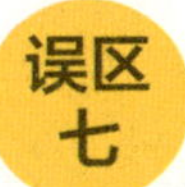

老年人长期吃素

老年人由于热量消耗减少、食欲减退，或者出于减肥和防治高血压的目的而禁荤吃素。这实际上是不智之举，对身心健康有害。

人体衰老、头发变白、牙齿脱落、骨质疏松及心血管疾病的发生，都与锰元素的摄入不足有关。植物性食物中所含的锰元素，人体很难吸收，而肉类食物中虽然含锰元素较少，但容易被人体吸收利用。所以，吃肉是摄取锰元素的重要途径。因此，老年人不宜长期吃素。

附录5　二十四节气养生歌诀

二十四节气七言诗

地球绕着太阳转，绕完一圈是一年。一年分成十二月，二十四节紧相连。
按照公历来推算，每月两气不改变。上半年是六、廿一，下半年是八、廿三。
这些就是交节日，有差不过一两天。二十四节有先后，下列口诀记心间：
一月小寒接大寒，二月立春雨水连。惊蛰春分在三月，清明谷雨四月天。
五月立夏和小满，六月芒种夏至连。七月大暑和小暑，立秋处暑八月间。
九月白露接秋分，寒露霜降十月全。立冬小雪十一月，大雪冬至迎新年。
抓紧季节忙生产，种收及时保丰年。

二十四节气歌

歌谣一

西园梅放立春先，云镇霄光雨水连。惊蛰初交河跃鲤，春分蝴蝶梦花间。
清明时放风筝好，谷雨西厢宜养蚕。牡丹立夏花零落，玉簪小满布庭前。
隔溪芒种渔家乐，农家同耘夏至间。小暑白罗衫着体，望河大暑对风眠。
立秋向日葵花放，处暑西楼听晚蝉。翡翠园中沾白露，秋分折桂月华天。
枯山寒露惊鸿雁，霜降芦花红蓼滩。立春畅饮麒麟阁，绣襦小雪咏诗篇。
幽阖大雪红炉暖，冬至琵琶懒去弹。小寒高卧邯郸梦，捧雪飘空交大寒。

歌谣二

春雨惊春清谷天，夏满芒夏暑相连。秋处露秋寒霜降，冬雪雪冬小大寒。
每月两节日期定，最多相差一两天。上半年来六廿一，下半年是八廿三。

节气百子歌

说个子来道个子，正月过年耍狮子。二月惊蛰抱蚕子，三月清明坟飘子。
四月立夏插秧子，五月端阳吃粽子。六月天热买扇子，七月立秋烧袱子。
八月过节麻饼子，九月重阳捞糟子。十月天寒穿袄子，冬月数九烘笼子。
腊月年关四处去躲账主子。